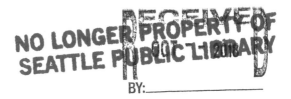

Contra el cáncer

Contra el cáncer

La dieta cetogénica para activar
los mecanismos que protegen
y sanan tu organismo

Dr. Joseph Mercola

Traducción:
María Laura Paz Abasolo

Grijalbo*vital*

Contra el cáncer
La dieta cetogénica para activar los mecanismos que protegen y sanan tu organismo
Título original: *Fat for Fuel*
A Revolutionary Diet to Combat Cancer, Boost Brain Power, and Increase Your Energy

Primera edición: febrero, 2018

D. R. © 2017, Joseph Mercola
Publicado originalmente en 2017 por Hay House Inc. USA

D. R. © 2018, derechos de edición mundiales en lengua castellana:
Penguin Random House Grupo Editorial, S.A. de C.V.
Blvd. Miguel de Cervantes Saavedra núm. 301, 1er piso,
colonia Granada, delegación Miguel Hidalgo, C.P. 11520,
Ciudad de México

www.megustaleer.com.mx

D. R. © 2017, María Laura Paz Abasolo, por la traducción

ISBN: 978-607-316-196-1
Impreso en México – *Printed in Mexico*

El papel utilizado para la impresión de este libro ha sido fabricado a partir de madera procedente
de bosques y plantaciones gestionadas con los más altos estándares ambientales, garantizando
una explotación de los recursos sostenible con el medio ambiente y beneficiosa para las personas.

"El doctor Joseph Mercola ha sido un faro de sabiduría y libertad en el campo de la salud durante décadas. Su más reciente libro, *Contra el cáncer*, es una obra maestra de la investigación vanguardista y la aplicación práctica. Esta información, aplicada, tiene la clave para una pérdida de peso y un aumento de energía sostenidos. Y más que eso, este estilo de vida puede ayudar a revertir enfermedades crónicas, como la enfermedad cardíacas, la diabetes e incluso el cáncer."

DOCTORA CHRISTIANE NORTHRUP, autora de los bestsellers
de *The New York Times, Cuerpo de mujer, sabiduría de mujer*
y *Las diosas nunca envejecen.*

"Realmente creo que el concepto de la Terapia Metabólica Mitocondrial tendrá un impacto significativo en la salud. Como mencioné en mi libro, el cáncer no es algo que ocurra en personas con una mitocondria saludable. El doctor Mercola ha extendido este concepto hasta un rango amplio de enfermedades crónicas que involucran la disfunción mitocondrial. Provee un razonamiento claro, así como lineamientos para la implementación de la TMM. Cualquier persona interesada en mantener su salud sin fármacos tóxicos debería leer este libro."

DOCTOR THOMAS SEYFRIED, autor de *Cancer as a Metabolic Disease*
y profesor de biología en el Boston College.

"Este impresionante libro presenta un programa verdaderamente revolucionario que puede ayudar a millones de personas a alcanzar una salud óptima. El doctor Mercola explica claramente la importancia de la mitocondria en la función metabólica y guía a sus lectores con mucho cuidado a lo largo de consejos prácticos detallados para aumentar su actividad. *Contra el cáncer* cambiará la forma en que ves la nutrición y tu salud."

DOCTOR LEO GALLAND, autor de *Adiós a las alergias.*

"*Contra el cáncer*, del doctor Mercola, presenta elocuentemente lo último en ciencia y explora cómo dar energía a tu cuerpo de la mejor manera. Éste es un libro que cambiará tu vida, pues no sólo implica una inmersión profunda en el hecho de que elegir la grasa como nuestra principal fuente de combustible está fuertemente relacionado con la salud y la resistencia a la enfermedad, sino que cumple también en términos de cómo el lector puede provocar fácilmente este cambio fundamental. La salud, a escala global, ha sufrido profundamente como consecuencia de la influencia comercial en las recomendaciones alimentarias. La refutación basada en ciencia que hace Mercola de este *statu quo* provee una respuesta bienvenida y compasiva, permitiendo a los lectores recuperar y conservar una salud óptima."

Doctor David Perlmutter, miembro del Colegio Americano de Nutrición, neurólogo acreditado y autor del bestseller número uno de *The New York Times*, *Cerebro de pan*, y de *Más allá de tu cerebro*.

"En *Contra el cáncer*, el doctor Mercola expone bellamente la historia —y los mitos— detrás de la dieta alta en carbohidratos y baja en grasa que ha sido la raíz de tanta enfermedad y muerte en el último medio siglo. El doctor Mercola es uno de los pocos que han comprendido adecuadamente y adoptado mi eterna creencia de que la salud y el tiempo de vida se determinan en su mayoría por la proporción de grasa frente a la de azúcar que uno quema en su vida. También comprende que el exceso de proteína crea toda otra gama de problemas que minan la salud. Cualquiera que valore su salud debería leer este libro."

Doctor Ron Rosedale.

"La ciencia ya ha demostrado que comer grasa puede adelgazarte. En este revolucionario libro, el doctor Mercola da un paso crítico para revelar que el uso de la grasa como nuestra principal fuente de combustible puede sanar tu cuerpo a un nivel mitocondrial, restaurando la energía y el bienestar, e incluso ayudando a combatir el cáncer y otras enfermedades. Impecablemente investigado y argumentado con pasión, *Contra el cáncer* disipa mitos muy peligrosos sobre las dietas 'saludables', revela verdades que la industria alimentaria no te dirá sobre los alimentos que comes y te dirige hacia el camino para transformar radicalmente tu salud."

Doctor Mark Hyman, autor del bestseller número uno de *The New York Times*, *Come grasa y adelgaza*, y director del Centro de Medicina Funcional de la Clínica Cleveland.

"El mundo de la nutrición es más confuso que nunca, pero una cosa se ha vuelto cada vez más evidente a lo largo de la última década: enseñarle a nuestro cuerpo a utilizar la grasa en lugar de la glucosa como el principal combustible tiene un potencial inmenso para apoyar a los pacientes que sufren algunas de las enfermedades crónicas más devastadoras. *Contra el cáncer*, del doctor

Mercola, será una fuente invaluable para mí de dos maneras: personalmente, porque soy una paciente de cáncer que lucha por crear un ambiente que mantenga a raya mi enfermedad, y también profesionalmente, como terapeuta nutricional. *Contra el cáncer* me ayudará a informar, educar y guiar a mis clientes."

Patricia Daly, terapeuta nutricional, miembro de Terapeutas Nutricionales de Irlanda, miembro de la Asociación Británica para Nutrición Aplicada y Terapia Nutricional.

"*Contra el cáncer* es otro libro revelador y bien sustentado del visionario Joseph Mercola, que no sólo cambiará tu vida, sino que literalmente podría salvarla. El doctor Mercola comprende cómo los alimentos pueden conservar el bienestar o destruirlo. Retando valientemente los viejos mitos sobre la grasa, la dieta y la curación, da instrucciones prácticas, paso a paso, para que puedas tomar el control de tu salud, ya sea que estés enfermo y quieras mejorar, o estés sano y quieras seguir así."

Barbara Loe Fisher, cofundadora del Centro Nacional de Información sobre Vacunación.

"Toda una vida de investigación alcanza un crescendo en *Contra el cáncer*, del doctor Mercola. Cada página es una destilación de su genuina pasión por optimizar la salud humana a través de la dieta."

Travis Christofferson, autor de *Tripping over the Truth, How the Metabolic Theory of Cancer Is Overturning One of Medicine's Most Entrenched Paradigms*.

"*Contra el cáncer* es un cúmulo de información práctica, basada en evidencia, tanto para los médicos como para los consumidores. Con tanta información contradictoria en el mundo de la nutrición, este libro sirve como fuente crítica para cada médico estudiante o practicante, y para cada persona deseosa de evitar la necesidad de esos médicos."

Doctor Zach Bush, endocrinólogo.

"*Contra el cáncer* es un manifiesto poderoso que reexamina el paradigma de la fobia a la grasa, el cual ha dominado durante mucho tiempo la corriente de pensamiento sobre salud y nutrición. Es una guía extremadamente valiosa para quienes buscan comprender e implementar cambios alimentarios transformacionales para impulsar su función metabólica y celular. Al dejar atrás la idea de la glucosa como la fuente óptima de energía, el doctor Mercola muestra cómo podemos canalizar los beneficios de la grasa y las cetonas para obtener un combustible limpio en la búsqueda de la salud óptima."

MICHAEL STROKA, doctor en leyes, maestro en administración de empresas, maestro en ciencias, especialista en enfermería clínica, licenciado en nutrición y director ejecutivo del Consejo para la Certificación de Especialistas en Nutrición.

"En 2017 tenemos muchas epidemias de enfermedades crónicas en Estados Unidos. En el centro de la mayoría de esas epidemias se encuentran las células humanas tóxicas, disfuncionales y mermadas de nutrientes. Y las investigaciones nos están demostrando ahora que la mitocondria es el organelo celular que más contribuye a estas enfermedades. En su libro *Contra el cáncer*, Joe Mercola nos ha dado un esquema práctico para revivir nuestra mitocondria utilizando la dieta como un fundamento poderoso, añadiendo algunas otras sencillas herramientas, como un ayuno intermitente, ejercicio, terapia de luz y algunos suplementos nutricionales. El doctor Mercola probó en sí mismo las recomendaciones de la Terapia Metabólica Mitocondrial que provee en este libro, pasando varios meses de prueba y error, además de un monitoreo continuo de glucosa. También reunió una cantidad impresionante de investigaciones científicas para demostrar lo que sugiere en estas páginas. Recomiendo ampliamente *Contra el cáncer* como la guía personal más práctica que la gente tiene a su disposición para recuperar el control de su salud y resolver sus padecimientos crónicos."

DOCTOR W. LEE COWDEN, presidente del consejo científico asesor de la Academia de Medicina Comprehensiva Integrativa.

"*Contra el cáncer* es una contribución emblemática del doctor Joe Mercola [...]. El núcleo del metabolismo consiste en cómo nuestra mitocondria utiliza los nutrientes, y el doctor Mercola educa a sus lectores sobre la forma de elegir los nutrientes que optimizan la función mitocondrial. Este libro será una contribución enorme para cumplir las metas de salud de la población mientras más y más profesionales de la salud comprendan la importancia de optimizar el metabolismo mitocondrial. *Contra el cáncer* trae a la luz el funcionamiento mitocondrial para beneficio de todos. ¡Bravo!"

DOCTOR J. WILLIAM WILL LAVALLEY.

"El doctor Mercola demuestra nuevamente que está a la cabeza de la curación y el bienestar naturales. Con la comprensión creciente de la ciencia médica sobre cómo la disfunción mitocondrial conlleva enfermedades crónicas, el doctor Mercola provee un plan de curación sencillo y natural con este importante nuevo libro."

DOCTOR JASON FUNG, nefrólogo
y autor de *The Complete Guide to Fasting*.

"Hay una revolución creciente en la medicina, una que gira en torno al cambio de percepción de la célula como una membrana en forma de bolsa que contiene agua, controlada por el todopoderoso ADN, hacia una concepción más fluida de la célula, centrada en el rol principal de la mitocondria. El doctor Mercola se encuentra al frente de esta emocionante revolución, y este libro te da la base teórica y las sugerencias prácticas para apoyar tu mitocondria y recuperar la salud. Recomendaría a todos que leyeran este libro y consideraran firmemente seguir las múltiples sugerencias y los lineamientos beneficiosos del doctor Mercola."

DOCTOR THOMAS COWAN.

"Al fin ha llegado un libro como *Contra el cáncer*. Apoyado en una investigación abundante, el doctor Mercola prueba definitivamente que la grasa, no el azúcar, es la fuente de energía sobre la que nuestro cuerpo debe funcionar y delinea qué cambios podemos hacer en nuestra vida diaria para utilizar la grasa como combustible. ¡Medicina Integrativa KU ha estado esperando este libro!"

DOCTORA JEANNE A. DRISKO, especialista en enfermería clínica, miembro del Colegio Americano de Nutrición, directora de Medicina Integrativa KU y profesora de medicina ortomolecular avalada por Riordan, en el Centro Médico de la Universidad de Kansas.

"El doctor Mercola es una de las mentes más brillantes de la medicina moderna y ha hecho una verdadera obra de arte en *Contra el cáncer*. ¿Por qué? El libro desafía el *statu quo* y revela la verdad detrás de todo, desde por qué ayunar es un hábito saludable hasta por qué necesitas convertirte en una máquina quemagrasa. Incluso nos sorprende con los detalles sobre cómo el hierro puede tener un efecto negativo en la salud mitocondrial (te sorprenderás). Este libro es una lectura obligada si quieres optimizar tu cuerpo y tu cerebro, mientras eliminas sistemáticamente una horda de factores de riesgo para desarrollar enfermedades crónicas."

BEN GREENFIELD, www.bengreenfieldfitness.com, el podcast de salud favorito del doctor Mercola.

"*Contra el cáncer* es una lectura crucial para obtener y conservar la salud, especialmente en la pandemia moderna de enfermedades crónicas derivadas de la inflamación. Este importante libro enseña los principios que la mayoría de la gente no ha escuchado y extiende su alcance más allá del pequeño grupo de practicantes en el mundo que ya utilizan estos métodos. Implementar los principios delineados en este libro ha demostrado cambiar la vida de miles, y ahora espero que esta información transforme la de millones. Estas herramientas y estrategias son lo mejor que hay y una respuesta demostrada para nuestro estado actual de enfermedad. La ciencia representada aquí es clara y bien documentada, y cambiará tu forma de pensar sobre lo que realmente te da salud y bienestar."

DANIEL POMPA, quiropráctico.

"*Contra el cáncer* llega en el momento justo. Con el costo de los servicios de salud elevándose, debemos tomar responsabilidad por la protección de nuestra salud en lugar de simplemente tratar las enfermedades. Comprender los mecanismos de cómo funcionamos es esencial para tener un cuerpo y un cerebro saludables, y el doctor Mercola, revolucionario moderno, ha escarbado incesantemente entre las investigaciones para traer a los anaqueles este gran conocimiento actualizado sobre nuestro cuerpo. Este emocionante libro no sólo remarca la necesidad de la grasa en nuestra dieta, sino que nos muestra cómo preparar nuestro cuerpo para procesarla y utilizarla más efectivamente, lo que es un ingrediente clave en la estrategia general para alcanzar la salud óptima."

ERIN ELIZABETH, periodista, autora de *In the Lymelight* y fundadora de www.healthnutnews.com.

"Con una voz audaz y un lenguaje sencillo, el doctor Mercola continúa en su papel de pionero de la nutrición para Estados Unidos y el mundo. Este libro educará, animará y empoderará a los consumidores a tomar control del destino de su salud. El doctor Mercola, en pro de la salud en lugar de la industria, nos muestra cómo podemos incluir las grasas saludables y tomar otros pasos para rectificar la dirección de nuestro camino. Este libro debería de ser una llamada de atención para que las profesiones médicas y dentales tomen seriamente la asesoría nutricional."

CHARLIE BROWN, doctor en derecho, Consumidores para la Elección Dental.

"*Contra el cáncer* va mucho más allá de ser un libro sobre los beneficios de salud al comer los tipos adecuados de grasa, ofreciendo revelaciones tremendas sobre cómo elevar tu salud al encender tu metabolismo y aumentar tu energía celular. Es un libro increíble, escrito por un líder verdaderamente perspicaz. Mi esperanza es que este libro produzca la nota final que lleve hacia los cambios necesarios en nuestro pensamiento colectivo sobre el poder de la nutrición como medicina. ¡Recomiendo ampliamente este libro!"

Doctor Michael T. Murray, neurópata,
coautor de *The Encyclopedia of Natural Medicine*.

"Había estado jugando con la gastronomía cetogénica y baja en carbohidratos durante un año, pero no había tenido mucho éxito para alcanzar mis metas de pérdida de peso. Después de leer *Contra el cáncer* comprendí que estaba limitada por un entendimiento a nivel kínder de la dieta cetogénica, en comparación con lo que necesitaba saber y hacer para tener éxito. La muerte reciente de mi padre por Alzheimer me ha motivado a tomar muy en serio lo que tenga que hacer para poder evitar esta y otras enfermedades crónicas. He leído cientos de libros sobre nutrición a lo largo de mi vida, pero éste es uno de mis favoritos y el libro que considero tendrá el mayor efecto en tu salud si tienes el compromiso de seguirlo al pie de la letra. De nueva cuenta, ¡una contribución impresionante del doctor Mercola!"

Doctora Kendra Pearsall, neurópata, fundadora de www.enlita.com.

Este libro está dedicado a todos los amigos, familiares y seres queridos que hemos perdido en la lucha contra el cáncer.

Índice

Introducción

Estudiar la salud ha sido mi pasión durante los últimos cincuenta años. Espero que mi historia evite que cometas algunos de los tontos y dolorosos errores que yo cometí a lo largo de mi viaje hacia una salud óptima. En mi experiencia, es mucho más fácil y menos doloroso aprender de los errores ajenos.

Mi compromiso con una rutina de ejercicio empezó en 1968. El libro *Aerobics*, del doctor Ken Cooper, disparó mi interés en la salud, el cual eventualmente me llevó a estudiar medicina diez años después. Tristemente, como la mayoría de los entusiastas de la salud durante las décadas de 1960 y 1970, seguí la línea de la dieta baja en grasa y alta en carbohidratos que los medios masivos de comunicación popularizaron durante décadas. Este tipo de dieta es el polo opuesto de lo que hoy considero necesario para prevenir enfermedades crónicas, lidiar con el cáncer y optimizar la salud.

Siete años en la escuela de Medicina y una residencia como médico familiar fortalecieron el lavado de cerebro y me persuadieron de aceptar el modelo médico convencional, basado en medicamentos, que existe principalmente para tratar los síntomas de una enfermedad. En prácticamente ninguno de esos siete años de entrenamiento aprendí sobre el origen de las enfermedades crónicas comunes; en cambio, mi formación estuvo enfocada en el manejo de los síntomas a través del uso de farmacéuticos y procedimientos médicos.

En 1995, mi punto de vista dio un giro tremendo. Conocí al doctor Ron Rosedale en un foro con unas cuantas decenas de médicos más, en una reunión en la Academia de Medicina Great Lakes. En ese entonces no me di cuenta de lo afortunado que era al ser de los primeros médicos inspirados por la sabiduría del doctor Rosedale sobre la bioquímica clínica del metabolismo.

El doctor Rosedale habló durante más de tres horas sobre la necesidad crítica de controlar los altos niveles de insulina para prevenir casi todas las enfermedades cronicodegenerativas rampantes en nuestra cultura moderna, como la diabetes, la obesidad, la enfermedad cardiaca, el cáncer, la artritis y las enfermedades neurodegenerativas.

Es posible que hayas tenido alguna epifanía similar en tu vida, cuando supiste que estabas frente a una verdad fundamental. En este caso supe que este conocimiento podía tener un impacto en la salud de cientos de millones de personas que desesperadamente necesitaban ayuda.

Durante los siguientes diez años utilicé los principios que me enseñó el doctor Rosedale, junto con información que adquirí al asistir a decenas de cursos de posgrado sobre nutrición —un tema, cabe decir, que nunca se enseña en la escuela de Medicina—, para refinar continuamente mi comprensión y uso de los alimentos como tratamiento. (Incluso hoy en día la mayoría de las escuelas de medicina no proveen ni siquiera los conceptos más básicos de nutrición.)[1]

Fui afortunado al tener el privilegio de utilizar estos principios para atender a más de 25 mil pacientes en mi carrera clínica, y fue enormemente satisfactorio ser capaz de dar soluciones a la mayoría de ellos, muchos de los cuales habían visto a algunos de los médicos más reconocidos, en algunas de las mejores instituciones del país, sin recibir un tratamiento exitoso.

No es que yo fuera más listo que esos otros médicos. La diferencia es que yo seguí disciplinado, con la mente abierta y diligente en mi persecución de la verdad sobre los cimientos de la salud. Mi injusta ventaja era elemental: yo tenía una mejor comprensión de cómo se cura el cuerpo a sí mismo porque había tomado la decisión de guardar mi distancia de los intereses farmacéuticos. Esta perspectiva me ayudó a enfocar mi búsqueda en las causas de las enfermedades y remediarlas, en lugar de mitigar los síntomas.

Aunque estaba consciente de la importancia de limitar los carbohidratos refinados y los alimentos procesados, y de remplazarlos con opciones más sanas, casi no tenía idea cuán importante era comer suficientes grasas de alta calidad y activar la habilidad natural del cuerpo para quemar grasa como su combustible principal, en lugar de glucosa. No me había dado cuenta de que aún debía investigar más.

Estamos perdiendo la guerra contra el cáncer porque hemos estado peleando contra el enemigo equivocado

Veinte años después de que aprendiera la importancia de la insulina, leí *Tripping over the Truth: How the Metabolic Theory of Cancer Is Overturning One of Medicine's Most Entrenched Paradigms*, de Travis Christofferson. Tuve una epifanía similar a cuando escuché la cátedra del doctor Rosedale. Esto era algo que tenía el potencial de mejorar radicalmente la salud de millones.

El argumento que Christofferson explicaba elocuentemente, basado en lo que el doctor Rosedale me había enseñado en 1995, era que el cáncer y casi todas las demás enfermedades crónicas son provocadas por procesos metabólicos deficientes en la mitocondria. Éste es un resultado típico de resistencia en los receptores de insulina y leptina por demasiados carbohidratos netos y la activación de la secuencia metabólica de señalización mTOR por exceso de proteína. Entraremos en detalle sobre estos temas más adelante, pero por ahora es suficiente saber que ésta es la raíz del problema para la mayoría.

Esto se opone directamente a la consideración convencional sobre la causa de la enfermedad. Durante más de un siglo, el dogma científicamente aceptado ha sido que el cáncer es una enfermedad genética que se desarrolla como resultado de un daño cromosómico en el núcleo de la célula. El descubrimiento de la estructura del ADN por Watson y Crick a mediados del siglo XX, junto con su secuenciación en el siglo XXI, ha servido para reforzar enormemente este punto de vista.

Por desgracia, la guerra contra el cáncer del presidente Nixon, la cual empezó con la firma del Acta Nacional de Cáncer en 1971, ha sido un fracaso desastroso. Y en 2016, el proyecto del presidente Obama de curar el cáncer está condenado al mismo destino, a pesar de tener un presupuesto de miles de millones de dólares. Hoy, sólo en Estados Unidos, 1 600 personas morirán de cáncer.[2] Si ves las estadísticas globales, esta cifra asciende a la impactante cantidad de 21 mil muertes cada día por una enfermedad que, en general, puede prevenirse.[3] Las probabilidades de que en algún punto de tu vida desarrolles cáncer o sepas de alguien que tenga cáncer son astronómicamente altas. Lo sorprendente es que las últimas cifras de 2011 a 2013 muestran que casi 40 por ciento de nosotros seremos diagnosticados con cáncer en algún momento de nuestra vida.[4] He llegado a ver que estamos perdiendo la lucha contra el cáncer porque los científicos están persiguiendo un paradigma fallido:

la mayoría de los cánceres en adultos no son enfermedades por ADN dañado, sino por un metabolismo defectuoso.

La gran mitocondria

La mitocondria (las pequeñas fábricas de energía dentro de tus células, las cuales utilizan un proceso metabólico para convertir los alimentos que comes y el aire que respiras en energía) se encuentra en el centro de lo que está provocando que tus sistemas biológicos se aloquen en primer lugar, volviéndote vulnerable al cáncer y a la mayoría de las enfermedades crónicas. Cuando grandes cantidades de mitocondrias en tu cuerpo dejan de funcionar adecuadamente, es simplemente imposible permanecer sano. Éste es un cambio muy radical sobre cómo vemos el cáncer y todas las enfermedades crónicas: si la enfermedad empieza como resultado de una disfunción metabólica, podemos curar esa disfunción. ¿Cómo? Eso es lo que te mostrará este libro: cómo elegir cuidadosamente los nutrientes y emplear otras estrategias para encender la habilidad innata de tu cuerpo de prevenir y curar una enfermedad.

En su forma más resumida, la teoría de la que se desprende este libro es que las decisiones alimenticias que tomas cada día afectan directamente tu mitocondria. Y si tomas decisiones que impulsan la salud de ésta, también haces que sea mucho menos probable dañar el material genético dentro de ella y provocar una reacción en cadena que probablemente resulte en una enfermedad.

Otro gran impulso que tuve para escribir este libro fue ver a tantos amigos y colegas, incluyendo a Jerry Burnetti, morir de cáncer. No es exagerado decir que Jerry era un genio. Fue uno de los principales expertos a nivel mundial en el tema de agricultura regenerativa y tuve el privilegio de entrevistarlo para mi página web hace algunos años.

Ver la película *Bajo la misma estrella*, una tragedia romántica devastadora sobre dos adolescentes con cáncer que se conocen y se enamoran a pesar de su inminente mortalidad, fue otro catalizador para mí. Aunque es increíblemente triste, es una de mis películas favoritas. Si no la has visto todavía o no has leído el libro, te recomiendo muchísimo que lo hagas.

Creo, como muchos expertos que entrevisté para este libro, que los escenarios trágicos, como la muerte temprana de Jerry y la historia representada en esa película tristísima, son innecesarios porque más del

90 por ciento de los casos de cáncer se pueden prevenir o tratar. Tenía que hacer algo para ayudar a contener la pérdida de tantas personas talentosas y queridas por cáncer.

Desde que vi la película y leí la obra de Travis, he explorado la Biblioteca Nacional de Medicina para leer las últimas investigaciones, lo que me llevó a cientos de artículos sobre el papel vital de la mitocondria y los factores en juego para optimizar su función. También he obtenido información por medio de entrevistas personales con muchas de las autoridades más respetadas en el área.

Una de ellas es Miriam Kalamian, maestra en Educación, maestra en Ciencias, especialista en Enfermería Clínica, consultora nutricional, educadora y autora especializada en la implementación de tratamientos cetogénicos para personas con cáncer. Miriam es la consultora nutricional preferida del doctor Thomas Seyfried, reconocido ampliamente como uno de los pioneros líderes en la Teoría Metabólica del Cáncer. Miriam ha trabajado con cientos de clientes para adoptar los cambios alimentarios que yo delineo en este libro y ha aportado información y una perspectiva invaluable que podrás leer en las siguientes páginas. Tuvo un papel vital al ayudarme a utilizar lo que aprendí y poder unir las piezas del rompecabezas para ti.

El programa de alimentación que puede sanar tu metabolismo

Mi meta al escribir este libro es darte una explicación clara, sencilla y racional, basada en la ciencia, que pueda ayudarte a comprender cómo funciona tu cuerpo en un nivel biológico y molecular. También te diré qué alimentos comer, qué estrategias prácticas seguir y las formas de monitorear tu progreso para ayudar a que tu mitocondria mejore; un programa que llamo Terapia Metabólica Mitocondrial (TMM).

Dicho simplemente, la TMM es un sistema de alimentación que ayudará a tu metabolismo a hacer el cambio de quemar glucosa como tu principal combustible, a quemar grasa. Cuando haces este cambio, optimizas tu función mitocondrial y proteges tu ADN mitocondrial del daño potencial que pudiera conducir a una enfermedad.

En su nivel más básico, la TMM es una dieta alta en grasa, adecuada en proteína y baja en carbohidratos, sustentada en el consumo de los alimentos disponibles de mejor calidad. Es un cambio considerable a partir de la dieta común, notoria por su exceso de granos refinados, azúcares y grasas de baja calidad. Como verás, los alimentos que conforman la TMM son deliciosos. Suculentos, incluso. Son satisfactorios, absolutamente energizantes y te sacian. Y una vez que hagas la transición hacia la TMM, finalmente estarás libre del hambre, los antojos y los sentimientos de privación que acompañan a la mayoría de los planes alimenticios, también llamados "dietas", que hay.

La TMM trata sobre mucho más que los alimentos que consumes; factoriza también cuándo comes, pues los periodos habituales de ayuno mejoran el funcionamiento de la mitocondria y aceleran la transición de quemar azúcar a quemar grasa. (Hablaré extensamente sobre el ayuno en el capítulo 10, pero por ahora puedes estar tranquilo de que la TMM no requiere que pases siquiera un día sin comer; pasas dormido la mayoría de tus horas de ayuno).

La TMM es para ti si estás enfrentando una o más condiciones serias de salud, como cáncer, diabetes tipo 2, enfermedades neurodegenerativas —como Alzheimer y otras formas de demencia, u obesidad—, o si eres un apasionado de optimizar tu salud mientras desaceleras el proceso de envejecimiento.

La TMM —entera o en parte— es opcional. Y es maravilloso tener opciones. Tal vez no eres parte del grupo con enfermedades crónicas o no estás en la categoría de los apasionados por la salud ahora, pero si más adelante llegas a ese punto o deseas prevenir una crisis de salud, sabes que hay un poderoso protocolo de curación disponible, capaz de darte el control. Eso no es cualquier cosa.

Es una ciencia naciente, pero puedes cosechar los beneficios ahora

Por favor comprende que la salud metabólica y mitocondrial es una disciplina naciente y sólo un puñado de investigadores, así como un grupo menor de médicos practicantes, está involucrado activamente en su estudio. Pero creo firmemente que en el futuro, en cierto punto, la terapia metabólica se aceptará como el cuidado estándar no sólo para cáncer, sino para la mayoría de las enfermedades crónicas.

Por fortuna, tu familia y tú no tienen que esperar diez o veinte años para cosechar esos beneficios. Puedes empezar a mejorar tu salud, prevenir el dolor y el sufrimiento innecesarios, y ayudar a disminuir tu riesgo de desarrollar enfermedades graves como el cáncer al aplicar lo que ya sabemos hoy en día sobre la disfunción mitocondrial.

Estoy consciente de que gran parte de la información en este libro todavía no es aceptada por la mayoría y muchos la criticarán. Otros pioneros y yo, quienes estamos moviéndonos hacia una visión más incluyente y holística de la salud y la curación, estamos muy acostumbrados a este tipo de reacción cuando mostramos evidencia de que hay una forma más racional y segura de permanecer sanos.

La primera vez que lo experimenté fue como estudiante de medicina, a principios de la década de 1980, cuando recomendé mejorar la microflora intestinal como una forma de tratar las úlceras en lugar de utilizar prescripciones médicas. Todos mis supervisores me criticaron ampliamente por promover esta nueva idea. Años después fui reivindicado cuando este tratamiento se volvió el cuidado estándar. El doctor Barry Marshall fue el valiente médico familiar que me llevó en esa dirección y veinticinco años después, en 2005, ganó el Premio Nobel de Medicina.

De la misma manera, fui el primero en advertir públicamente sobre los peligros del medicamento antiinflamatorio Vioxx. Un año antes de que se aprobara para su venta en Estados Unidos, les dije a los lectores de mi revista digital que era un medicamento peligroso porque podía provocar enfermedad cardiaca e infarto. En efecto, cuatro años después de que Vioxx empezara a venderse, Merck lo retiró voluntariamente del mercado, pero no antes de que matara a un estimado de 60 mil personas.[5]

Hay muchos ejemplos en la historia de la medicina donde el uso rutinario de productos farmacéuticos y otras intervenciones médicas se aceptan como el "cuidado estándar" durante un periodo de tiempo antes de considerarse completamente equivocados o tóxicos para la salud humana.

Creo que es momento de retar las suposiciones ampliamente aceptadas sobre las causas y las curas del cáncer. Debemos abrir nuestra mente y reexaminar la evidencia reconociendo primero que la ciencia nunca es determinante y que nuestra comprensión actual de la biología evoluciona rápidamente conforme se realizan y publican más investigaciones objetivas e imparciales.

Al principio estuve renuente a escribir un libro sobre la disfunción mitocondrial y el cáncer por la probabilidad tan real de que la información se volviera obsoleta rápidamente. Pensé que era mucho más eficiente y efectivo entregar la información en tiempo real, por internet, en mi página web, la cual empecé en 1997, en mis horas libres como médico practicante, y que ha crecido hasta convertirse en uno de los sitios de salud más visitados del mundo, con más de 15 millones de visitantes y 40 millones de consultas dentro de la página al mes. Pero mi equipo me convenció hace alrededor de diez años de que los libros cumplen con un propósito muy valioso: requieren que el autor consolide sus pensamientos en un recurso impreso completo donde todo el material se integra cuidadosamente en un formato fácil de seguir.

Todavía me preocupa que la información en este libro necesite una revisión en un futuro no muy lejano, pero lo más probable es que pasen varios años antes de que pueda encontrar el tiempo para actualizarlo por completo. Por eso te invito a que te mantengas al tanto de la ciencia emergente al suscribirte a mi revista digital gratuita o al hacer tu propia investigación en www.mercola.com y, por supuesto, leyendo muchas otras fuentes para ayudarte en tu educación y tu dominio sobre temas relacionados con la salud y su cuidado, al igual que tu familia.

Sigo en contacto con investigadores líderes en el estudio de enfermedades metabólicas y reviso activamente estudios nuevos conforme son publicados. Publicaré actualizaciones regularmente en mi revista digital gratuita en www.mercola.com, así que puedes ser uno de los primeros en conocer nuevos desarrollos científicos y recomendaciones. Ha sido muy gratificante ver el impacto que esta información ya ha tenido al ayudar a que la gente cobre conciencia, tome poder y recupere su salud sin el uso de productos farmacéuticos potencialmente tóxicos y peligrosos. Espero que este libro ayude a millones a hacer lo mismo.

PRIMERA PARTE

Rescatar tu metabolismo

Capítulo 1

La verdad sobre la mitocondria, los radicales libres y las grasas en la dieta

Dado que estás leyendo este libro, supongo dos cosas sobre ti:

* Reconoces el vínculo entre los alimentos que consumes y tu salud.
* Has enfrentado al menos una crisis de salud, ya sea propia o de alguien a quien amas.

También estoy bastante seguro de que estás confundido sobre qué debes comer para poder recuperar tu salud. Lo entiendo. Honestamente, no sé cómo podrías no sentirte perdido si las industrias alimentaria y farmacéutica han logrado manipular el diálogo —y han presionado a los gobiernos— para distorsionar la verdad con tal de beneficiar sus ganancias. Te han engañado sistemática e intencionalmente sobre lo que es saludable y lo que no.

He pasado la mayor parte de mis horas libres leyendo las investigaciones y entrevistando a científicos líderes en estos campos. Aun cuando estudié para ser médico familiar y he tratado a más de 25 mil pacientes, continúo refinando y meditando sobre lo que me parece que realmente es una dieta sana.

En este capítulo te explicaré algunos conceptos clave para armarte con las razones de por qué el plan de alimentación que delineo en la segunda mitad de este libro funciona para restaurar la salud y mantener a raya las enfermedades. Primero, cubriré exactamente lo que es la mitocondria y luego explicaré cómo la grasa puede ser un amigo o un enemigo, dependiendo del tipo de grasa que sea y cómo esté procesada, además de cómo nos ha confundido la guía nutricional que hemos recibido de asociaciones médicas, doctores, los medios y el gobierno. Espero que al final de este capítulo tengas una comprensión clara de por qué es tan importante cuidar tu mitocondria y qué tan dañina puede ser la dieta común para estas pequeñas maravillas fisiológicas.

Conoce tu mitocondria

Tal vez recuerdas haber escuchado sobre la mitocondria en tu clase de biología de la preparatoria o has leído sobre la enfermedad mitocondrial en internet, pero todavía no estás muy seguro sobre lo que es la mitocondria o qué función tiene. La mitocondria es tan vital para tu salud que si estás interesado en mantener a raya la enfermedad y curarte, es primordial que aprendas más sobre ella.

Las mitocondrias son organelos muy pequeños (piensa en ellos como microorganismos) que se encuentran dentro de casi todas tus células. Una de sus funciones principales es producir energía al combinar los nutrientes de los azúcares y las grasas que consumes con el oxígeno del aire que respiras.

Los investigadores estiman que la mitocondria equivale a casi 10 por ciento de tu peso corporal, con aproximadamente 10 trillones dentro de las células de un adulto promedio.[1] Si esa cifra es difícil de comprender, considera que más de mil millones de mitocondrias cabrían en la cabeza de un alfiler.

Algunas células tienen más mitocondrias que otras. Por ejemplo, las células germinales femeninas, conocidas como ovocitos, tienen cientos de miles, mientras que los glóbulos rojos maduros y las células de la piel casi no tienen. La mayoría de las células, incluyendo las del hígado, tienen entre 80 y 2 mil mitocondrias. Entre más metabólicamente activas sean las células —como las del corazón, el cerebro, el hígado, los riñones y los músculos—, más mitocondrias tendrán. Puedes imaginar entonces que tener una mitocondria sana y funcional tendrá un impacto poderosamente positivo y amplio sobre tu salud en general.

La mitocondria genera continuamente moléculas de energía llamadas trifosfato de adenosina (ATP, por sus siglas en inglés). ¿Tienes curiosidad, como yo, de saber cuántos ATP realmente se generan? Creo que te sorprenderá saber que tu mitocondria produce alrededor de 50 kilogramos de ATP al día.[2]

De acuerdo con *Power, Sex, Suicide*, el excelente libro de Nick Lane sobre la mitocondria, este enorme ejército de organelos está trabajando duro cada segundo del día, bombeando 10 mil veces más energía, gramo por gramo, que el sol. ¡Cada segundo!

Así que puedes comprender que una función mitocondrial óptima sea la clave para un metabolismo adecuado. Reparar la disfunción mitocondrial ofrece una de las estrategias nuevas más simples y más prometedoras para mejorar tu salud y ayudar a prevenir que enfermedades como el cáncer se desarrollen en tu cuerpo desde un principio.

El importante papel de los radicales libres en la producción de energía mitocondrial

Cada célula de tu cuerpo necesita un abastecimiento continuo de energía. Tu mitocondria produce la mayor parte de esa energía a través de un proceso que involucra dos funciones biológicas esenciales para la vida: respirar y comer. Este proceso se llama fosforilación oxidativa, y es responsable de producir la energía en forma de ATP.

(Este proceso es el opuesto de las células cancerígenas, las cuales se apoyan más en el metabolismo de glucosa fuera de la mitocondria para producir energía, en un proceso menos eficiente llamado glucólisis.)

Los ATP, la "moneda de cambio de la energía", manejan esencialmente cada proceso biológico de tu cuerpo, desde el funcionamiento de tu cerebro hasta el latido de tu corazón. Tu corazón tiene más de 5 mil mitocondrias por célula, por ejemplo, volviéndolo el tejido más energéticamente denso del cuerpo.

Durante la fosforilación oxidativa, tu mitocondria realiza una compleja serie de reacciones químicas, difíciles de comprender incluso para la mayoría de los estudiantes de bioquímica, llamada ciclo de Krebs y la cadena de transporte de electrones. Juntas, estas reacciones usan electrones liberados de los alimentos que comes y protones contenidos dentro del ciclo para producir energía y continuar el proceso. Al final de la cadena, los electrones reaccionan con el oxígeno del agua.

Un porcentaje de electrones se saldrá de la cadena de transporte de electrones y formará lo que se llaman especies de oxígeno reactivas (ROS, por sus siglas en inglés). Las ROS son moléculas que contienen átomos de oxígeno que han adquirido uno o más electrones sin par, lo que los vuelve muy inestables. Estos átomos altamente reactivos forman radicales libres potencialmente destructivos. Es muy probable que estés familiarizado con el término *radicales libres*. Quizá incluso creas que son universalmente peligrosos y tomes suplementos antioxidantes para neutralizarlos. (Más adelante explicaré por qué esto no necesariamente es así.)

Los radicales libres reaccionan con otras moléculas para neutralizar su carga eléctrica inestable, en lo que se conoce como reacciones oxidativas. La oxidación es esencialmente "una oxidación biológica". Crea un efecto de bola de nieve: conforme las moléculas se roban electrones unas a otras, cada una se vuelve un nuevo radical libre, dejando tras de sí un rastro de la carnicería biológica. Esta horda de radicales libres en rápida expansión se acumula dentro de la célula y la degrada, al igual que las membranas de la mitocondria, en un proceso conocido como peroxidación de lípidos. Cuando esto sucede, las membranas se vuelven débiles y permeables, provocando que se desintegren.

Los radicales libres también pueden dañar tu ADN al impedir su réplica, interfiriendo con sus actividades de mantenimiento y alterando su estructura. Las investigaciones actuales estiman que tu ADN sufre entre 10 mil y 100 mil ataques de radicales libres al día, o casi *un ataque cada segundo*.[3]

Todos estos factores pueden llevar a la degradación de tejidos, lo que aumenta tu riesgo de enfermedad. De hecho, los radicales libres están vinculados con más de 60 enfermedades distintas, tales como:

- Enfermedad de Alzheimer
- Arterosclerosis y enfermedad cardiaca
- Cáncer
- Cataratas
- Enfermedad de Parkinson

Como puedes imaginar, los radicales libres tienen un impacto enorme en tu salud, y lo asombroso es que aproximadamente 90 por ciento o más de las ROS en tu cuerpo se producen dentro de tu mitocondria.

Pero también es cierto que los radicales libres desempeñan un papel en la salud, y no sólo respecto a la enfermedad. Bajo condiciones fisiológicas normales, en realidad desempeñan varios papeles valiosos en tu cuerpo.

- Regulan muchas funciones celulares cruciales, como la creación de melatonina y óxido nítrico, y la optimización de secuencias de señalización metabólica importantes que regulan funciones como el hambre, la reserva de grasa y el envejecimiento.

- Actúan como señales biológicas naturales que responden a estresores ambientales, como las toxinas y los químicos en el humo de cigarro y el medio ambiente.
- Son los responsables de los efectos anticancerígenos de los medicamentos prooxidativos de la quimioterapia.
- Tienen un papel en los efectos beneficiosos del ejercicio, pues tu cuerpo produce más radicales libres cuando haces ejercicio, simplemente por el aumento en la producción de energía mitocondrial.

Así que las ROS no se deben evitar por completo. Las ROS en general no son dañinas, pero en exceso pueden llegar a serlo. Lo importante es que puedes utilizar la TMM para optimizar la generación y la reducción de ROS en tus células. Piénsalo como el "fenómeno Ricitos de Oro": ni mucho ni poco, sino la generación de una cantidad "correcta" de ROS en tu mitocondria sana.

Así, si suprimes indiscriminadamente los radicales libres, en realidad puedes tener complicaciones con la ley de consecuencias imprevistas. Es por eso que la medida popular para reducir los radicales libres —sobrecargar tu cuerpo con suplementos antioxidantes, los cuales pueden neutralizar demasiados— puede resultar contraproducente cuando suprime estas otras funciones importantes de los radicales libres.

Un ejemplo de las consecuencias adversas del exceso de antioxidantes sería la neutralización de las deseables ROS en la mitocondria de las células cancerígenas. Cuando estos radicales libres se acumulan, provocan que las células cancerígenas se autodestruyan por medio de la apoptosis (muerte celular automática y programada).

Si te diagnosticaron cáncer, consulta con tu médico sobre la posibilidad de limitar los antioxidantes, como la vitamina C, la vitamina E, el selenio y especialmente la N-acetilcisteína, para evitar dar una ventaja de supervivencia a las células cancerígenas. Sin embargo, muchos oncólogos integrales utilizan una dosis intravenosa alta de vitamina C o C liposomal oral para tratar el cáncer, ya que la vitamina C se convierte en peróxido de hidrógeno, el cual mata muchas células cancerígenas. Si tu médico todavía no conoce estos datos de biología molecular, quizá puedas sugerirle que lea este capítulo para familiarizarse con esta importante información biológica.

La clave dietética para limitar los radicales libres sin suplementos

Entonces, ¿cómo puedes mantener un equilibrio adecuado de ROS? Por fortuna, la respuesta es muy simple. En lugar de suprimir el exceso de radicales libres con antioxidantes, la solución ideal es producir menos en primer lugar.

Por eso tus elecciones alimentarias son tan importantes: el beneficio principal de comer una dieta alta en grasas saludables, baja en carbohidratos netos (total de carbohidratos menos la fibra) y adecuada en proteína —como la TMM, el plan alimenticio que explico en la segunda parte de este libro— es que optimiza la capacidad de tu mitocondria para generar un combustible conocido como cetonas, las cuales, en conjunto con los niveles bajos de glucosa, producen muchos menos ROS y radicales libres secundarios que al comer principalmente carbohidratos.

En otras palabras, los carbohidratos pueden verse como un combustible mucho más sucio que las grasas. Cuando adoptas una dieta alta en grasa y baja en carbohidratos, y quemas grasa y cetonas como combustible en lugar de glucosa, la exposición de tu mitocondria al daño oxidativo baja hasta 30 o 40 por ciento, comparado con lo que sucede cuando tu principal fuente de combustible es el azúcar, lo común en las dietas actuales. Esto significa que al "adaptarte a la grasa" —es decir, cuando haces el cambio hacia quemar grasa como combustible— tu ADN, tus membranas celulares y tu proteína mitocondriales pueden permanecer más fuertes, más sanos y más resistentes.

Para poder recobrar la capacidad de tu cuerpo de quemar cetonas como combustible principalmente, debes enfocarte en aumentar tu consumo de grasas saludables y bajar tu consumo de carbohidratos, y así poder mantener bajos tus niveles de glucosa. La Terapia Metabólica Mitocondrial está diseñada para eso.

El único truco es que al remplazar los carbohidratos con grasa debes hacerlo con cuidado. Las grasas que elijas deben ser de alta calidad e idealmente orgánicas. Pero lo más importante es que no deben contener aceites vegetales de omega-6 procesados industrialmente por razones que explicaré en un momento.

Probablemente te has dado cuenta de que casarte con una dieta alta en grasa contradice masivamente los lineamientos nutricionales convencionales y los mensajes de salud pública de la última mitad de siglo. Afortunadamente, esto está cambiando, aunque muy despacio. Sin embargo, para poder darte realmente el poder que necesitas para tener el valor y el conocimiento para ir en contra de la sabiduría dietética convencional, necesitamos mirar hacia atrás y ver cómo prevalecieron estos lineamientos. En la siguiente sección resumiré brevemente la crisis de salud que se ha dado durante los últimos 70 años como resultado directo de las recomendaciones de consumir una dieta baja en grasa. Empecemos a principios del siglo xx.

La mesa en Estados Unidos a principios de 1900

A finales de 1800, la mayoría de los estadounidenses eran granjeros o vivían en comunidades rurales que dependían de granjeros para obtener comida. Había algunos alimentos procesados disponibles en el mercado: Kellogg's desarrolló sus Corn Flakes en 1898;[4] compañías como Heinz, Libby's y Campbell's llevaban décadas vendiendo alimentos enlatados, y el aceite de semilla de algodón desodorizado, conocido como Wesson Oil, salió al mercado en 1899.[5] Pero la mayoría de los alimentos en las mesas de Estados Unidos eran enteros, sin procesar y cultivados localmente. Curiosamente, también eran orgánicos, pues los fertilizantes sintéticos y los pesticidas no se habían introducido todavía.

El aceite de semilla de algodón, antes de aparecer en las cocinas de Estados Unidos en la conocida botella Wesson, era un producto de desecho de la industria del algodón, el cual se utilizaba principalmente para jabones y como combustible para lámparas. Conforme la electricidad estuvo más disponible y se volvió más costeable durante las primeras décadas del siglo xx, los fabricantes tenían un exceso de aceite de semilla de algodón en sus manos, un suministro vasto en busca de demanda.

El aceite de semilla de algodón, en su estado natural, es pardo y tiene un tinte rojo por la presencia de gosipol, un fitoquímico natural que es tóxico para los animales, así que los fabricantes tuvieron que desarrollar un proceso de deodorización para hacer que el aceite tuviera un sabor agradable para el consumo alimenticio.[6] Un artículo a principios de siglo en *Popular Science* resumió perfectamente el proceso para llevar el aceite de semilla de algodón del bote de basura a la mesa: "Lo que era basura en 1860, fue fertilizante en 1870, alimento para ganado en 1880 y alimento humano y muchas otras cosas en 1890".[7]

El aceite de semilla de algodón no sólo sabía terrible en su estado natural, sino que venía con serios problemas por el hecho de que, al igual que casi todos los aceites vegetales, es un ácido graso poliinsaturado (AGP), lo que significa que tiene múltiples —eso es lo que "poli" significa— enlaces dobles entre átomos en su estructura molecular —es decir, los átomos son "insaturados"—. Estos enlaces dobles son vulnerables al ataque de los radicales libres, los cuales dañan la molécula. Cuando comes demasiados AGP, se incorporan cada vez más a tus membranas celulares. Dado que estas grasas son inestables, tus células se vuelven frágiles y propensas a la oxidación, lo que lleva a toda clase de problemas de salud, como la inflamación crónica y la arterosclerosis.

Esta inestabilidad implica que los aceites vegetales también son propensos a ranciarse y eso los volvía todavía menos atractivos para los fabricantes de alimentos, porque el auge del ferrocarril y la refrigeración había hecho posible que los alimentos recorrieran grandes distancias y se quedaran en los anaqueles durante semanas. Es la razón de que en un principio las grasas hidrogenadas se pregonaran como un regalo divino: eliminaban los vulnerables enlaces dobles y volvían estables a los aceites vegetales para permanecer en anaqueles.

En 1907 la compañía de jabones Procter & Gamble, con base en Cincinnati, recibió la visita de Edwin Kayser, un químico alemán que decía haber desarrollado un proceso para solidificar las grasas líquidas y volverlas estables. La compañía compró los derechos de Estados Unidos del proceso y empezó a experimentar, primero buscando una manera más barata de fabricar jabón, con una mejor presentación.[8]

Una vez que se desarrolló el aceite de semilla de algodón hidrogenado, sin embargo, P&G se dio cuenta de que tenía el mismo blanco luminoso que la manteca, la grasa para cocinar más popular del momento. ¿Por qué no venderla como grasa para cocinar? En 1910, P&G aplicó por una patente para Crisco —aceite de semilla de algodón hidrogenado, lo que hoy conocemos como grasas trans— y así empezó rápidamente el cambio de las grasas animales hacia las grasas vegetales procesadas industrialmente.

Cuando Procter & Gamble presentó por primera vez a Crisco en 1911,[9] la introdujo al público como "la grasa ideal", reconocida por su "pureza" y por ser "absolutamente vegetal".[10] Como resultado de estos esfuerzos de marketing, las ventas escalaron de 1.2 millones de kilogramos en 1912 a 27 millones de kilogramos sólo cuatro años después.[11]

Mientras que en 1909 el estadounidense promedio consumía al año poco menos de cuatro kilogramos de grasas procesadas industrialmente —desde margarina hasta aceites vegetales—, en 1950 esa cifra aumentaría a alrededor de nueve kilogramos al año, de los cuales 15 eran aceites hidrogenados y cinco eran aceites vegetales.[12] Toda clase de aceites, como los derivados de soya y maíz, se vendieron hidrogenados como Crisco, margarina y una variedad de alimentos fritos, empacados y congelados.

Conforme empezamos a consumir más aceites vegetales de omega-6 como nunca antes en la historia del hombre, hubo otros tres desarrollos tecnológicos que cambiaron la naturaleza de los alimentos que consumimos: los fertilizantes sintéticos, los aditivos alimentarios y los pesticidas, principalmente Roundup.

- **Los fertilizantes sintéticos** se desarrollaron para ayudar a los granjeros a producir cosechas más grandes y de menos tipos. El uso de fertilizantes sintéticos diezmó los microbios de los suelos y su capacidad de mineralizarlos, lo que contribuyó a suelos con profundas deficiencias minerales que no podían producir cosechas densas en nutrientes.

  También hicieron posible que los granjeros se enfocaran en cultivar sólo una o dos cosechas —como maíz y soya—, en lugar del método tradicional de rotación de suelos por un gran número de cosechas diferentes en un intento de prevenir el desgaste de los suelos. Ésta es otra forma en que el creciente abastecimiento de aceites vegetales creó una demanda de ellos.

- **Los aditivos alimentarios** se añadieron al abastecimiento de alimentos con una velocidad récord durante la primera mitad del siglo xx. Para 1958 se utilizaban casi 800 aditivos alimentarios con muy pocas regulaciones y consideraciones de seguridad. Las quejas de los consumidores por síntomas relacionados con alimentos y medicamentos crecieron al grado de que el Congreso aprobó la Enmienda de Aditivos Alimentarios.[13] Esta legislación requirió que los fabricantes de alimentos probaran la seguridad de cualquier aditivo alimentario antes de llevar su producto al mercado.

  También creó un vacío en la regulación: cualquier aditivo que fuera "generalmente considerado seguro" (GCS) por la comunidad científica o se utilizara ampliamente en alimentos antes de 1958 podía añadirse a los productos alimenticios sin que tuviera que ser aprobado o siquiera mostrado a la Administración de Alimentos y Medicamentos (FDA, por sus siglas en inglés). Aun hoy, con un estimado de 10 mil químicos utilizados comúnmente en los alimentos, hay al menos mil que la FDA nunca ha revisado.[14]

Incluso los aditivos que no entran en la lista de los GCS muchas veces se libran del escrutinio científico, pues la FDA permite que las empresas realicen sus propios estudios. Uno de los ejemplos más indignantes de un aditivo inseguro que la industria alimentaria declaró anticipadamente lo contrario son las grasas trans. Ahora sabemos que son un principal precursor de la inflamación y están vinculadas al aumento de enfermedad cardiaca,[15] resistencia a la insulina,[16] obesidad[17] y enfermedad de Alzheimer.[18] Te hace dudar sobre qué más habrá en esa lista, ¿no es así?

- **El glifosato**, el principal ingrediente activo en el herbicida tóxico Roundup, es una enorme amenaza para tu salud mitocondrial. Dado que muchos aceites vegetales y los alimentos procesados que los contienen están hechos de maíz, soya y canola genéticamente modificados, es muy probable que estén contaminados con este químico ubicuo. Son pésimas noticias, considerando que se han regado casi 2 millones de toneladas de glifosato en los suelos de Estados Unidos entre 1974 y 2016.[19] A nivel mundial, casi 10 millones de toneladas se han aplicado en el mismo marco de tiempo.

  Hay dos formas en las que el glifosato daña tu mitocondria:

  ❖ La primera involucra el manganeso, un mineral que nuestro cuerpo necesita en pequeñas cantidades para la salud de nuestros huesos y de la función inmunológica, así como para la neutralización de los radicales libres.

  El glifosato se adhiere al manganeso y a muchos otros minerales importantes en las plantas regadas con Roundup, con el resultado de que la criatura que coma estas plantas no obtendrá los beneficios de esos minerales.

  El glifosato también puede adherirse a estos minerales y mermarlos en tu cuerpo. Es un problema porque tu mitocondria necesita manganeso para convertir en agua al superóxido, un residuo potencialmente dañino del metabolismo del oxígeno. Éste es un proceso crítico que protege tu mitocondria del daño oxidativo. Sin manganeso, este mecanismo queda severamente comprometido.

  ❖ El glifosato también interfiere con la producción de ATP al afectar tus membranas mitocondriales. Cuando se junta con los llamados solventes inertes incluidos en Roundup, la toxicidad del glifosato se magnifica hasta 2 mil veces.[20] Esto hace que la membrana sea más permeable, permitiendo que el glifosato entre directamente hasta el corazón de la mitocondria.

La grasa saturada se convierte en el enemigo

Lo interesante es que, a pesar de la insistencia de los fabricantes de que sus aceites vegetales refinados eran saludables, los estadounidenses experimentaron un aumento masivo de enfermedad cardiaca durante la primera mitad del siglo XX. Y aunque estos aceites eran una nueva introducción al abastecimiento alimenticio, a nadie se le ocurrió cuestionar su papel en esta nueva epidemia. En cambio, un nutriente familiar y previamente ubicuo se llevó la culpa, en su mayoría por la investigación descuidada y aparentemente tendenciosa de un hombre.

Nuestro terrible miedo a la grasa durante décadas nació en 1951, cuando un profesor de fisiología estadounidense llamado Ancel Keys fue a Europa en busca de la raíz del problema. Keys había escuchado que en Nápoles, Italia, había un índice bajo de enfermedad cardiovascular, así que fue a observar los hábitos alimenticios de los napolitanos.

Europa había quedado diezmada durante la Segunda Guerra Mundial —toda clase de infraestructura había sido destruida durante el conflicto— y muchos años después de que se declarara la paz todavía existían condiciones de hambruna. Éstas eran peores y más persistentes en Grecia e Italia, los cuales tenían la menor cantidad de alimento per cápita en toda Europa, de acuerdo con una encuesta de 1951. Éstas fueron las circunstancias finitas e inusuales con las que se topó Keys, las cuales percibió como una tradición milenaria que eventualmente codificaría en "la dieta mediterránea".

En Nápoles, Keys notó que los residentes cenaban principalmente pasta y pizza sencilla, acompañada de verduras rociadas con aceite de oliva, queso, fruta de postre, mucho vino y muy poca carne, "a excepción de la pequeña clase rica [...] ellos comían carne casi diario, en lugar de una vez a la semana o cada 15 días", escribió.

La esposa de Keys, una técnica de laboratorio, realizó un estudio informal con los niveles de colesterol sérico de los napolitanos y "descubrió que eran muy bajos, excepto entre los miembros del Club de Rotarios", la clase de gente que podía costear carne. Este acercamiento para nada científico llevó a Keys a deducir que evitar la carne resultaría en una incidencia baja de ataques cardiacos. De alguna manera, la presencia del queso en la dieta (también una fuente de grasa saturada) pasó desapercibida, pero Keys pronto demostraría su habilidad para ignorar la evidencia que no confirmara su postura.[21]

Después de Italia, Keys siguió buscando pruebas de que una dieta alta en grasa saturada estaba asociada con un índice alto de enfermedad cardiovascular, recolectando información de seis países con índices elevados de enfermedad cardiaca y dietas típicamente altas en grasas saturadas.[22] La evidencia parecía convincente; incluso, lógica. Por ejemplo, los hombres en Estados Unidos, quienes consumían una dieta alta en grasa saturada, morían de enfermedad cardiovascular en un índice mucho más alto que los hombres en Japón, quienes comían poca grasa saturada.

Pero la evidencia estuvo manipulada. Keys no incluyó otros hechos, como que los japoneses también consumían mucho menos azúcar y alimentos procesados; de hecho, comían mucha menos comida en general que sus contemporáneos. Keys tampoco incluyó países que no embonaran en su esquema, como Francia, donde el consumo de grasas saturadas era alto y las muertes cardiovasculares, bajas. (En cambio, este hallazgo se describió más tarde como "la paradoja francesa".) Aun así, sus ideas empezaron a cobrar fuerza conforme publicó numerosos artículos y libros bestsellers vinculando las grasas saturadas y la enfermedad cardiaca degenerativa.

Keys también era un maestro para congraciarse con gente en posiciones de poder. Cuando el presidente Eisenhower tuvo un ataque cardiaco masivo en 1955, Keys obtuvo la atención de Paul Dudley White, el médico personal del presidente. En la conferencia de prensa días después, White recomendó al público comer menos grasa saturada y menos colesterol para prevenir la enfermedad cardiaca; recomendaciones que obtuvo directamente de Keys.[23]

Keys también utilizó sus conexiones e influencias para unirse al comité de nutrición de la Asociación Americana del Corazón (AHA, por sus siglas en inglés), la cual, basándose en las contribuciones de Keys, sacó un reporte en 1961 recomendando a sus pacientes con alto riesgo de enfermedad cardiaca que redujeran el consumo de grasa saturada.[24] (Es preocupante considerar que la AHA empezó su ascenso en 1948, el mismo año que Procter & Gamble le donó 1.7 millones de dólares,[25] dejando a la AHA seriamente endeudada con los creadores de Crisco.)

En 1961, la revista *Time* puso a Keys en la portada usando una bata de laboratorio, alabándolo como "el experto en nutrición más influyente del siglo xx". En 1970, Keys publicó el Estudio de los Siete Países,[26] el cual amplió sobre su investigación original de seis países. Fue un disparo que se escuchó por todo el mundo, y ahora se ha citado en más de un millón de estudios. Aun cuando la investigación científica de Keys nunca demostró causalidad entre la grasa saturada y la enfermedad cardiaca, sólo asociación, ganó la batalla en la opinión pública. Y todavía estamos pagando el precio.

Gracias en gran medida a Keys, la comunidad médica estadounidense y los medios masivos empezaron a recomendar a la gente que dejara de consumir mantequilla, manteca y tocino, lo que habían estado comiendo durante siglos, remplazándolos con pan, pasta, margarina, lácteos bajos en grasa y aceite vegetal. Fue un cambio dietético que el gobierno de Estados Unidos finalmente volvió oficial en la década de 1970.

Cómo los lineamientos nutricionales han diezmado la salud pública

En 1977, Estados Unidos publicó los primeros lineamientos dietéticos nacionales para instar a los estadounidenses a reducir su consumo de grasa.[27] En una ruptura radical de la dieta prevaleciente en ese entonces, los lineamientos sugerían que la población consumiera una dieta alta en granos y baja en grasa, con aceites vegetales procesados industrialmente para remplazar la mayoría de las grasas animales.

De acuerdo con una investigación realizada por la doctora Zoë Harcombe, publicada en la revista *Open Heart*, nunca hubo una base científica para las recomendaciones contra la grasa en la dieta.[28] La doctora Harcombe y sus colegas examinaron la evidencia de las pruebas controladas al azar (PCA), el estándar de oro de la investigación científica, disponibles para los comités reguladores de Estados Unidos y Reino Unido en el tiempo en que se implementaron los lineamientos. Estuvieron disponibles seis pruebas dietéticas involucrando 2 467 hombres, pero no hubo diferencias en la mortalidad general y sólo diferencias insignificantes en la mortalidad por enfermedad cardiaca como resultado de la intervención dietética.

Como señaló en *Open Heart*: "Las recomendaciones se hicieron para 276 millones de personas siguiendo estudios secundarios de 2 467 hombres, los cuales reportaron una mortalidad general idéntica. La evidencia de las PCA no apoyaba la introducción de los lineamientos nutricionales".

A pesar de la falta de evidencia para apoyarlos, los lineamientos fueron bastante extremos, pidiendo a la población que redujera su consumo general de grasa a 30 por ciento del total de energía y limitara el consumo de grasa saturada a sólo 10 por ciento del total de energía. La guerra contra la grasa había comenzado, y ha continuado hasta hoy día: incluso hasta diciembre de 2015, cuando el Departamento de Agricultura de Estados Unidos (USDA, por sus siglas en inglés) presentó sus lineamientos nutricionales más recientes, en los que todavía se prevenía fuertemente sobre el consumo de grasa saturada, con la recomendación de "consumir menos de 10 por ciento de las calorías diarias en la forma de grasas saturadas".[29]

En todos estos años, esa recomendación en realidad ha incrementado el problema que pretendía tratar. Nadie sabe con seguridad cuántas muertes prematuras han sido resultado de esta recomendación dietética baja en grasa, pero mi estimado es que esta cifra llega fácilmente a los cientos de millones.

El experimento de la dieta baja en grasa ha sido un miserable fracaso

Desde que Ancel Keys catalizó el cambio a una dieta baja en grasa en la década de 1950, los estadounidenses han reducido obedientemente su consumo de grasas animales. El paso del cambio aumentó después de la introducción de los Lineamientos Dietéticos del USDA en 1980 y la subsecuente reestructuración de la industria alimentaria para producir alimentos bajos en grasa, remplazando las grasas saturadas saludables, como la mantequilla y la manteca, con las dañinas grasas trans, aceites vegetales procesados industrialmente y montones de azúcar refinado. (Los fabricantes de alimentos necesitaban hacer que sus productos fueran más deseables, a pesar de la ausencia del suculento sabor de la mantequilla y la manteca, así que decidieron utilizar cantidades cada vez mayores de azúcar, la cual se encuentra presente en una miríada de alimentos procesados.)

Sin embargo, y a pesar de adherirse a estos lineamientos supuestamente "saludables", la salud pública ha caído precipitadamente, como demuestran las tendencias en las siguientes áreas:

- **Diabetes.** En 1978 se diagnosticó a 5.19 millones de estadounidenses con diabetes, de acuerdo con los Centros para el Control de Enfermedades. Para 2013 eran 22.3 millones, más del cuádruple de gente diagnosticada con esta enfermedad mortal en sólo 35 años.[30]

- **Obesidad.** De acuerdo con la Encuesta Nacional de Salud y Nutrición, de 1976 a 1980, 16.4 por ciento de los adultos eran obesos (definido con un índice de masa corporal [IMC] mayor a 30) o extremadamente obesos (IMC mayor a 35). Las últimas cifras disponibles en la actualidad de este libro se encuentran en el *Journal of the American Medical Association*, y dan un total de más de 45.6 por ciento de obesos u obesos mórbidos.[31] Mientras que en la década de 1970 sólo uno de cada seis era obeso, ahora casi uno de cada dos adultos padece obesidad.

- **Cáncer.** La obesidad es un factor de riesgo importante en muchos cánceres. En 1975, el índice de nuevos diagnósticos de cáncer era poco menos de 400 personas por cada 100 mil,[32] mientras que la cifra estimada de nuevos casos de cáncer en 2016 era casi 449 personas por cada 100 mil, un aumento estadístico significativo.[33]

- **Enfermedad cardiaca.** También se asocia con la obesidad. Los índices de muerte por enfermedad cardiaca han disminuido desde su clímax en la década de 1950, aunque gran parte de esto se debe a los avances médicos, no a una mejora en la salud. El predominio de la enfermedad cardiaca todavía es alto y sigue subiendo: en 2010, aproximadamente 36.9 por ciento de la población estadounidense vivía con alguna clase de enfermedad cardiovascular, y se espera que los índices continúen subiendo. Un estudio publicado en *Circulation*, la revista de la Asociación Americana del Corazón, estima que para el año 2030 más de 40 por ciento de la población estadounidense padecerá una enfermedad cardiovascular.[34]

Una vez que comprendas las diferencias sobre cómo tu cuerpo metaboliza los azúcares, en oposición a cómo metaboliza las grasas, podrás seguir las pistas para obtener una idea clara de cómo estos lineamientos fallidos han contribuido al inmenso declive en la salud pública.

Recuerda que tu cuerpo está diseñado para trabajar mucho más eficientemente con grasa que con azúcar. Al comer más azúcar y carbohidratos sin fibra, los cuales se convierten rápidamente en azúcar, generas muchos más radicales libres que dañan los tejidos, a diferencia de cuando quemas principalmente grasa como combustible. Aunque los radicales libres sí confieren ciertos beneficios importantes de salud, cuando consumes de más azúcar y carbohidratos sin fibra, inclinas la balanza de los radicales libres en tu cuerpo hacia una dirección no saludable. Este desequilibrio crea una cascada de daños a nivel de tejidos, proteínas, membranas celulares y genética, allanando el camino para la inflamación y la enfermedad.

No sólo es la salud física la que ha salido herida en la guerra contra la grasa saturada. Durante décadas ya la población ha seguido el consejo del gobierno, sus médicos y los medios de que lo único necesario para perder peso y estar sanos es comer menos —particularmente menos grasa saturada— y hacer más ejercicio. La realidad es que comer alimentos bajos en grasa y altos en carbohidratos hace que sea extremadamente difícil perder peso.

En términos simples, cuando comes carbohidratos, tu páncreas secreta insulina. Y entre más insulina tengas en tu sangre, más señales recibirá tu cuerpo para guardar grasa. En otras palabras, al seguir la recomendación dietética actual, que el gobierno estipuló oficialmente en 1977, hemos estado haciendo exactamente lo que nos hace subir de peso y conservarlo.

Entonces, has seguido fielmente los lineamientos nutricionales del USDA y has empezado a comer más pan, cereales sin grasa y leche descremada, mientras vas al gimnasio varias veces a la semana, y tu exceso de peso no sólo ha seguido igual, sino que ha aumentado. ¿De quién es la culpa? De acuerdo con todas las fuentes convencionales sobre lineamientos nutricionales, la culpa es tuya.

Se asume que no has estado intentándolo realmente o que no lo has hecho bien. Por supuesto, esto es desmoralizante. Una de mis principales pretensiones al crear la TMM y escribir este libro es mostrarte que sí tienes por completo el poder para perder peso y restaurar tu propia salud.

¿Qué dice la ciencia?

La eterna historia en los medios y las agencias de salud pública no ha evolucionado mucho desde las observaciones de Ancel Keys a principios de la década de 1950: evita las grasas saturadas porque elevan tu colesterol LDL, el cual finalmente obstruye tus arterias y te lleva hacia la enfermedad cardiaca.

El problema con esta recomendación es que se basa en una hipótesis, y lo que es peor, en una que nunca se ha demostrado. De hecho, numerosos estudios durante décadas examinaron cuidadosamente el supuesto vínculo entre las grasas saturadas y la enfermedad cardiaca, y lo han encontrado infundado.

Se utilizaron seis estudios clínicos importantes sobre las grasas saturadas para apoyar la suposición de que éstas causan enfermedad cardiaca. Sin embargo, en realidad ninguno muestra realmente que comer menos grasas saturadas prevendría la enfermedad cardiaca y aumentaría tu tiempo de vida. De hecho, ninguno de estos estudios mostró que restringir las grasas saturadas reduce la mortalidad en general:

- El Estudio de Oslo (1968) encontró que comer una dieta baja en grasas saturadas y alta en grasas poliinsaturadas no influía en los índices de muerte súbita.[35]
- El Estudio de los Veteranos de Los Ángeles (1969) no encontró una diferencia significativa entre los índices de muerte súbita o ataque cardiaco entre los hombres que comían una dieta en su mayoría de alimentos animales y los que comían una dieta alta en aceites vegetales. Sin embargo, se vieron más muertes no cardiacas, como el cáncer, entre el grupo con aceite vegetal.[36]
- El Estudio Coronario de Minnesota (1968), financiado por los Institutos Nacionales de Salud, mostró que más de cuatro años comiendo una dieta baja en grasas saturadas y alta en ácidos grasos poliinsaturados (AGP) no conllevaba una reducción de eventos cardiovasculares, muertes cardiovasculares o el total de muertes.[37]
- El Estudio del Hospital Psiquiátrico Finlandés (1968) encontró una reducción de enfermedad cardiaca entre los hombres que seguían una dieta baja en grasa y alta en AGP, pero no se vio ninguna reducción significativa entre las mujeres.[38]
- El Estudio Londinense del Aceite de Soya (1968) no reportó una diferencia en el índice de ataque cardiaco entre hombres siguiendo una dieta baja en grasas saturadas y alta en aceite de soya, y quienes seguían una dieta normal.[39]
- El Estudio de Intervención de Factores de Riesgo Múltiples de Estados Unidos (1982) comparó los índices de mortalidad y los hábitos alimenticios de 12 mil hombres, y su hallazgo de que la gente

comiendo una dieta baja en grasa saturada y baja en colesterol tenía una reducción marginal de enfermedad cardiaca coronaria se publicitó ampliamente. Sin embargo, su mortandad por todas las causas era mayor, aunque esta estadística recibió poca cobertura.[40]

Más recientemente, tres metaanálisis que incluían colectivamente información sobre cientos de miles de personas han encontrado que no hay una diferencia en el riesgo de enfermedad cardiaca e infarto entre la gente con los consumos más bajos y más altos de grasa.[41, 42, 43] (Un metaanálisis es una técnica estadística que combina los hallazgos de una selección de estudios independientes.)

Algunas investigaciones han encontrado que remplazar las grasas saturadas animales con grasas vegetales de omega-6, procesadas industrialmente, está vinculado con un *aumento* en el riesgo de muerte entre pacientes con enfermedad cardiaca. Un estudio del *British Medical Journal*, publicado en 2013,[44] incluyó a 458 hombres con un historial de problemas cardiacos, a quienes se dividió en dos grupos. Un grupo redujo las grasas saturadas no menos de 10 por ciento de su consumo de energía y aumentó las grasas omega-6 del aceite de cártamo hasta 15 por ciento de su consumo de energía. El grupo de controles siguió comiendo lo que quería. Después de 39 meses:

- El grupo comiendo ácido linolénico omega-6 tenía un riesgo 17 por ciento más elevado de morir de ataque cardiaco durante el periodo de estudio, comparado con 11 por ciento entre el grupo de controles.
- El grupo de omega-6 también tenía un riesgo mayor de mortandad general.

Otro estudio publicado en el *British Medical Journal* en 2013[45] encontró que remplazar las grasas saturadas animales con grasas vegetales de omega-6, procesadas industrialmente, estaba vinculado con un aumento en el riesgo de muerte entre pacientes con enfermedad cardiaca.

La verdad sobre la grasa saturada

Parte de la enorme confusión sobre los peligros asociados con las grasas saturadas se relaciona con su efecto sobre el colesterol LDL, por lo general referido como el colesterol "malo". Pero es importante comprender que cuando escuchas los términos LDL y HDL, se refieren a las lipoproteínas, las cuales simplemente son proteínas que transportan el colesterol. LDL significa lipoproteína de baja densidad, mientras que HDL significa lipoproteína de alta densidad.

El colesterol HDL en realidad está vinculado con un riesgo menor de enfermedad cardiaca, por lo que las medidas de colesterol total no sirven cuando se trata de medir tu riesgo. De hecho, si tu colesterol total es "elevado" porque tienes mucho HDL, no es un indicador del aumento de riesgo cardiaco; al contrario, implica una protección.

Las grasas saturadas han mostrado elevar el colesterol HDL protector, mientras que también disminuyen el LDL. Esto último tampoco es necesariamente malo una vez que comprendes que hay distintos tipos de LDL:

- Colesterol LDL pequeño y denso.
- Colesterol LDL grande y esponjoso.

Las investigaciones han confirmado que las partículas grandes y esponjosas de LDL no contribuyen a la enfermedad cardiaca. Pero las partículas pequeñas y densas de LDL se oxidan fácilmente, lo que puede provocar enfermedad cardiaca. Esto es porque el colesterol pequeño y denso penetra tu pared arterial más fácilmente, así que contribuye a la acumulación de placa en tus arterias. La grasa trans sintética también aumenta el colesterol pequeño y denso. La grasa saturada, por otra parte, aumenta el colesterol LDL grande y esponjoso, el benigno.

La gente con altos niveles de colesterol LDL pequeño y denso tiene tres veces más riesgo de padecer enfermedad cardiaca que la gente con altos niveles de LDL grande y esponjoso.[46] Otro dato que podría sorprenderte es que comer grasa saturada ¡puede cambiar el colesterol LDL pequeño y denso de tu cuerpo en LDL grande y esponjoso![47, 48] Además, las investigaciones muestran que las partículas de LDL pequeño y denso aumentan al comer azúcar refinado y carbohidratos, como pan, bagels y refrescos.[49] Juntos, azúcar refinado y carbohidratos hacen mucho más daño a tu cuerpo que lo que la grasa saturada pudo hacer alguna vez.

Basado en lo que ahora sabemos sobre grasas saturadas, la ironía es que en realidad son necesarias para promover la salud y prevenir la enfermedad. De hecho, se sabe que las grasas saturadas proveen una cantidad importante de beneficios a la salud, incluyendo los siguientes:

- Proveen componentes básicos para membranas celulares, hormonas y sustancias parecidas a las hormonas.
- Absorción mineral, como calcio.
- Actuar como cargadores para las importantes vitaminas solubles en grasa, A, D, E y K.
- Convertir el caroteno en vitamina A.
- Ayudar a bajar los niveles de colesterol (palmítico y ácidos esteáricos).
- Actuar como agente antiviral (ácido caprílico).
- Combustible óptimo para tu cerebro cuando las grasas se convierten en cetonas.
- Ayudarte a sentirte satisfecho, lo que implica que eres menos propenso a sentir la necesidad de consumir alimentos procesados entre comidas, que pueden tener mucho sabor, pero muy pocos nutrientes.
- Modular la regulación genética y ayudar a prevenir el cáncer (ácido butírico).
- Aumentar tus niveles de LDL, pero es sobre todo un aumento en las partículas grandes y esponjosas que no están asociadas con un aumento del riesgo de enfermedad cardiaca.
- Aumentar tus niveles de HDL, lo que compensa sobremanera cualquier aumento de LDL.
- Servir como combustible de tu mitocondria y producir menos radicales libres que los carbohidratos.

Las investigaciones han declarado claramente que las grasas saturadas son beneficiosas para la salud humana. La mayoría de nosotros necesitamos aumentar radicalmente la grasa saludable en nuestra dieta —esto incluye no sólo la grasa saturada, sino las grasas monoinsaturadas (del aguacate y ciertas nueces) y las grasas omega-3—, mientras limitamos severamente los aceites vegetales refinados e incluso las grasas omega-6 naturales (encontradas en nueces y semillas).

Si esto parece mucha información como para poder recordarla, sólo ten esto presente: para una salud óptima, come comida real, es decir, suficientes grasas saturadas y poca o ninguna grasa refinada, especialmente aceites vegetales refinados. De nuevo, detallaré mucho más las especificaciones de la dieta en la segunda parte de este libro.

Capítulo 2

Por qué necesitas la Terapia Metabólica Mitocondrial (TMM)

El plan nutricional que desarrollé —el cual detallo en la segunda mitad de este libro— no es para todos. Si sólo estás buscando una forma de mejorar tu nutrición y aumentar tu salud en general con cambios adecuados, pero rápidos, como hacer ajustes a los porcentajes de carbohidratos, proteínas y grasas que comes, y sustituir alimentos enteros, densos en nutrientes, con alimentos de un valor nutricional bajo, puedes hacerlo fácilmente al revisar el Plan Nutricional en el lado derecho de mi página web, www.mercola.com, o leyendo mi último libro, *Sana sin esfuerzo*. Pero si enfrentas serios desafíos en tu salud o si estás sano ahora, pero quieres *sobrecargar* tu salud, escribí este libro sobre la TMM para ti.

¿Por qué la Terapia Metabólica Mitocondrial?

Como ya comenté varias veces, el funcionamiento óptimo de la mitocondria es absolutamente vital para tu salud en general. Tienes entre 80 y 2 mil mitocondrias en casi todas tus células, y generan alrededor de 90 por ciento de la energía que necesitas para sobrevivir y permanecer sano. Cuando se entorpece la función mitocondrial —como sucede fácilmente cuando comes una típica dieta de alimentos altamente procesados, baja en grasa y alta en carbohidratos—, se interrumpe la señalización metabólica normal, lo que a su vez daña el ADN celular y mitocondrial, o provoca un defecto en la capacidad de reparar el daño de otras fuentes, como la radiación ambiental.

Para permitir que tu cuerpo prevenga y luche contra el cáncer y la mayoría de las enfermedades graves, debes cuidar extraordinariamente tu mitocondria, y la principal forma de optimizarla, repararla y regenerarla es proveer el mejor combustible posible. Ahí es donde entra la Terapia Metabólica Mitocondrial.

En lugar de buscar controlar los síntomas de las enfermedades crónicas, la TMM busca sanar la causa de raíz de la enfermedad crónica y el envejecimiento, es decir, la integridad, o la falta, de las mitocondrias mismas.

LA DIFERENCIA ENTRE LA TMM Y LAS DIETAS ATKINS Y PALEO

Aunque creo que la TMM es el mejor plan alimenticio para optimizar el funcionamiento mitocondrial, muchas otras dietas populares tienen aspectos similares; sin embargo, hay muchas diferencias clave. Las dietas son:

- **Atkins**. Un verdadero pionero nutricional, el doctor Robert Atkins en la década de 1970 empezó a correr la voz, con gran éxito, de que nuestras dietas cargadas de carbohidratos no eran saludables. Su primer libro, *La revolución dietética del Dr. Atkins*, vendió más de 15 millones de copias y más de 30 millones de estadounidenses siguieron este plan bajo en carbohidratos. Utilizo el término *bajo en carbohidratos* específicamente porque su recomendación estaba más enfocada en la reducción de los carbohidratos que en quemar grasa.

  Atkins introdujo el término "cetosis" al público, pero dada la similitud de la palabra con el término "cetoacidosis" —una condición potencialmente mortal que puede ocurrir en la diabetes tipo 1—, rápidamente dejó de enfatizar la grasa como una fuente preferente de combustible. En cambio, dirigió su atención al pan y la pasta como nuestros principales villanos alimenticios.

  Atkins estuvo muy cerca de proponer una dieta ideal. Definitivamente fue innovador, en especial en la mente del público. Su importante función en la educación pública es indiscutible, pero hubo un par de fallos importantes en su plan dietético:

  Su enfoque principal era la pérdida de peso. La Dieta Atkins se popularizó tanto porque prometía una pérdida de peso rápida y sin esfuerzo. Aunque perder el exceso de peso puede potencialmente beneficiar la salud de muchas maneras, la pérdida de peso (especialmente de grasa) en sí misma es sólo un efecto secundario de la TMM. Aunque admito que la pérdida de grasa es un efecto secundario bienvenido para la mayoría de la gente, el verdadero objetivo de la TMM es sanar tu metabolismo a nivel celular y prevenir el desarrollo de las enfermedades crónicas más comunes, así como el envejecimiento prematuro, una meta mucho más ambiciosa que simplemente hacer que te queden unos pantalones pegaditos.

Demasiada proteína. Dado que la guerra contra la grasa estaba en su apogeo, la Dieta Atkins se pintó como una moda pasajera y la cetosis se vio como un estado metabólico aberrante e indeseable. A pesar del consejo de Atkins de consumir verduras de hoja verde, muchos seguidores se apoyaron demasiado en la proteína para remplazar las calorías que habrían obtenido de los carbohidratos, lo que resultó en el estereotipo de sus seguidores atiborrándose de carne, huevos, queso y tocino. Como menciono en el capítulo 4, una dieta alta en proteína es incluso más peligrosa que una dieta alta en carbohidratos, y las personas comunes ya consumen demasiada proteína, un problema que atiendo con la TMM.

Falta de atención a la calidad de los alimentos. Quizá lo más importante es que Atkins no aconsejó a sus seguidores evitar los alimentos de baja calidad, ya fueran carne de res en engorda, lácteos pasteurizados o aceites vegetales refinados. Aunque su enfoque sobre los macronutrientes (una forma elegante de referirse a las categorías amplias de alimentos, como carbohidratos, grasa o proteína) estaba bien dirigido, los alimentos individuales dentro de esas categorías de macronutrientes eran inherentemente peligrosos. Como resultado, la dieta Atkins era proinflamatoria e iba finalmente en detrimento de la salud mitocondrial. Asimismo, muchos productos Atkins eran barras y malteadas altamente procesadas, las cuales utilizaban endulzantes artificiales; por supuesto, *no* alimentos reales.

Puede o no resultar en un cambio hacia la quema de grasa. Aunque era una dieta baja en carbohidratos, el exceso de proteína que la mayoría de la gente consumía al seguir el plan Atkins era suficiente para evitar que muchos lograran cambiar su metabolismo hacia la quema de grasa. Este proceso puede tomar semanas, si no meses, y generalmente necesita al menos un periodo de monitoreo minucioso de la glucosa en la sangre y los niveles de cetonas para confirmar verdaderamente que hayas hecho la transición hacia la quema de grasa. (Te guiaré a través de este proceso en los siguientes capítulos.)

- **Paleo.** Basada en los hábitos alimenticios de nuestros ancestros paleolíticos, quienes comían principalmente verduras, frutas, nueces, raíces y carne, la dieta Paleo es muy clara sobre la eliminación de granos y leguminosas, pero no establece límites precisos sobre el consumo de verduras altas en carbohidratos netos, frutas y azúcares como miel o azúcar de coco.

  La dieta Paleo es muy popular, y con buena razón. Nos lleva de vuelta al principio; vuelve a enfocar la dieta en alimentos "reales", frescos, enteros, sin procesar, como el primer paso fundacional para optimizar la salud y tratar casi cualquier condición médica. Aunque la dieta Paleo estándar puede ser una forma sana de comer y está a años luz de la dieta común actual, también tiene debilidades o fallas que la hacen menos que ideal:

  Es muy pesada en proteína. La proteína se sustituye libremente por carbohidratos como una opción sana. La dieta Paleo pide alrededor de 38 por ciento de proteína y 39 por ciento de grasa,[1] lo que puede ser en realidad demasiada proteína y no suficiente grasa para una salud óptima. Como aprenderás más adelante, los niveles de proteína cerca de 10 por ciento durante la cetosis nutricional son mucho más óptimos. Pueden aumentar a porcentajes más elevados, especialmente para los individuos que todavía están en sus años reproductivos o de desempeño atlético, pero para quienes buscan optimizar su biología no es conveniente consumir niveles más altos por periodos largos.

  Una precaución insuficiente sobre los productos del mar. La dieta Paleo incluye muchos pescados y mariscos regularmente, y esto parece razonable porque el ácido decosahexaenoico (DHA), un tipo de grasa omega-3 que se encuentra en los pescados, es claramente uno de los nutrientes más importantes y esenciales para tu salud. Pero hay una advertencia importante: como resultado de la contaminación industrial con una variedad de toxinas, por ejemplo, mercurio, policlorobifenilos (PCB) y dioxinas; es difícil encontrar pescados y mariscos libres de toxinas. Por este motivo, sólo recomiendo productos del mar que sean altos en grasas saludables, mientras que hayan estado expuestos mínimamente a contaminantes tóxicos. En el capítulo 5 te ofrezco sugerencias específicas, así como la manera de evitar ser engañado por la publicidad engañosa de pescados y mariscos comerciales.

Demasiados almidones y azúcares (carbohidratos netos). Aun cuando los camotes y las frutas —dos alimentos populares en el plan Paleo— son alimentos enteros, elevan la glucosa y provocan una reacción de insulina, especialmente cuando estás buscando hacer la transición de quemar azúcar a quemar grasa. Esto puede no ser un problema una vez que te hayas adaptado a la grasa, lo que significa que eres capaz de quemar grasa en lugar de carbohidratos como tu combustible principal. Una meta central de la TMM es bajar tus niveles de glucosa en la sangre, y por ende los niveles de insulina, para que se pueda resolver la resistencia a la insulina.

De muchas maneras, la TMM puede verse como un refinamiento importante de la dieta Paleo, construyendo sobre el fundamento de alimentos enteros y nada de granos, enfatizando las grasas de alta calidad, manteniendo los carbohidratos sin fibra a alrededor de 50 gramos al día (o menos) y evitando incluso los azúcares naturales, como los dátiles (excepto los endulzantes que comentaré después).

El problema es obvio. Por un lado, tu mitocondria es vital para tu salud en general: produce ATP y controla la apoptosis (la muerte celular programada), así como la autofagia y la mitofagia, las cuales limpian las células que no están sanas y las mitocondrias antes de que puedan contribuir a los procesos que llevan al desarrollo de las enfermedades crónicas. Por otra parte, tu mitocondria es un lugar primigenio para la producción de ROS y para el daño de radicales libres porque contienen dos membranas celulares, una interna y otra externa, las cuales son extremadamente vulnerables al daño.

La pregunta entonces es cómo fabricar ATP tan eficientemente como sea posible para optimizar tu salud y tu longevidad mientras esquivas los problemas que surgen de una vida comiendo alimentos que producen un exceso de radicales libres cuando se metabolizan.

La buena noticia es que usar cetonas como energía crea significativamente menos radicales libres que el azúcar. Dado que las cetonas simplemente queman de una forma mucho más limpia que el azúcar, causan mucho menos daño oxidativo, una de las razones principales de que un plan alimenticio para quemar grasa como la TMM sea tan poderoso.

Es importante destacar que el mayor impacto para reducir la exposición al daño oxidativo se da cuando mantienes tus niveles de glucosa bajos, como demostró el trabajo del doctor Seyfried, estableciendo el Índice de Cetona y Glucosa (ICG).[2] Por ello, monitorear tus niveles de glucosa es una parte integral de la TMM (sobre lo que comentaré a profundidad en los capítulos 6 y 7).

Beneficios adicionales
de la Terapia Metabólica Mitocondrial

Más allá de alimentar tu cuerpo con un combustible más limpio y limitar naturalmente la generación de ROS, la TMM te da muchos beneficios fisiológicos. Cuando los mires objetivamente, creo que también verás que seguir estos lineamientos es una de las mejores decisiones que puedes tomar para tu salud. Los beneficios incluyen:

Claridad mental

Tu cerebro no puede funcionar adecuadamente sin grasas saludables. Dado que tu cerebro es 60 por ciento grasa, comer grasas saludables que construyan membranas celulares biológicamente responsivas es crucial para una función cerebral óptima. En cambio, comer mucha azúcar y granos eventualmente lleva a un impedimento y un daño neuronal, en parte porque bloquea la capacidad de la insulina de regular las actividades celulares normales.[3]

El vínculo entre el azúcar y la enfermedad de Alzheimer se estableció por primera vez en 2005, cuando la enfermedad fue llamada de forma tentativa "diabetes tipo 3". Investigaciones previas también demostraron que los diabéticos tienen un riesgo doble de desarrollar Alzheimer. Entonces, no debería de ser una sorpresa que la TMM —la cual facilitará tu transición hacia la quema de grasa mientras también eliminas casi todos los alimentos altos en carbohidratos netos de tu dieta, hasta que seas capaz de quemar grasa como combustible principal— produzca un aumento notable en tu claridad mental. Este acercamiento mejora tu función cerebral hoy y reduce tu riesgo de demencia mañana.

Nunca hubiera podido escribir este libro tan rápido como lo hice sin la lucidez que me dio la TMM. De hecho, experimenté personalmente tal impulso en mi creatividad y cognición que necesito Google Keep —una aplicación que puedes utilizar en tu computadora y otros dispositivos— para capturar rápida y fácilmente mis pensamientos e ideas y guardarlos como base de datos.

Libre de antojos

Los alimentos procesados, con todos sus aditivos químicos, azúcares añadidos y aceites y carbohidratos refinados, son extremadamente adictivos. Múltiples estudios[4, 5] a lo largo de décadas de investigación han demostrado que no es coincidencia. La industria alimentaria emplea equipos de científicos que trabajan para mejorar la "palatabilidad" de los alimentos falsos, procesados. Lo hacen para maximizar los antojos y que sigas comiendo más, aun cuando tu cuerpo ya no necesita alimento.

Cuando quemas azúcar como combustible primario se activan las secuencias metabólicas que hacen que se te antoje comer más al bajar tu glucosa después de algunas horas sin azúcar, lo cual te mantiene dentro de una rueda de hámster de antojos y bajones.

La grasa, en cambio, sacia naturalmente, lo que significa que te llena y satisface tu deseo de alimento. Y cuando cambias tu quema a la grasa como combustible principal puedes tener acceso a las decenas de miles de calorías[6] guardadas en tu propia grasa corporal, calorías que la mayor parte del tiempo no están disponibles si quemas azúcar como combustible principal. Como resultado, encontrarás que puedes pasar largos periodos de tiempo sin siquiera pensar en comida, ya no digamos tener que lidiar con antojos específicos; éstos desaparecerán una vez que tu cuerpo se adapte a quemar grasa.

Una consideración: si notas un antojo de grasa, lo más probable es que no hayas estado consumiendo suficiente grasa. Es una razón de que me encanten las "bombas de grasa", ricas colaciones que consisten principalmente en aceite de coco u otras grasas saludables, pues son formas sencillas, deliciosas y portátiles de consumir un par de cucharaditas de grasa. (Ve la página 260 para recursos en línea para preparar numerosas recetas de bombas de grasa.)

Una estrategia anticáncer

En años recientes, los científicos se han dado cuenta de que la causa del cáncer no son las mutaciones genéticas. Ahora sabemos que el *daño mitocondrial ocurre primero.*

La disfunción mitocondrial produce las especies de oxígeno reactivas mencionadas antes, las cuales a su vez provocan las mutaciones de ADN, haciendo que las mutaciones sean un efecto de la respiración anormal. Así, las ROS dañan todavía más la mitocondria y, por ende, la respiración, creando un círculo vicioso.

Comprender esto ha tomado décadas. En 1924, el doctor Otto Warburg, quien ganó el Premio Nobel de Fisiología o Medicina en 1931, hizo el descubrimiento —ahora conocido como el efecto Warburg— de que las células cancerígenas tienen un metabolismo de energía fundamentalmente diferente, comparado con las células sanas. El efecto Warburg nos dice que la mayoría de las mitocondrias en las células cancerígenas son disfuncionales y no pueden utilizar eficientemente el oxígeno para quemar combustible, pues les falta la flexibilidad metabólica para metabolizar grasas. Por este motivo, dependen de fermentar cantidades cada vez mayores de glucosa en su citoplasma (en lugar de oxidarla en su mitocondria), una forma mucho menos eficiente de obtener energía, llamada fermentación de ácido láctico.

Gracias al trabajo del doctor Peter Pedersen, del hospital Johns Hopkins, también sabemos que una característica universal de las células cancerígenas es que tienen un número radicalmente menor de mitocondrias completamente funcionales.

El doctor Thomas N. Seyfried, un investigador renombrado internacionalmente sobre el vínculo entre metabolismo y enfermedad, y autor del emblemático libro *Cancer as a Metabolic Disease*, da otro paso para terminar con la teoría del "cáncer como enfermedad genética" al explicar en su trabajo que algunos cánceres no tienen mutaciones genéticas, sino que dependen todavía de la fermentación en lugar de la respiración para obtener energía, y que hay algunos carcinógenos, como el arsénico y el asbesto, que no provocan mutaciones genéticas directamente. En cambio, dañan la función mitocondrial de la respiración, lo que produce el efecto Warburg y el cáncer.

Seyfried también dilucida que la proliferación de las células cancerígenas desaparece cuando el núcleo de una célula tumoral se transfiere a una célula normal que contiene mitocondrias normales. Todavía más, el crecimiento anormal y el comportamiento metastásico de las células cancerígenas en la mama desaparecen cuando las mitocondrias de células sanas remplazan a las mitocondrias cancerígenas anormales en la mama, a pesar de la presencia constante del núcleo tumoral.

Este y otros muchos hallazgos indican que el cáncer no puede ser una enfermedad genética. Todo esto significa que cuando eliminas los alimentos procesados, el azúcar, los granos y los combustibles altos en carbohidratos netos de tu dieta, esencialmente estresas a las células cancerígenas, al privarlas de su combustible metabólico preferido.[7]

Por este motivo, creo que la TMM es una de las estrategias preventivas del cáncer más poderosas que existen porque optimiza tu función mitocondrial y, como resultado, la mitocondria se daña menos fácilmente y se reducen radicalmente las mutaciones genéticas que pueden llevar al desarrollo de un cáncer.

La TMM también tiene un enorme beneficio si ya estás lidiando con el cáncer. Hacer el cambio de quemar cetonas privará a las células cancerígenas de su combustible principal, lo que entonces les provocará un estrés adverso. Al mismo tiempo, tus células sanas obtienen un combustible más limpio e ideal, lo que reduce el estrés oxidativo, conserva los antioxidantes y optimiza la función mitocondrial. El efecto resultante es que las células sanas empiezan a proliferar, mientras que las células cancerígenas deben luchar para sobrevivir.

Cambios en el microbioma

Estimados recientes sugieren que tu cuerpo tiene alrededor de 30 billones de bacterias[8] y alrededor de un trillón de virus (bacteriófagos). En esencia, somos poco más que colonias de microbios caminantes.

Estos organismos realizan una gran variedad de funciones, lo que incluye:

- Ayudar en la digestión de alimentos.
- Regular el sistema nervioso entérico, el cual rige el tracto digestivo.
- Orquestar la respuesta inmunológica.
- Ayudar a modular muchos aspectos de la inflamación.
- Tener un gran papel en la salud cerebral y mental, pues el intestino y el cerebro están conectados intrínsecamente.

Los nuevos avances científicos también muestran que tu microbioma puede alterarse rápidamente, para bien o para mal, basado en factores como dieta, estilo de vida y exposición química, que incluye medicamentos y antibióticos, así como los químicos en el abastecimiento alimenticio que se les han dado a los animales que nosotros consumimos.

El plan alimenticio de la TMM regula incrementalmente, modifica y mejora la calidad de tu microbioma intestinal. Corta los desestabilizadores microbianos conocidos, como diversos azúcares, alimentos procesados y endulzantes artificiales.

Pérdida de peso sin privaciones

Cuando tu cuerpo quema glucosa como combustible principal, tu capacidad de tener acceso a la grasa corporal y quemarla queda inhibida. Con un abastecimiento siempre presente de carbohidratos, tu hígado regula de manera descendente todo el proceso de quema de grasa porque no estás con frecuencia en ese ciclo entre el ayuno y la alimentación. El exceso de glucosa también se guarda como grasa; a diferencia de las cetonas, que se excretan a través de la orina cuando las células no las aceptan.

Las células de grasa producen sus propias hormonas, tales como la leptina. Esto puede parecer algo bueno, pero cuando consumes consistentemente demasiada azúcar y guardas más grasa, tus niveles de leptina suben, sus receptores se vuelven menos sensibles y eventualmente más resistentes a niveles saludables de leptina. Por este motivo, cuando quemas glucosa como combustible principal, tus células grasas te atrapan en un círculo vicioso, guardando más grasa y volviéndote cada vez menos capaz de quemar la grasa que ya tienes.

De esta forma, las hormonas y la comunicación entre ellas representan un papel importante en el control de peso y en tu ansia de comer;

incluso en tus antojos. Además de que esas hormonas se determinan por los alimentos que comes. Como lo indica el doctor Rosedale: "Comes hoy para controlar las hormonas que indicarán a tus células qué comer mañana".[9]

Así es precisamente como funciona la TMM. Utiliza el consumo de alimentos para modular los niveles de las hormonas que influyen en tu peso, por ejemplo, la leptina y la insulina, para dirigir tu cuerpo hacia *quemar* grasa, no *guardarla*. También elimina las fuentes de azúcares de tu dieta, lo cual te ayuda a liberarte de ese círculo vicioso. Como resultado, tu cuerpo dejará de aferrarse a tu exceso de peso. Y lo hará sin las punzadas de hambre ni los antojos que acompañan a la mayoría de las dietas para perder peso.

Un gran aumento de energía

La TMM mejora las mitocondrias que ya tienes y estimula la creación de nuevas. Dado que las mitocondrias son las fuentes principales de producción de energía en tu cuerpo, la TMM también produce un aumento palpable de energía.

Como tu cuerpo producirá menos ROS destructivas al metabolizar cetonas en lugar de azúcar, tendrás que gastar menos energía celular limpiando los radicales libres rebeldes. Esto también contribuye a la ganancia neta de energía que la TMM puede proveer.

Aumento en la sensibilidad a la insulina

Cualquier comida o colación alta en carbohidratos netos típicamente genera un aumento rápido en la glucosa. Para compensarlo, tu páncreas secreta insulina hacia tu torrente sanguíneo, la cual, a su vez, disminuye el azúcar en tu sangre para mantenerla dentro de rangos normales, pues el exceso de glucosa es tóxico para tus células. La insulina también es muy eficiente para bajar el azúcar en la sangre inhibiendo la producción de glucosa de tu hígado, un proceso conocido como gluconeogénesis.

Desafortunadamente, si consumes una dieta consistentemente alta en azúcar y granos tus niveles de glucosa serán altos en consecuencia; con el tiempo tus receptores de insulina se "desensibilizarán" ante ella y necesitarás más y más insulina para que funcionen. Esto se llama resistencia a la insulina. Aproximadamente 45 por ciento de los estadounidenses tiene cierto grado de resistencia a la insulina y con el tiempo se espera que esta cifra aumente.

Dado que la TMM no incluye alimentos que tu cuerpo pueda convertir fácilmente en glucosa —como granos, azúcares y alimentos altos en carbohidratos netos—, mantiene tus niveles de glucosa bajos, lo que a su vez mantiene tus niveles de insulina bajos. Disminuir la glucosa y la insulina les da a tus receptores la oportunidad de recuperar su sensibilidad.

Reducir la inflamación

El azúcar atiza el fuego de la inflamación en tu cuerpo, pues es un combustible sucio que nunca debió de ser nuestra fuente principal. Utilizar azúcar para obtener energía produce 30 o 40 por ciento más ROS que quemar grasa.

Los aceites de omega-6, particularmente los que son muy refinados y se oxidan fácilmente, tienden a ser altamente inflamatorios. En la TMM limitarás tu consumo de estas grasas malas y obtendrás la mayoría de lo que necesitas de alimentos ricos en aceite saludables. Aumentar tu consumo de grasas omega-3 mejorará la proporción entre grasas omega-6 y omega-3, lo que es importante para tu salud celular, como leerás después.

Las grasas saturadas, por otra parte, no se oxidan tan fácilmente como los aceites porque no tienen enlaces dobles que pueden dañarse a través de la oxidación. La TMM prioriza obtener tus grasas de fuentes saludables de grasas saturadas y monoinsaturadas, y disminuir significativamente tu consumo de aceites de omega-6. No es de sorprenderse, entonces, que las investigaciones muestren que las dietas bajas en carbohidratos tienden a reducir los niveles de inflamación sistémica.[10]

Comerse a sí mismo: autofagia y mitofagia

El término *autofagia* significa "comerse a sí mismo" y hace referencia al proceso por el cual tu cuerpo limpia los desechos acumulados, las toxinas, y recicla los componentes celulares dañados. La autofagia ocurre dentro de tu mitocondria. Cuando se digiere y elimina toda la mitocondria, el proceso se llama mitofagia.

Ambos procesos son contribuyentes increíblemente importantes para tu salud; de hecho, Yoshinori Ohsumi, el investigador que descubrió los mecanismos que conducen la autofagia recibió el Premio Nobel de Medicina en 2016.[11]

Cuando la autofagia y la mitofagia se inhiben por una dieta pobre, exceso de ROS y altos niveles de inflamación, las mitocondrias dañadas permanecen en la célula, emitiendo moléculas proinflamatorias y acelerando por lo general el proceso de envejecimiento. Así, la autofagia y la mitofagia tienen un papel importante en el control de la cantidad de inflamación en tu cuerpo y ayudan a desacelerar el proceso de envejecimiento.

El blanco mecanicista (antes conocido como "de mamíferos") de la rapamicina (mTOR) —una secuencia metabólica reguladora principal de la que hablo más extensamente en el capítulo 3—, controla en gran parte estos procesos. Cuando se activa el mTOR, alimenta el crecimiento y la regeneración, y su actividad puede aumentar el mantenimiento y la reparación celulares. La TMM suprime la inhibición (el descenso regulado) de esta secuencia mTOR, y como resultado, estimula la autofagia y la mitofagia.

La biogénesis mitocondrial

(La creación de nuevas mitocondrias)

La biogénesis es el proceso por el cual se pueden duplicar nuevas mitocondrias sanas. Cuando se trata de mantener un funcionamiento biológico óptimo y una buena salud, entre más mitocondrias sanas tengas estarás mejor.

Las investigaciones han demostrado que cambiar a una dieta para quemar grasa estimula la biogénesis mitocondrial, o al menos en los roedores.[12] En una dieta para quemar grasa, las mitocondrias no se la pasan ocupadas peleando contra los radicales libres (dado que la quema de grasa crea menos especies reactivas de oxígeno dañinas que la quema de azúcar). El efecto beneficioso es que las mitocondrias ahora tienen más energía para los procesos involucrados en crear más mitocondrias, y más saludables. En cierto sentido, ¡tus mitocondrias se sobrecargan!

La influencia de las cetonas

Cuando digo que "quemas grasas" con la TMM, me refiero a que quemas cetonas. Las cetonas también se conocen como *cuerpos cetogénicos*, un término bioquímico de la vieja escuela. Los términos *cetonas* y *cuerpos cetogénicos* son intercambiables y muchas veces se utilizan uno u otro. En este libro continuaré con *cetonas*.

Las cetonas son moléculas de energía solubles en agua, creadas por las mitocondrias en tu hígado a partir de las grasas acumuladas o en la dieta, y se utilizan como un combustible alterno en lugar de la glucosa. Dado que son solubles en agua, las cetonas no necesitan proteínas transportadoras para viajar por el torrente sanguíneo; pasan fácilmente a través de tus membranas celulares e incluso cruzan la barrera hematoencefálica.[13]

De hecho, las cetonas son una brillante adaptación biológica que provee un combustible crítico para tu cuerpo y tu cerebro durante tiempos de escasez alimentaria. Sin las cetonas no podrías vivir más de un par de semanas sin alimento. Antes se pensaba que el cerebro sólo utilizaba azúcar como combustible, y muchos profesionales y organizaciones de salud todavía apoyan esta noción anticuada, pero el fallecido George Cahill probó que no era así hace 50 años.[14] La realidad es que tu cuerpo está exquisitamente conectado para alimentar tu cerebro porque éste gasta hasta 20 por ciento del total de tu consumo calórico. La capacidad de tu cerebro de pasar hacia un metabolismo cetogénico extiende la supervivencia de un humano en ayuno de un par de semanas a más de un mes. El ayuno humano más largo registrado fue de un año y 17 días; sólo la eficiencia de las cetonas permitiría tan increíble proeza.

Las cetonas también son un componente importante de la TMM, pues su presencia indica que estás quemando grasa como tu combustible principal, en lugar de glucosa.

Hay tres tipos diferentes de cetonas, que incluyen:

- **Acetoacetato**, un precursor de las otras dos formas de cetonas, el cual se excreta en la orina.
- **Betahidroxibutirato** (BHB), la cetona más abundante, la cual circula en la sangre y se utiliza para energía.
- **Acetona**, la cual se exhala a través del aliento.

Cetonas, ¿heroínas o villanas?

Tristemente, hasta el día de hoy existe una seria confusión entre el público e incluso entre la mayoría de los médicos respecto a las cetonas. Esta confusión tiene que ver con la diferencia entre la cetosis nutricional y la cetoacidosis diabética. Aunque ambos tienen parte de una palabra, *ceto-*, son dos estados metabólicos completamente distintos.

La cetosis nutricional es el estado que alcanzas cuando entras en un estado de quema de grasa. Es una forma excepcionalmente sana de crear las condiciones que tu cuerpo necesita para permanecer sano y envejecer bien. En la cetosis nutricional los niveles de cetona en la sangre se encuentran típicamente entre 0.5 y 3 mmol/L y rara vez exceden 6 a 8 mmol/L. Los niveles de glucosa también bajan a niveles saludables de 70 mg/dl o menos.

Por otra parte, la cetoacidosis diabética es un síntoma potencialmente fatal de una diabetes descontrolada y puede ser mortal si no se atiende adecuadamente. En contraste, los niveles cetogénicos en una cetoacidosis diabética son por lo general mayores a 20 mmol/L. El verdadero peligro de la cetoacidosis diabética es que los niveles de glucosa también son muy altos, al menos 250 mg/dl, ¡aunque pueden incluso exceder los 400 mg/dl! Lo que desemboca en una acidosis metabólica severa y en una deshidratación secundaria severa que requiere un manejo médico intensivo.

La cetoacidosis ocurre en la diabetes tipo 1 porque los niveles de insulina son muy bajos. Dado que necesitas insulina para suprimir la producción de glucosa en el hígado, continúa generando glucosa incluso cuando no estás comiendo. La glucosa alta debería apagar la producción cetogénica, pero de nuevo, la falta de insulina significa que no hay una señal para dejar de crear cetonas. Y ya que hay suficiente glucosa disponible, el cerebro no utiliza las cetonas como combustible. Se acumulan y provocan una acidosis metabólica.

En cambio, en una cetosis nutricional, a menos de que hayas estado ayunando durante mucho tiempo, todavía hay suficiente insulina presente para suprimir la producción de glucosa en el hígado. Los niveles de glucosa bajan conforme disminuyes tu consumo de carbohidratos y el cerebro quema las cetonas que produces, así que nunca se alcanzan niveles altos.

Entonces, los problemas metabólicos alarmantes asociados con la cetoacidosis diabética son el efecto metabólico simultáneo de tener cetonas muy altas, glucosa muy alta y deshidratación. Esta condición no puede existir en una cetosis nutricional, pero es ahí donde muchos médicos convencionales se atascan con su pensamiento obsoleto.

El doctor Atkins fue el primer médico en introducir la cetosis al público como un efecto deseable de reducir los carbohidratos en la dieta, pero el término "cetosis nutricional" todavía no se había acuñado. Dada esta confusión, y aunada a la demonización de las grasas, el doctor Atkins se enfrentó a mucha resistencia para utilizar el término en sus libros, que es por lo que terminó enfatizando la faceta baja en carbohidratos en su dieta, en lugar de los beneficios de quemar grasa.

Las investigaciones desde entonces (el doctor Atkins murió en 2004) han clarificado la diferencia entre los impactos de las grasas saludables y las grasas malas. Por fortuna, en el siglo XXI ha habido montones de estudios publicados para apoyar los beneficios metabólicos de la cetosis nutricional. Éstos, junto con los testimonios de quienes los experimentan, empiezan a aminorar la confusión sobre este asunto, permitiendo que muchos más profesionales de la salud, e incluso médicos convencionales —hasta ahora ausentes en temas nutricionales—, estén abiertos al uso de esta dieta.

¿Por qué creamos cetonas siquiera?

Las cetonas no se descubrieron sino hasta finales del siglo XIX, cuando tuvieron un debut deshonroso en la orina de pacientes con diabetes descontrolada (como cetoacidosis diabética).[15] Algunas décadas después, los investigadores también aprendieron que había un aspecto positivo en la producción cetogénica.

Cuando tu abastecimiento de carbohidratos en los alimentos es bajo o inexistente, incluso después de un par de días nada más, tu cuerpo tiene la capacidad de convertir la grasa en cetonas. Esta flexibilidad metabólica es una razón importante de que la raza humana haya podido sobrevivir; nos ayuda a adaptarnos a una amplia variedad de fuentes de alimento.

Además de permitirnos sobrevivir durante periodos de escasez alimenticia, las cetonas proveen muchos beneficios de salud:

- Cuando tus células queman cetonas como combustible, se producen menos ROS que al quemar glucosa. En esencia, las cetonas son una fuente de energía mucho "más limpia" que la glucosa, pues provocan menos daño mitocondrial que al usar la glucosa como combustible.

- Si comienzas a quemar grasa (incluyendo cetonas), disminuyes la cantidad disponible de azúcar para las células cancerígenas. También puedes reducir la cantidad de ROS a las que tus células se exponen, haciendo que sea menos probable la formación de cáncer en primer lugar.
- La cetona más abundante, la betahidroxibutirato (BHB), realiza una variedad de funciones de señalización que finalmente pueden afectar la expresión genética.[16]
- Las cetonas tienen un papel importante en la reducción de la inflamación al disminuir o regular decrecientemente las citocinas proinflamatorias y aumentar o regular incrementalmente las citocinas antiinflamatorias.[17]
- Las cetonas comparten una similitud estructural cercana a los aminoácidos de cadena ramificada (BCAA, por sus siglas en inglés) y tu cuerpo las prefiere por encima de los BCAA. Eso da a las cetonas un efecto profundamente poderoso para proteger proteínas, permitiéndote consumir cantidades bajas de proteína mientras conservas o aumentas tu masa muscular.[18] Además, los BCAA son un estímulo potente de la secuencia de señalización molecular mTOR, una secuencia metabólica muy importante que muchas veces reacciona de más en estados de enfermedad, como el cáncer. Así que, cuando mantienes una cetosis nutricional, también inhibes el mTOR, y la disminución de la actividad entonces se asocia con mejoras en la salud general y la longevidad.[19] (Sin embargo, el mTOR tiene un papel positivo, especialmente en los jóvenes, como un potente estimulador de la síntesis de proteína muscular. Muchos atletas y fisicoculturistas buscan activar esta secuencia a expensas de los beneficios de longevidad al inhibir el mTOR.)[20]
- Los estudios sugieren que las cetonas proveen beneficios protectores importantes para las neuronas expuestas a peróxido de hidrógeno, una presencia común en el cerebro de las personas con enfermedades neurodegenerativas, como demencia y Alzheimer.[21] El peróxido de hidrógeno se convierte en el peligroso radical libre hidroxilo cuando tus niveles de hierro son altos, como discutiremos en el capítulo 4. Por lo tanto, obtendrás más beneficios de las cetonas cuando tus niveles de hierro son óptimos.
- Las cetonas regulan ascendentemente (incrementan) la biogénesis mitocondrial en tu cerebro,[22] lo que significa que ayudan a

tu cuerpo a mejorar su capacidad de producir más energía al aumentar el número de mitocondrias.

- Las historias de vida sugieren que, en algunas personas, el ayuno o la transición hacia una dieta baja en carbohidratos produce sensaciones de euforia ligera, implicando que las cetonas desempeñan un papel en la promoción de la experiencia de bienestar.[23]

A pesar de estos beneficios, producir simplemente suficientes cetonas para estar oficialmente en una cetosis nutricional no es la meta principal de la TMM. Comer una dieta supremamente sana que mantenga tu cuerpo en un estado de quema de grasa sí lo es. Es por eso que no me escucharás referirme a la TMM como una "dieta cetogénica" —un término muchas veces utilizado para describir dietas similares, altas en grasa y bajas en carbohidratos—, pues esa frase implica que todo el propósito de la dieta es tener tantas cetonas como sea posible. No es el caso. Como mencioné, las metas de la TMM son optimizar tu mitocondria, reducir el daño por radicales libres y atender las enfermedades de raíz. Las cetonas son un medio para lograrlo, no el fin.

MEJORA EN LA CALIDAD DE VIDA Y SUPERVIVENCIA PROLONGADA EN UN CASO DE CÁNCER CEREBRAL PEDIÁTRICO

Miriam Kalamian tiene la más extensa experiencia clínica en la aplicación de los principios de la TMM para el tratamiento del cáncer. Ayudó a editar la mayor parte de este libro y le pedí que compartiera la historia de su hijo, la cual catalizó su dedicación de empoderar a tantos pacientes de cáncer como fuera posible:

Cuando mi adorado hijo, Raffi, tenía cuatro años, descubrimos que tenía un tumor cerebral. Impactados, mi esposo y yo acordamos inmediatamente empezar el cuidado estándar: catorce meses de tratamientos semanales con una combinación de medicamentos de quimioterapia. Cuando eso falló, las opciones de Raffi se limitaban a otras terapias con todavía menos posibilidad de respuesta. A lo largo del siguiente año y medio soportó cirugías de alto riesgo, hidrocefalia en aumento y los efectos secundarios de los medicamentos que recibía en una prueba clínica. Una y otra vez experimentamos la decepción de las terapias fallidas, y estaba claro que nuestro pequeño hijo estaba perdiendo su cruenta batalla.

Con sólo siete años, su equipo lo estaba llevando poco a poco hacia un tratamiento paliativo. La historia pudo haber quedado ahí, pero una noche, mientras investigaba uno de los múltiples medicamentos que mi hijo tomaba, me topé con la revolucionaria investigación del doctor Thomas Seyfried, comentando su teoría de que el cáncer es principalmente una enfermedad metabólica que puede manejarse con terapia dietética. ¿Podíamos tratar la implacable enfermedad de Raffi sin medicamentos tóxicos?

Por emocionante que fuera imaginar esta posibilidad, había muchos retos que superar. Primero, no tenía ningún entrenamiento en nutrición. Otro problema más amplio era que no había un precedente real para el uso de una dieta alta en grasa y baja en carbohidratos como terapia para el cáncer. Por el lado bueno, un equipo de Johns Hopkins, con amplia experiencia utilizando esta dieta para la epilepsia refractaria pediátrica, acababa de publicar la nueva edición de un manual que incluía la "especulación" de que una dieta cetogénica podía beneficiar a los pacientes de cáncer en el cerebro.

Más adelante, en la página web de la Fundación Charlie encontré a algunos padres compasivos y conocedores de las cetonas dispuestos a responder mis múltiples preguntas. Aun así, nunca habría seguido por este camino sin el apoyo del pediatra y el oncólogo local de Raffi, pues nos permitió superar la intimidación y los obstáculos que pusieron en nuestro camino su equipo de especialistas de alto rango.

En la primavera de 2007, mi esposo y yo pasamos a Raffi a una dieta cetogénica armados con sólo estas mínimas herramientas. Seguimos el modelo utilizado en el mundo de la epilepsia, así que elegí que empezara con un ayuno. Fue un primer día difícil, mental y físicamente, pero por fortuna los niños son muy flexibles metabólicamente, mucho más que los adultos, y no pasó mucho tiempo antes de que Raffi funcionara con cetonas y grasas. Y, de hecho, este inicio aparentemente difícil no fue mucho más pesado que los múltiples días que Raffi pasó lidiando con los efectos secundarios intestinales de sus tratamientos.

Para nuestra sorpresa, los síntomas de Raffi empezaron a mejorar casi de inmediato. Tenía más energía, podía pensar más claramente e incluso recobró parte de la visión que el tumor le había quitado. ¡Sabíamos que íbamos por buen camino! Nos tomó un tiempo y algunos cambios llegar a un buen punto con esta nueva forma de alimentación, pero nuestro esfuerzo fue generosamente recompensado. Sólo tres meses después de empezar la dieta, la nueva resonancia magnética de Raffi mostró claramente cierta reducción de la masa tumoral.

Esto me impactó. ¿Por qué nadie estaba compartiendo esta información vital? Una dieta cetogénica no es nada más que una mezcla diferente de alimentos conocidos, entonces ¿por qué había tanta reticencia por parte de las comunidades médica y nutricional convencionales?

El éxito de Raffi me motivó a ayudar a otros para que aprendieran sobre esta opción dietética (no como un sustituto del cuidado básico, sino como un apéndice). Unas semanas después me inscribí en un posgrado en nutrición, emocionada por creer que podría compartir lo que estaba aprendiendo con la gente que estuviera dispuesta a modificar su dieta para obtener una mejor calidad de vida e incluso, quizá, una vida más longeva.

Raffi finalmente sucumbió a su enfermedad, pero nunca sentí que la dieta fuera un fracaso. Durante la mayoría de los seis años que pasó en una dieta cetogénica, nuestra familia se dedicó a disfrutar el momento, que incluyó cinco meses increíbles acampando en la península de Baja California, relajándonos bajo el sol, en lugar de estar atados a la clínica de oncología. Estos resultados tangibles, junto con la sensación de empoderamiento y control que la dieta nos dio en esos años, siguieron alimentando mi pasión por ayudar a otros. El hecho de que honre a Raffi con el trabajo que hago es una gratificación maravillosa.

Oficialmente, empecé mi práctica en 2010, y desde entonces he guiado a cientos de personas con cáncer a lo largo de la transición hacia una dieta terapéutica. Aunque muchas de estas personas experimentan lo que sus oncólogos ven como "una respuesta fabulosa al tratamiento", la dieta sigue utilizándose muy poco tristemente, y el mundo que se jacta de seguir usando terapias "basadas en evidencias" la rechaza en su mayoría, incluso cuando millones mueren por esta devastadora enfermedad. Creo verdaderamente en esta dieta y es por ello que me emocionó añadir mis conocimientos y experiencia a un libro que ofrece un camino tan claro hacia una mejor salud.

Capítulo 3

La paradoja de la proteína

Como mencioné en la introducción, el doctor Rosedale ha sido uno de mis principales mentores nutricionales, y particularmente en los últimos dos años, conforme reunía el conocimiento que me impulsó a escribir este libro. Le estoy agradecido por ayudarme a comprender estos importantes conceptos, sobre todo en lo que respecta al papel de la proteína y la insulina en la salud metabólica mitocondrial.

La proteína es esencial para tu salud. Es un componente estructural de enzimas, receptores celulares y moléculas de señalización, y es el componente principal para tus músculos y huesos. Las proteínas también realizan funciones de transporte, y los componentes aminoácidos de las proteínas sirven como precursores de hormonas y vitaminas.

Sin embargo, cuando consumes más proteína de la que tu cuerpo necesita, tus riñones tienen la tarea de eliminar más desechos de nitrógeno de tu sangre. Este estrés añadido es un factor que puede empeorar la función renal si ya tienes algún padecimiento en los riñones.[1] Como sucede con muchas áreas en mi vida, y contrario a las recomendaciones que encontré en muchas dietas populares, como la Atkins y la Paleo, más proteína no necesariamente es mejor. *Sí* puedes comer demasiado de algo bueno.

Es importante reconocer que hay un límite superior para la cantidad de proteína que te beneficia realmente. En promedio, una persona consume mucha más proteína de la que necesita, junto con demasiados carbohidratos y cantidades insuficientes de grasas saludables. Es evidente que necesitamos reacomodar por completo los componentes de nuestra dieta.

Para entender por qué es una mala idea comer demasiada proteína necesitas comprender los siguientes conceptos básicos.

Restricción calórica

Durante 60 años el estándar de oro en la preservación de la salud, la longevidad y la desaceleración del proceso de envejecimiento en estudios animales ha sido la restricción calórica, donde uno simplemente reduce su consumo calórico mientras sigue comiendo lo suficiente para prevenir la desnutrición. Se sabe que la restricción calórica altera la expresión de cientos a miles de genes. Algunos de ellos están relacionados con la longevidad y algunos tienen un papel en el metabolismo, el crecimiento celular, la reproducción, la respuesta inmunológica y otros procesos biológicos importantes. Se han observado estos efectos en una variedad de especies, desde gusanos y levaduras hasta ratas y peces, y una fuerte evidencia sugiere que la restricción calórica tiene un efecto similar en la duración de la vida humana también.[2]

A pesar de su simplicidad y la demostración de su mérito, la restricción calórica todavía es una estrategia que muy pocas personas están dispuestas a adoptar. La buena noticia es que comer una dieta alta en grasa, adecuada en proteína y baja en carbohidratos te permite cosechar los beneficios de la restricción calórica sin limitaciones ni dificultades.

La comunidad de investigadores ha comenzado recientemente a deducir que no es la falta de calorías *totales* lo que provoca los efectos beneficiosos de las dietas que restringen la energía. En cambio, las últimas investigaciones sugieren que este fenómeno en realidad resulta más de un consumo reducido de proteína; específicamente del consumo reducido del aminoácido metionina, presente en grandes cantidades en las carnes.[3] Para ser claros, no querrás eliminar la metionina totalmente, pues es un donador metilo de uno de los antioxidantes más importantes que tienes, el glutatión. Sólo necesitas bajarlo.

Insulina

La insulina es una hormona antigua presente en la mayoría de la vida biológica, desde los gusanos y las abejas hasta los humanos. En estos últimos, su principal función es controlar el resguardo de nutrientes, una forma de transportar energía en tiempos de abundancia para solventar las ocasiones en que el alimento sea escaso. Más específicamente, su trabajo es ayudar a convertir el exceso de carbohidratos en grasa.

También tiene un papel dual en lo que respecta al envejecimiento. Si tu cuerpo percibe que los alimentos son abundantes, la insulina envía la señal de que todo está en orden para que se reproduzca; entonces todos los procesos son dirigidos a crear nueva vida, y lejos de conservar la tuya.

Por otra parte, si tu cuerpo percibe la hambruna, un despliegue de mecanismos protectores y regenerativos se encenderán para asegurar la supervivencia de nuestra especie a lo largo de tiempos escasos y así poder cumplir el imperativo biológico de la reproducción.

En general, entre más bajo sea tu nivel promedio de insulina y mejor sea la sensibilidad de tu receptor, más lento será el proceso de envejecimiento. De hecho, de acuerdo con estudios realizados a las personas más viejas del planeta, los niveles bajos de insulina y la alta sensibilidad de su receptor se asocian con una vida más prolongada.

Factor de crecimiento similar a insulina 1 (IGF-1)

El exceso de proteína también estimula la producción de una hormona llamada factor de crecimiento similar a insulina 1 (IGF-1, por sus siglas en inglés). El nombre mismo revela mucho sobre la hormona. Es un pariente cercano de la insulina y no es de sorprender que desempeñe un papel similar. Las dos hormonas son tan parecidas que incluso tienen reacciones cruzadas con los receptores de una y otra.

La hormona de crecimiento humano (HGH, por sus siglas en inglés) actúa como mensajero para el IGF-1. Una vez que la libera tu hipófisis, la HGH estimula la elaboración y liberación del IGF-1, el cual es responsable de la mayoría de los efectos anabólicos y de crecimiento atribuidos a la HGH. Decisivamente, el IGF-1 le dice a tu cuerpo que crezca instruyendo a las células que se reproduzcan. Pero este proceso, cuyo resultado es un organismo más fuerte, tiene un precio alto. Al igual que la insulina, el IGF-1 es un estímulo poderoso del envejecimiento, como demuestran algunos estudios donde se ve que los animales que producen menos IGF-1 viven significativamente más tiempo y con menos enfermedades, comparado con los que producen niveles más altos de la hormona.

Estudios realizados en una comunidad de gente viviendo en un rincón remoto de Ecuador, afligidos por una rara forma de enanismo llamado síndrome de Laron, confirmaron la asociación entre el IGF-1 y la enfermedad.[4] Científicos de todo el mundo se sorprendieron cuando se dijo que la gente con síndrome de Laron vivía una larga vida, virtualmente inmune a la diabetes y el cáncer.

Después de seguir a 99 personas con el síndrome durante cinco años, los investigadores no observaron un solo caso de diabetes y únicamente registraron un caso de cáncer, aunado a que el paciente sobrevivió la enfermedad. Los investigadores entonces compararon estos resultados con los de más de mil parientes de estatura normal de los pacientes con Laron y descubrieron que el rango de muerte por cáncer entre estos familiares era uno de cada cinco. Asimismo, 5 por ciento de los parientes murió de diabetes. Aun cuando la comunidad con síndrome de Laron tenía una obesidad predominante, eran sorprendentemente sensibles a la insulina. Estudiar a una población separada con síndrome de Laron que vivía en Europa confirmó estos increíbles hallazgos.

Cuando los investigadores analizaron la sangre de los pacientes con síndrome de Laron se sorprendieron al encontrar altos niveles de la HGH; pero al indagar más descubrieron la respuesta: una mutación en el receptor de la HGH. En otras palabras, los pacientes con Laron eran incapaces de responder a la HGH produciendo IGF-1. Para la mayoría de los investigadores era impactante por sí mismo que la falta de IGF-1 pudiera tener un impacto tan dramático en dos de las enfermedades más perniciosas y devastadoras del mundo.

Blanco de rapamicina en mamíferos (o mecanicista, mTOR)

El mTOR, el cual describí en el capítulo 2, es una proteína antigua compleja que sirve como tu secuencia de señalización de nutrientes más importante. Fue descubierta no hace mucho, durante el proceso de desarrollo de la rapamicina, el potente medicamento para el cáncer, a partir de bacterias descubiertas, a su vez, en la Isla de Pascua a finales de la década de 1960.[5] La mayoría de los médicos no estudia nada sobre esta secuencia vital durante su entrenamiento, pero es el mecanismo clave para crear músculo en todos los mamíferos. Cuando el mTOR no se estimula, instruye a la célula para que encienda todo el despliegue de procesos de reparación y mantenimiento a su disposición, que comprenden la autofagia (limpieza de desechos celulares), la reparación de ADN y la activación de antioxidantes intracelulares y proteínas de choque térmico (HSP, por sus siglas en inglés). Cuando se activa, generalmente por exceso de proteína, le indica a la célula que crezca y prolifere; también suprime la mayoría de los mecanismos de reparación y regeneración mitocondrial.

Si mantienes niveles bajos de glucosa, exceso de aminoácidos, insulina y factores de crecimiento (como el IGF-1), inhibirás el mTOR, permitiendo entonces el incremento regulado de la expresión genética que promueve el mantenimiento y la reparación mitocondrial y celular. Por ende, tu dieta puede tener una profunda influencia sobre tu salud en general; posiblemente incluso tu ciclo vital y, lo más importante, tu ciclo de salud: la cantidad de años que vives y estás sano en realidad.

De todos los nutrientes que estimulan el mTOR, los aminoácidos —derivados de la proteína— son los más potentes. Estimular el mTOR al comer grandes cantidades de proteína también es una de las formas más rápidas de suprimir la autofagia celular y mitocondrial, lo cual evita que tu cuerpo pueda limpiar los desechos y las células dañadas eficazmente. Incluso si estás optimizando todo lo que puedas para mantener los niveles de glucosa e insulina bajos, comer proteína en exceso todavía puede activar la secuencia mTOR. Si tus metas son tratar la enfermedad y vivir mucho tiempo querrás evitar hacer esto habitualmente.

Virtualmente todos los tipos de cáncer se asocian con la activación del mTOR e inhibirlo con medicamentos como la rapamicina, de donde recibe su nombre el mTOR, es un tratamiento anticancerígeno muy efectivo. Es por esto que Rosedale y yo ahora creemos que la restricción de proteína puede ser incluso más importante que la restricción de carbohidratos netos (carbohidratos totales sin fibra) de tu dieta.

De hecho, esta teoría se ha probado y demostrado con ratones, que ciertamente son distintos de los seres humanos. El estudio se hizo en 2014 y se publicó en *Cell Metabolism*;[6] se estimuló la longevidad y la salud cuando los carbohidratos remplazaron a la proteína en las dietas de los ratones, sugiriendo que reducir la proteína inhibe el mTOR más que reducir los carbohidratos.

Cabe subrayar que los investigadores no probaron una dieta alta en grasa y el estudio se hizo con ratones y no con humanos. Sólo estaban analizando los carbohidratos contra las proteínas, y si ésas fueran tus únicas opciones, la restricción de proteínas podría ser de hecho más importante que la restricción de carbohidratos. Sin embargo, como explico a lo largo de este libro, hay muchos inconvenientes a largo plazo en comer carbohidratos netos en exceso, por lo que parece una decisión racional remplazar éstos con *grasas* saludables de alta calidad y restringir el consumo de proteína a sólo la cantidad que tu cuerpo necesita para mantenimiento y reparación.

También es cierto que para los jóvenes, e incluso para los atletas de mediana edad, estimular el mTOR para crear músculo y disfrutar de mayor fuerza, velocidad y desempeño es una meta que vale la pena. Es importante recordar que este grupo todavía es capaz de reproducirse, y un consumo mayor de proteína ayuda también. Lo más probable es que suprimir crónicamente el mTOR, así como los carbohidratos netos, sea una estrategia imprudente para optimizar la salud. Discutiré esto con mayor detalle en el capítulo 10 sobre el ciclo de comida y ayuno. Falta hacer estudios al respecto y nadie lo sabe con seguridad, pero parece prudente que una vez terminado tu periodo biológico de reproducción encuentres más beneficioso enfocarte en mejorar tus ciclos de salud y de vida al suprimir en su mayoría el mTOR con proteínas de alto nivel, excepto en días en que buscas incrementar tu masa muscular con entrenamiento de fuerza.

Otra excepción importante serían las personas mayores de 65 años. Entre más envejeces más importante se vuelve el consumo de proteína para evitar la pérdida de músculo magro, así que sería prudente relajar la restricción un poco con los mayores. Idealmente, el consumo mayor de proteína debe ocurrir los días en que se hace entrenamiento de fuerza, para que la proteína extra se desvíe hacia el músculo en aumento.

ENTREVISTA CON EL DOCTOR ROSEDALE

Además del trabajo del doctor Rosedale, Travis Christofferson, autor del excelente e imprescindible libro *Tripping over the Truth*, también tuvo una profunda influencia en mí y me inspiró para escribir este libro. Su estilo narrativo es tan fluido y entretenido que le pedí que entrevistara al doctor Rosedale para el libro:

TC: Los pacientes que salían de tu clínica durante las décadas de 1980 y 1990 muchas veces lo hacían confundidos, pues las cosas que les decías iban en contra de todo lo que habían escuchado en el pasado. Sin importar su padecimiento —diabetes, enfermedad cardiovascular, osteoporosis, prevención del cáncer, dolores y molestias, o simplemente intentar mejorar su salud—, tu prescripción era la misma: *comer menos carbohidratos, menos proteína y más grasa.*

Éste fue el pináculo de la fobia contra la grasa. Tu recomendación retaba agresiva y directamente el dogma prevaleciente en una forma inusual dentro de la profesión médica. Quiero saber más sobre cómo evolucionó tu pensamiento a lo largo de los años. ¿Cuándo empezaste a darte cuenta de que la idea de la comunidad médica sobre las enfermedades —y el papel de la nutrición en ellas— estaba equivocada?

RR: Empecé a cuestionar el conocimiento convencional estando todavía en la escuela de medicina, cuando estábamos estudiando la diabetes tipo 2. Me preguntaba por qué si un diabético tenía glucosa alta seguían dándole más azúcar y después le recetaban medicamentos para intentar corregirla. Sin embargo, eso es lo que nos estaban enseñando, a tratar la glucosa sin atender la causa real. La alternativa parecía obvia, quitar los carbohidratos que el cuerpo convertía en azúcar y remplazar las calorías con grasa.

Me parecía que sólo manejar los síntomas era como intentar arrancar una flor al tirar de sus hojas, en lugar de la raíz, no se lograría gran cosa. El problema era que las instituciones médicas no sabían cuál era la raíz.

Cuando salí de la escuela y empecé mi propia práctica les di a mis pacientes una dieta baja en carbohidratos y alta en grasa, y los resultados fueron sorprendentes. Uno de mis primeros casos fue un hombre que apareció en mi sala de espera el día antes de que lo operaran para ponerle un segundo *bypass*.

Le habían dicho que sin la cirugía estaría muerto en cuestión de semanas. Estaba dispuesto a hacer cualquier cosa para evitar otra cirugía, pues su primer *bypass* había sido una experiencia horrible. Estaba en muy mala forma. Cada día recibía 102 unidades de insulina, pero su glucosa superaba las 300 unidades. Además, tomaba ocho medicamentos diferentes por otras condiciones médicas crónicas.

En lugar de intentar tratar cada problema con medicamentos le di una dieta alta en grasa y baja en carbohidratos e inmediatamente suprimí algunos medicamentos, mientras le quitaba gradualmente el resto.

Buscaba restaurar la comunicación celular entre los 20 billones de células del paciente, hasta que los genes hablaran nuevamente con otros genes y las hormonas hablaran con los receptores. La cantidad masiva de insulina fluyendo por sus venas gritaba instrucciones con tanta fuerza que las células habían dejado de escuchar, lo que resultó en un problema conocido como resistencia a la insulina. Un descanso de los constantes gritos les permitió a las células restablecer sus receptores de insulina para que pudieran recibir señales y responder adecuadamente.

Cuando se restauró la comunicación entre la insulina y el resto del cuerpo muchos otros problemas comenzaron a resolverse. El equilibrio de electrolitos se restableció y los vasos sanguíneos se dilataron, provocando una presión sanguínea normal. Las oclusiones vasculares empezaron a despejarse y los nervios comenzaron a sanar. Los resultados fueron impresionantes: sin cirugía, no más medicamentos, ningún dolor en el pecho o neuropatía. Este paciente siguió jugando golf 15 años más.

Traté a muchos pacientes con distintos malestares de la misma forma, y experimentaron los mismos resultados sorprendentes. Entre más condiciones traté con este tipo de dieta, vi más claramente lo engañosa que era la multitud de enfermedades crónicas que afecta a la sociedad. Estas enfermedades sólo eran los síntomas; la insulina era la raíz.

TC: Diste una conferencia emblemática en 1999, llamada "Insulin and Its Metabolic Effects" (La insulina y sus efectos metabólicos), compartida ampliamente en internet, la cual empezó a abrir ojos y mentes. Ahora, en el siglo XXI, sabemos que la resistencia de los receptores de insulina es la primera causa de la disfunción mitocondrial. ¿Qué más te ayudó a unir esas piezas?

RR: En la década de 1980 y 1990 las investigaciones sobre el envejecimiento apenas estaban dando sus primeros pasos. Me sumergí en esa investigación impulsado por la corazonada de que la causa de muchas enfermedades se dirigía inevitablemente hacia el subestimado proceso de envejecimiento, y sospechaba que la insulina era la clave.

En esencia la vida tiene un solo imperativo: la reproducción. Una vez que tu clímax reproductivo ha pasado, la naturaleza se vuelve apática sobre tu supervivencia y comenzamos el proceso programado de degeneración que llamamos envejecimiento.

Aprendí que los efectos corrosivos del exceso de insulina pueden apreciarse de inmediato. Si viertes insulina en la arteria femoral de un perro, como accidentalmente notó a principios de la década de 1970 el doctor Anatolio B. Cruz, cirujano y maestro fundador del Centro de Ciencias de la Salud de la Universidad de Texas, en San Antonio, la arteria se bloquearía casi totalmente con placa en tan sólo tres meses. Me ayudó a ver que la resistencia a la insulina estaba en la raíz de una miríada de problemas corrosivos de envejecimiento, tales como triglicéridos elevados, deficiencias de magnesio, aumento de división celular, la glicación de proteínas y la inhibición de la autofagia (un proceso que elimina los desechos celulares).

En mi mente, la respuesta parecía obvia: si la mayoría de los problemas médicos de la gente se deriva del envejecimiento en general, y la insulina y el IGF-1 le indican al cuerpo que envejezca, entonces uno debe intentar mantener a estos dos tan bajos como sea posible, retrasando entonces el envejecimiento mientras cambiamos simultáneamente a las secuencias restauradoras.

TC: Por importante que sea la insulina, descubriste que la leptina también juega un papel en la obesidad y las enfermedades crónicas. ¿Cómo sucedió?

RR: La leptina parecía trabajar a través de un mecanismo directo; determinaba un punto de partida para la acumulación de grasa. El punto de partida se regula por la grasa misma, así que, en otras palabras, la grasa determinaba su propio destino al producir leptina.

Pensé que, una vez que una persona subía una cantidad sana de grasa, se liberaría suficiente leptina al torrente sanguíneo, donde viajaría hasta el hipotálamo y daría instrucciones específicas: deja de comer y empieza a quemar grasa. Por el contrario, si una persona llegaba a ser demasiado delgada, el nivel de leptina caería, señalando al cuerpo que comiera más y guardara más grasa. En sí, me parecía que la leptina actuaba como una clase de mediador, logrando un equilibrio entre mantener suficiente energía guardada para sobrevivir una hambruna y prevenir que el organismo creciera tanto que fuera incapaz de cazar o escapar de un depredador.

Pero cuando los investigadores probaron los niveles de leptina en los obesos, éstos eran altos, lo que contradecía la idea de todos —incluyendo la mía— sobre cómo funcionaba la hormona. Empecé a preguntarme si mi dieta antienvejecimiento podía funcionar para la resistencia a la leptina también. Así como con la insulina, ¿podría ser tan simple como quitar el ruido constante de demasiada leptina y dar al hipotálamo y a las células de todo el cuerpo un poco de tiempo para "sensibilizarse" de nuevo y recibir las señales de la leptina?

La resistencia de los receptores de insulina y leptina son procesos de desensibilización, al igual que al entrar a un cuarto con un olor fuerte, eventualmente dejas de olerlo. Te vuelves resistente al olor. Pero cuando dejas el cuarto durante un tiempo, te sensibilizas de nuevo y, cuando vuelves, puedes detectar el olor otra vez.

Para probar mi teoría necesitaba un laboratorio que pudiera analizar la leptina. En ese entonces sólo había uno en Estados Unidos que podía hacerlo. Lo que descubrí fue que al dejar los carbohidratos y ciertos aminoácidos (reduciendo el consumo de proteína) veía bajar los niveles de leptina de los pacientes a la mitad después de sólo unos días. No sólo bajaban sus niveles de leptina, sino que no tenían hambre y estaban perdiendo peso. Estaban restableciendo su sensibilidad a la leptina.

TC: ¿Qué sucede con la necesidad de limitar la proteína?

RR: Lo primero que determiné fue que los aminoácidos de la proteína podían convertirse en azúcar, lo que a su vez estimularía la liberación de insulina. Así que, aun cuando sabía que la proteína era vital para la salud, también empecé a ver que había un rango adecuado con suficiente proteína, pero no demasiada. Entonces comencé a investigar el mTOR, la principal secuencia de señalización en el cuerpo para desacelerar el envejecimiento y noté que está muy influido por el consumo de proteína.

Sentí que las otras dietas bajas en grasa y altas en carbohidratos proponían más proteína de la que era saludable. Había visto en mis propios pacientes que si se restringe la metionina, un aminoácido que se da en niveles altos en la carne, disminuye la masa de grasa visceral y se conserva la acción insulínica, lo que disminuye la insulina, la glucosa y la leptina. También obtienes un perfil de expresión genética que se asemeja a uno visto durante el tratamiento con rapamicina, uno de los medicamentos anticancerígenos más poderosos conocidos por el hombre.

La dieta Paleo intenta igualar la alimentación con la evolución humana, pero la vida tiene que alcanzar un equilibrio precario entre la energía y la reproducción, el crecimiento y la reparación, la nutrición y la apatía. Si estimulas el mTOR, tu cuerpo seguirá el camino hacia el envejecimiento y la muerte, que es para lo que está programado. Lo que intento hacer con mi dieta es *antinatural*. Intento intervenir en la naturaleza misma para desacelerar el proceso de envejecimiento.

Conforme envejecemos, el exceso de proteína provoca que las células le den la espalda al envejecimiento. Pero limitarla provoca una red hermosamente orquestada de procesos internos que previenen enfermedades, alargan la vida e incrementan la posibilidad de ejercer el imperativo de la naturaleza, la reproducción. Incluí todo esto y más en una conferencia que di en 2006, titulada "Protein, the Good, the Bad, and the Ugly" (Proteína, lo bueno, lo malo y lo feo), la cual puedes encontrar con cualquier buscador en internet.

La meta es alargar la juventud tanto como sea posible para evitar las enfermedades crónicas y vivir una buena vida. Por todo esto me gusta decir que "tus ciclos de salud y de vida se determinan por la proporción de grasa frente a la glucosa que quemas a lo largo de tu vida, y eso se determina por lo que eliges comer".

De muchas maneras, la salud existe en el centro de un subibaja. Comer proteína puede ayudarte como combustible para el uso, el crecimiento y la reparación muscular, pero comer demasiada puede llevar a un aumento de peso, el envejecimiento y la enfermedad. La naturaleza da con una mano mientras toma con la otra.

Afortunadamente, la clave para desacelerar el proceso de envejecimiento ya está en tus manos, sólo necesitas dejar de comer más proteína de la que tu cuerpo necesita para reparar tejidos. Reducir el consumo de proteína es tan efectivo que probablemente se volverá un componente todavía más visible de los tratamientos dietéticos anticancerígenos y antienvejecimiento en el futuro.

En el capítulo 8 explicaré cómo determinar exactamente cuánta proteína necesitas para que tu cuerpo en particular cubra tus necesidades sin desequilibrar la balanza hacia el exceso.

UTILIZAR UNA DIETA ALTA EN GRASA Y BAJA EN CARBOHIDRATOS, ASÍ COMO UN RÉGIMEN DE AYUNOS PARA REVERTIR LA DIABETES TIPO 2

En octubre de 2015, a Gino le diagnosticaron diabetes tipo 2. En un esfuerzo por comprender mejor cómo sus decisiones alimentarias afectaban su glucosa, empezó a medir sus niveles de glucosa en ayuno, antes y después de cada comida, muy noche e incluso a mitad de la noche. También adoptó una dieta de un nivel glucémico bajo, diseñada específicamente para personas con diabetes, pero sólo vio una mejora mínima.

En su visita de noviembre a la clínica de diabetes el nutriólogo le explicó la Guía Dietética de Canadá, comentó la importancia del ejercicio y agendó una cita con el médico familiar de Gino para obtener una prescripción de Metformina, el medicamento que suele prescribirse para bajar el azúcar en la sangre de los pacientes diabéticos. Gino decidió seguir la dieta y el régimen de ejercicio, pero retrasó su visita al médico; quería ver qué podía hacer por su cuenta para mejorar su salud sin recurrir inmediatamente al medicamento.

Durante las siguientes semanas, Gino siguió las recomendaciones de la Guía Dietética. Sus niveles de glucosa en el día eran marginalmente bajos, pero sus lecturas tanto nocturnas como en ayuno eran excepcionalmente altas. No podía comprender cómo era posible que sus niveles de glucosa fueran todavía más altos que antes. (De hecho, era un caso común del "fenómeno del amanecer", en el que los diabéticos experimentan un incremento de glucosa en las primeras horas de la mañana).

Para diciembre, los esfuerzos de Gino habían dado pocos resultados y estaba desalentado porque muchas de sus lecturas de glucosa eran más elevadas que nunca. En un último esfuerzo por evitar apoyarse en los medicamentos para controlar su diabetes, buscó información sobre diabetes en internet. Así encontró un foro en línea donde la gente discutía cambios de estilo de vida que habían revertido su diabetes y supo del doctor Jason Fung, un nefrólogo (médico de riñones) con extensa experiencia en el uso de dietas altas en grasa y bajas en carbohidratos, en combinación con diferentes regímenes de ayuno, para tratar a pacientes con diabetes avanzada.

Una vez que Gino conoció al doctor Fung, adoptó una dieta baja en carbohidratos y alta en grasa, y organizó sus periodos de ayuno para equilibrar las comidas tradicionales en Navidad, Año Nuevo, cumpleaños y cenas familiares, más cargadas con carbohidratos. Siguió una agenda de ayunos de alternancia de 24 horas, y creó un sistema en el que cada "gusto" que se daba iba seguido de un ayuno inmediatamente.

Desde abril de 2016, sólo cinco meses después de empezar el programa, los niveles de glucosa de Gino en ayuno habían vuelto a estar dentro de los niveles prediabéticos y había perdido 21 kilos. Ahora Gino comenta que en realidad hace con gusto sus ayunos. "Si como de más en algún momento, no necesito entrar en pánico porque sólo necesito una comida alta en grasa y baja en carbohidratos, con un pequeño ayuno, para volver a mis niveles normales. Para mí, la combinación de libertad y control es la parte más maravillosa y motivadora de todo esto."

Capítulo 4

Los sorprendentes efectos del hierro en la salud mitocondrial

Probablemente piensas en el hierro como un mineral importante que la mayoría de la gente necesita consumir más, pero aun cuando es verdad que tener suficiente hierro es un factor importante de salud, más no es mejor. De hecho, los niveles altos de hierro son una seria amenaza para tu salud.

Sé que puede ser difícil cambiar tu forma de pensar sobre un nutriente como el hierro, especialmente si has escuchado —ya sea directamente de tu médico o en los medios de comunicación— que necesitas estar seguro de consumir suficiente a través de tu dieta o con suplementos. Pero las investigaciones son claras: los niveles de hierro pueden dañar permanentemente tus órganos, tejidos y articulaciones. El exceso de hierro también puede aumentar tu riesgo de cáncer, enfermedad cardiaca y muerte prematura, y eso es sólo el principio.

Hay una explicación metabólica simple para ello, y tiene que ver con tu mitocondria. Uno de los productos normales de la respiración mitocondrial es el peróxido de hidrógeno. Sí, el mismo que puedes comprar en la farmacia para limpiar heridas y evitar infecciones. El peróxido de hidrógeno que se produce dentro de tu mitocondria como una parte normal de la generación de ATP es sano y necesario para regular una variedad de secuencias metabólicas. El problema ocurre cuando tus niveles de hierro son demasiado altos. A través de un proceso llamado reacción de Fenton el exceso de hierro actúa como catalizador y transforma al relativamente inofensivo peróxido de hidrógeno en el radical libre hidroxilo (OH-). Sin lugar a duda, ésta es una de las reacciones más peligrosas que ocurren dentro de tu cuerpo, pues el radical libre hidroxilo aniquila el ADN, las proteínas y las membranas de las mitocondrias. También contribuye a aumentar la inflamación por todo tu cuerpo, precursora de toda clase de enfermedades crónicas.

Por eso sugiero un análisis de sangre para determinar tus niveles de hierro antes de comenzar la TMM. Simplemente debes tener niveles de hierro normales si esperas optimizar tu función mitocondrial. Podrías estar comiendo la dieta perfecta, pero si tus niveles de hierro son altos, tu salud mitocondrial lo va a padecer.

La buena noticia es que una sobrecarga de hierro se puede tratar y detectar fácilmente. Todo lo que necesitas es un análisis de sangre sencillo. De hecho, creo que es uno de los análisis más importantes que todos deberían hacer regularmente como parte de un monitoreo de salud proactivo y preventivo. Pero necesitas saber qué análisis hacer y no permitir que otros médicos, en su mayoría ignorantes sobre este peligro, te lleven a hacer análisis que no medirán con precisión tu riesgo de sobrecarga de hierro.

Lo explicaré con más detalle a lo largo de este capítulo, pero el análisis que debes hacerte es de ferritina en suero. La ferritina es una proteína dentro de tus células que guarda el hierro y lo libera cuando tu cuerpo lo necesita. Es un predictor poderoso de la cantidad de hierro guardada en otros lugares, y es el indicador más preciso y confiable de la sobrecarga de hierro.[1]

Tu sexo y tu edad juegan un papel importante en tus niveles de hierro

Durante sus años reproductivos, las mujeres pierden 500 ml de hierro cada año a través de la menstruación.[2] De hecho, que las mujeres excreten hierro cada mes durante aproximadamente 30 años es probablemente un factor importante en que su expectativa de vida sea mayor que la de los hombres. Ellos no tienen un método para perder regularmente cantidades significativas de hierro, así que sus niveles son consistentemente más elevados que los de las mujeres premenopáusicas.

Fuera de la menstruación, el cuerpo no tiene un mecanismo natural para perder ninguna cantidad significativa de hierro. Después de la menopausia, las mujeres pierden el beneficio de liberar el exceso de hierro cada mes. Sólo alrededor de un miligramo en promedio sale del cuerpo a través del sudor, las células muertas de la piel y un sangrado muy pequeño y normal en el tracto digestivo, mientras que la cantidad promedio de hierro que se absorbe del consumo nutricional es entre uno y dos miligramos.[3] Es por eso que entre mayor seas, se vuelve más importante monitorear y reducir proactivamente tus niveles de hierro.

Además de dañar tu mitocondria y contribuir a mutaciones genéticas, el exceso de hierro afecta negativamente la salud de las siguientes maneras:

- **Promoción de crecimiento patógeno.** El hierro facilita el crecimiento. Por esta razón es esencial que los niños tengan suficiente hierro en su cuerpo para ayudar al crecimiento en la niñez. Sin embargo, el hierro en exceso también facilita el crecimiento de bacterias patógenas, hongos y protozoarios,[4] y hace que tu cuerpo sea un ambiente hospitalario para microorganismos que pongan en riesgo tu salud.

- **Obesidad.** El aumento en el consumo de suplementos de hierro a lo largo de los últimos 70 años —empezando con la fortificación de los alimentos— va correlacionado con el aumento en los índices de obesidad. Recuerda, el hierro es un factor de crecimiento. Entonces, al igual que los niveles de hierro en las mujeres embarazadas se asocian con bebés bajos en peso, el aumento en los niveles de hierro se asocia con el sobrepeso.[5, 6] Algunos estudios han demostrado que las personas obesas suelen tener niveles elevados de ferritina.[7]

   Un amplio estudio epidemiológico de hombres coreanos adultos mostró hace poco que los niveles elevados de ferritina en suero[8] predecían el aumento de peso futuro, la obesidad e incluso la obesidad mórbida. Así que, si elegiste este libro porque quieres perder esos kilos de más que has subido, hay otro sospechoso en tu fracaso al bajar de peso, más allá de tu dieta o tu régimen de ejercicio.

- **Diabetes.** Se cree que el hierro influye en los niveles de glucosa e insulina,[9] y hay una correlación entre los niveles de ferritina en suero y la diabetes tipo 2: en el Estudio de Salud de Enfermeros, que analizó a 30 mil hombres y mujeres sanos, la ferritina en suero elevada se asociaba con un riesgo significativamente mayor de diabetes tipo 2.[10] Los hombres con grandes reservas de hierro tenían 2.4 veces la probabilidad de desarrollar diabetes tipo 2, al igual que los hombres con pocas reservas de hierro. Donar sangre también puede ser beneficioso para reducir tu riesgo de desarrollar diabetes, pues se ha demostrado que los donadores de sangre frecuentes tienen una mejor sensibilidad a la insulina y un menor riesgo de diabetes.[11]

- **Enfermedad cardiovascular.** El Estudio de Salud de Enfermeros también descubrió que los donadores de sangre tenían 50 por ciento menos probabilidad de sufrir un infarto o un ataque cardiaco. El hierro seguramente tiene un papel en la enfermedad cardiaca al participar en la oxidación del LDL y en el daño de las células endoteliales, ambos contribuyentes de la arteroscle-rosis.[12, 13]

Desde la década de 1980, los investigadores han comentado la hipótesis de que las diferencias de sexo en los niveles de hierro podían explicar la prevalencia tan alta de enfermedad cardiaca en los hombres. El patólogo Jerome Sullivan expuso primero esta teoría en un artículo publicado en *The Lancet*, titulado "El hierro y la diferencia de sexo en el riesgo de enfermedad cardia-ca" ("Iron and the Sex Difference in Heart Disease Risk"). El Es-tudio de Salud de Enfermeros descubrió que el riesgo de las mujeres de desarrollar enfermedad cardiaca se elevaba significa-tivamente después de que pasaban la menopausia naturalmente o sí tenían una histerectomía —en otras palabras, cuando deja-ban de excretar hierro cada mes a través de la menstruación—, sugiriendo que hay un vínculo entre los niveles de hierro y la enfermedad cardiovascular.[14]

- **Enfermedades neurodegenerativas, como Alzheimer, Parkinson y esclerosis lateral amiotrófica (ELA).** El cerebro requiere mucho más oxígeno que cualquier otro órgano, y el hierro es esencial para desarrollar oxígeno donde se necesite. Pero como sucede en cualquier parte del cuerpo, el exceso de hierro en el cerebro defi-nitivamente no es algo bueno. De hecho, que los niveles de hierro aumenten conforme envejecemos explica, al menos en parte, por qué las enfermedades neurodegenerativas como el Alzheimer y el Parkinson se asocian con el envejecimiento. Hay concentracio-nes altas de hierro dentro de las placas que se encuentran en el cerebro de pacientes con Alzheimer[15] y en concentraciones anor-males en el de pacientes con enfermedad temprana de Alzheimer y Parkinson.[16, 17]

Un estudio de 2014 descubrió que los niveles elevados de ferritina en el fluido cerebroespinal predecían la conversión de un impedimento cognitivo leve a un Alzheimer avanzado.[18] Los niveles elevados de hierro en el cerebro también han demostrado una relación con la severidad de los impedimentos cognitivos.[19] El estrés oxidativo y la inflamación resultante son probablemente los mecanismos involucrados en cómo el hierro afecta la función cerebral.

- **Cáncer.** El exceso de hierro contribuye al cáncer dañando tu ADN mitocondrial por una generación excesiva de radical libre hidroxilo. La ferritina en suero es elevada en pacientes con diversos tipos de cáncer, como cáncer pancreático, cáncer de mama, melanoma, carcinoma de células renales y linfoma de Hodgkin.[20] Algunos análisis del Estudio de Examinación Nutricional y Salud Nacional mostraron un vínculo entre el consumo dietético y las reservas de hierro del cuerpo, y el riesgo de cáncer colorrectal.

  Las reservas de hierro del cuerpo también se asocian positivamente con pólipos y lesiones precancerosas en el colon. Es posible que el hierro sea la razón de que el consumo de carne roja sea un factor de riesgo para el cáncer de colon, pues el exceso de hierro puede promover la inflamación del colon que lleva a un daño en la mucosa. Se cree que la fibra dietética ayuda a prevenir esto, dado que la fibra se adhiere al hierro y ayuda a que el metal salga del cuerpo a través del tracto digestivo.[21] Existe información similar a favor de la creencia de que el exceso de hierro contribuye al cáncer de hígado.[22] Como evidencia extra para el vínculo entre el exceso de hierro y el cáncer, quienes donan sangre con regularidad tienen un riesgo menor de cáncer. Un estudio al azar descubrió que la extracción de sangre disminuye la incidencia de todos los cánceres en 37 por ciento.[23]

- **Osteoporosis.** Es importante conservar niveles de hierro suficientes para conservar la salud de tus huesos, la cual es regulada por células sensibles al hierro. Dicho simplemente, el exceso de hierro dañará tus huesos. Esto explica por qué la gente con desórdenes de hierro en exceso, como la hemocromatosis, tienen mayor probabilidad de desarrollar osteoporosis.[24]

Cómo saber si tienes exceso de hierro

Dado que el peligro de tener hierro en exceso en tan grande, y dado que los síntomas asociados con este exceso no aparecen por lo general hasta que los niveles de hierro ya son peligrosamente altos, es importante analizar tu sangre con regularidad para poder medir tu riesgo. Y considerando que tus médicos quizá no comprenden lo que significan tus estudios, es posible que necesites ir más allá de tu equipo médico actual para encontrar a alguien más versado en esta área. (Daré más información sobre cómo obtener este análisis en el capítulo 6.)

SÍNTOMAS DE EXCESO DE HIERRO

Desafortunadamente, los niveles de hierro suficientes para dañar tu salud no provocan ningún síntoma inmediato, al igual que la presión arterial alta o la deficiencia de vitamina D. Sin embargo, si permanecen severamente elevados durante periodos prolongados pueden provocar los siguientes síntomas:[25, 26]

- Dolor de articulaciones
- Coloración broncínea o grisácea de tu piel, también conocida como "diabetes bronceada"
- Palpitaciones irregulares
- Fatiga
- Dolor abdominal
- Arritmia
- Niebla mental

La importancia de un análisis preciso

Como se muestra en el siguiente cuadro, los médicos utilizan varios análisis para revisar el estatus del hierro. El problema es que la mayoría de los médicos no estudia con cuidado esta área y por ende no aprecia la importancia del análisis más importante para medir los niveles de ferritina en tu cuerpo. Muchos harán los demás análisis, asegurándote falsamente que tus niveles de hierro son normales y que no tienes nada de qué preocuparte.

Análisis	Rango de referencia[27]
Ferritina en suero	Hombres: 20-200 ng/ml (nanogramo por mililitro) Mujeres: 15-150 ng/ml
Hierro en suero	60-170 mcg/dl (microgramos por decilitro)
Capacidad total de fijación de hierro	240-450 mcg/dl
Saturación de transferrina	20-50 por ciento

El análisis más importante, la ferritina en suero, mide la cantidad de ferritina en tu sangre. Los siguientes dos análisis se utilizan para calcular la saturación de transferrina: el hierro en suero mide la cantidad de hierro circulando y la capacidad total de fijación de hierro mide la capacidad de la molécula transferrina de transportar el suero.[28]

Por favor comprende que la recomendación es de un análisis de ferritina en suero y no de uno de hierro en suero o de la capacidad total de fijación de hierro, pues estos últimos pueden salir normales aun cuando la ferritina esté elevada. Así que no permitas que tu médico te disuada de realizar este análisis sólo porque lo considere mejor así. No lo es.

Como puedes ver, hay una ventana considerablemente amplia de niveles aceptables, pero los rangos que actualmente se ven como "sanos" no reflejan los niveles óptimos. Es similar a como veíamos antes los niveles de vitamina D: durante gran parte del siglo XX sólo los niveles menores a 20 ng/ml de vitamina D se consideraban deficientes, pero investigaciones más recientes han demostrado que necesitas al menos 40 ng/ml para estar en un rango saludable.

La disparidad entre los rangos de referencia aceptables y óptimos de la ferritina es todavía peor. Para decirlo más claramente, múltiples estudios epidemiológicos han vinculado el aumento en la longevidad con los niveles de ferritina en suero menores al rango de 80-90 ng/ml, que es una cifra común para las mujeres posmenopáusicas.[29] El rango sano de ferritina en suero se encuentra entre 20 y 80 ng/ml. Menos de 20 indica una deficiencia de hierro, y más de 80 que tienes exceso. Las mujeres en edad reproductiva tienen un nivel de ferritina promedio de 35 ng/ml, mientras que los hombres de la misma edad tienen un nivel promedio de 150 ng/ml.[30] Los niveles de ferritina pueden elevarse mucho. He visto niveles mayores a mil, pero es probable que cualquier cosa superior a 80 se convierta en un problema. El rango ideal es 40-60 ng/ml.

Analizar los niveles de hierro de mi padre salvó su vida

Hace unos 20 años me enteré del peligro del exceso de hierro. En ese entonces analicé el nivel de ferritina de mi papá y me impactó descubrir que estaba cerca de mil. Aunque parte de ello era por su edad (65 años), en gran parte el exceso era resultado de la talasemia beta, un desorden hemático hereditario que provoca un volumen elevado de glóbulos rojos y conlleva una acumulación de hierro.

Con extracciones regulares de sangre, sus niveles de hierro se normalizaron, pero los niveles elevados ya habían dañado sus islotes de células pancreáticas. Ahora tiene lo que se conoce como "diabetes bronceada", la cual requiere que use insulina. Sin una detección temprana de esta enfermedad, estoy completamente seguro de que habría muerto hace 10 o 15 años. Al escribir esto, está a punto de cumplir 90 años.

Yo heredé la talasemia beta de él. Por fortuna, cuando era todavía joven y no me había afectado, aprendí que necesitaba controlar cuidadosamente mis niveles de hierro, y al hacerlo he podido evitar los problemas asociados con esta enfermedad genética. Yo busco mantener mi ferritina en suero por debajo de 60 ng/ml al extraer alrededor de 120 mililitros cada seis semanas.

Cómo mantener a raya tus niveles de hierro

No hay un suplemento mágico que puedas tomar para eliminar el hierro de tu cuerpo. La forma más segura, efectiva y menos costosa de eliminar el exceso de hierro es simplemente sacar sangre de tu cuerpo, dado que tus glóbulos rojos están cargados con hemoglobina, la cual contiene grandes reservas de hierro.

Si determinas que tienes exceso de hierro, te haría bien programar donaciones de sangre para disminuir tus niveles de ferritina en suero. Donar sangre es una forma sencilla y vivificante de tratar la sobrecarga de hierro mientras ayudas a otros al mismo tiempo. Una donación de sangre baja la ferritina a un rango entre 30 y 50 ng/ml.[31] Éstas son mis recomendaciones para tu agenda de donación de sangre:

Nivel de ferritina	Agenda de donación
<60 ng/ml	Donación innecesaria
100-125 ng/ml	Dona una o dos veces al año
126-200 ng/ml	Dona dos o tres veces al año
201-250 ng/ml	Dona tres o cuatro veces al año
>250 ng/ml	Dona cada dos meses si es posible

Si por alguna razón no estás dispuesto o no es posible que te hagas el análisis de ferritina, puedes considerar una recomendación general basada en los niveles promedio para tu edad y sexo. Si eres una mujer posmenopáusica o un hombre adulto, idealmente deberías donar sangre dos o tres veces al año para minimizar tus reservas de hierro. Si todavía estás menstruando, sería mejor analizar tu nivel de ferritina y guiarte por el cuadro anterior.

Si no puedes donar sangre por tu edad, bajo peso u otras contraindicaciones, puedes obtener una prescripción para flebotomía terapéutica, que es una forma elegante de llamar a la extracción de sangre para tratar una condición. Muchos de los centros que aceptan donaciones de sangre también aceptan prescripciones para flebotomías terapéuticas. (La sangre se desecha, no se utiliza.)

Por otra parte, la mejor opción y la más conveniente es la que yo practico: encuentra a alguien que conozcas que pueda extraer sangre y pídele que vaya a tu casa a extraer entre 60 y 120 mililitros de sangre al mes. Esto crea mucho menos estrés metabólico en tu biología y se asemeja mucho a la pérdida de hierro que sucede en el ciclo menstrual natural de la mujer.

Además, deberías asegurarte de que no estás consumiendo niveles dañinos de hierro ni absorbiendo demasiado hierro del que consumes. Puedes hacer esto de dos maneras:

1. Minimiza los factores que aumentan la absorción de hierro, por ejemplo:
   a) Cocinar en sartenes u ollas de hierro, pues traspasan parte de su hierro a los alimentos que preparas en ellos. Cocinar alimentos ácidos, como salsa de tomate, en ollas o sartenes de hierro provocará que se filtre todavía más hierro a tus alimentos.

b) Comer alimentos procesados, como cereales y pan blanco, "fortificados" con hierro. El hierro que utilizan estos productos es inorgánico de baja calidad, similar al óxido, y es mucho más peligroso que el hierro hemínico natural (es decir, "hierro en la sangre") que se encuentra en la carne.

c) Beber agua de pozo que sea alta en hierro. La clave para minimizar los niveles de hierro en tu agua para beber es asegurarte de que tienen algún tipo de precipitador y filtro de ósmosis inversa.

d) Tomar muchos suplementos de vitaminas y minerales que contengan hierro. Revisa tus suplementos con cuidado.

e) Tomar suplementos de vitamina C o jugos fortificados con las comidas, pues aumenta la absorción. Incluso algo tan simple como comer jitomates con carne de res aumentará la absorción.

f) Consumir proteína animal en exceso. Como comenté en el capítulo 3, la mayoría de las personas consume demasiada proteína en general, más de la que el cuerpo necesita realmente, con el exceso convirtiéndose en glucosa y reservas de grasa. El otro peligro de comer demasiada carne es que contiene mucho hierro hemínico. Aunque es menos peligroso que las formas inorgánicas de hierro encontrado en los alimentos fortificados, tu cuerpo no tiene un mecanismo para detener la absorción del hierro hemínico cuando ya hay suficiente a la mano, así que por favor permite que esta información te ayude a ser firme sobre tu meta de consumo proteínico (calculado en un gramo por kilogramo de masa corporal magra).

g) Beber alcohol, pues aumenta la absorción de cualquier hierro en tu dieta. Por ejemplo, si bebes un martini con tu filete, seguramente absorberás más hierro del que sería saludable para ti.

2. Disminuir la absorción de hierro —cuidadosamente— de las siguientes maneras:

a) Tomar té negro, el cual inhibe la absorción de hierro hasta 95 por ciento (no puede decirse lo mismo del té verde, blanco o los herbales).

b) Tomar calcio, pues éste inhibe la absorción del hierro. Si tomas cualquier suplemento de calcio, es mejor consumirlo con la comida que tenga más hierro.

c) Beber vino tinto, el cual inhibe la absorción de casi 65 por ciento del hierro en los alimentos.

d) Beber café, el cual tiene un efecto similar al té negro, inhibiendo fuertemente la absorción del hierro en los alimentos.[32]

e) Ten periodos sin alimentos, como en mi recomendación de Máximo Ayuno (ve la página 226 para más información). Esto aumenta la hepcidina, una hormona que disminuye la absorción del hierro en los alimentos.[33]

f) Haz ejercicio con regularidad, pues cambia la forma en que tu cuerpo absorbe el hierro, reduciendo el total, lo que puede explicar por qué los atletas son más propensos a una deficiencia de hierro.[34]

Una estrategia final que podrías intentar, particularmente si la extracción de sangre no está disponible para ti o te parece demasiado extrema, es tomar una dosis pequeña de aspirina. Hace mucho que se ha asociado la aspirina con una baja en el riesgo de enfermedad cardiaca. Se creía que este efecto se debía a su influencia al adelgazar la sangre, pero probablemente se deba más al hecho de que el hierro provoca sangrados leves, muchas veces imperceptibles, en el intestino, y con el tiempo baja los niveles de hierro. Tomar diario una aspirina resulta esencialmente en la misma reducción de los niveles de hierro que donar sangre, aunque puede tomar años de uso regular alcanzar los mismos beneficios terapéuticos de las flebotomías. Esta disminución en los niveles de hierro puede ser la razón de que numerosos estudios hayan encontrado que el uso a largo plazo de una dosis baja de aspirina tiene grandes beneficios anticancerígenos, tales como 75 por ciento de índices menores de cáncer de esófago, 20 por ciento de índice general de cáncer más bajo y 50 por ciento de menor riesgo de metástasis.[35]

Capítulo 5

Qué comer en la TMM: el combustible más puro y más eficiente para tu cuerpo

Como expliqué en el capítulo 1, uno de los poderes más grandes de la TMM es que puedes utilizarla para evitar la sobreproducción de ROS en tus células. La TMM alcanza este equilibrio en tres formas principales: los alimentos que comes (que listaré en un momento), cuándo los comes (que comentaré en el capítulo 10) y estar pendiente de tus niveles de hierro (lo que mencioné en el capítulo 4).

En este capítulo trataré las tres categorías más importantes de alimentos —carbohidratos, proteínas y grasas—, llamadas "macronutrientes", y daré ejemplos de alimentos específicos que sirven mejor para la TMM dentro de cada categoría.

Utiliza este capítulo para empezar a reorientar tu pensamiento sobre lo que comes y lo que compras. Puedes empezar a incorporar estos alimentos ahora, incluso antes de que empieces oficialmente la TMM, dándole a tu paladar un poco de tiempo para adecuarse. Aunque todos los alimentos en esta lista son deliciosos por sí mismos y como parte de otras recetas, dejar de consumir productos procesados y alimentos de primera necesidad altos en carbohidratos, como el pan y la pasta, puede necesitar un proceso. Permite que este capítulo te inspire para empezar a tomar decisiones alimentarias diferentes de inmediato.

Carbohidratos

La forma más eficiente de entrenar tu cuerpo para utilizar la grasa como combustible y reducir tu exposición al daño de los radicales libres es limitar la cantidad de carbohidratos netos que obtienes de tu dieta.

Limitarlos es una parte crucial de la TMM no sólo porque la glucosa sea un combustible "sucio" que produce ROS en exceso, sino porque el consumo excesivo de carbohidratos netos suprime la quema de grasa. Toma en cuenta que dije "carbohidratos netos", es decir, el total de carbohidratos menos la fibra. Así, la TMM no es una dieta baja en carbohidratos *totales*, pues la fibra es un carbohidrato importante que en realidad se convierte en grasas de cadena corta beneficiosas en tu intestino. En cambio, es una dieta baja en carbohidratos *netos*.

Si te fijas en las etiquetas de información nutricional en el empaque de un producto procesado, listará los carbohidratos totales; yo no estoy hablando de esa cifra. También necesitas mirar el contenido de fibra para restarlo de los carbohidratos totales. Es importante que comprendas esto, o puedes terminar sintiendo que tus opciones son muy limitadas para seguir con tu plan alimenticio en la TMM.

Al reducir dramáticamente el número de carbohidratos netos con fibra que comes, necesitarás llenar el vacío calórico con otra clase de alimentos. En la TMM remplazarás esas calorías de carbohidratos sin fibra (de alimentos como dulces, bebidas azucaradas, panes, pasta, galletas, papas fritas y papas a la francesa) con aceites vegetales y grasas saludables. Esto hará que tu cuerpo empiece a quemar grasa como combustible principal mientras disminuye radicalmente tu riesgo de padecer la mayoría de las enfermedades crónicas.

En general, la gran cantidad de verduras, junto con las nueces y semillas que comerás siguiendo la TMM (que mencionaré más adelante), te dará más fibra diaria de la que consume una persona promedio.

Las verduras que deben tener prioridad son las bajas en carbohidratos. Piensa en el apio, las hojas verdes y la coliflor (relativamente pocos carbohidratos), frente a la zanahoria, el camote y la papa (relativamente muchos carbohidratos). Aunque los camotes, por ejemplo, son alimentos enteros y tienen muchos beneficios nutricionales en términos de vitaminas y minerales, simplemente son demasiado altos en carbohidratos (que tu cuerpo convierte en glucosa) como para cumplir con los requisitos de la TMM. En particular, cuando empiezas el programa, la cantidad de carbohidratos en un camote puede evitar que hagas el cambio hacia la quema de grasa.

Lo mismo sucede con la fruta, que contiene azúcares naturales que luego se convierten en glucosa cuando la comes. (Sin embargo, hay un puñado de frutas que tienen niveles bajos de azúcares naturales, las cuales puedes comer en pequeñas cantidades, con un control cuidadoso, y que mencionaré en un momento.) Entre menos fruta comas, particularmente cuando empiezas a seguir la TMM, más fácil será que empieces a quemar grasa.

Éstas son las verduras y frutas que forman parte de la TMM:

Verduras para la TMM

- Aguacate
- Apio
- Brócoli
- Calabacita
- Champiñones
- Col
- Col rizada
- Coles de Bruselas
- Coliflor
- Espárragos
- Espinacas
- Lechugas
- Mezcla de hojas verdes
- Pepino

Después de que te hayas adaptado a la grasa puedes añadir cantidades limitadas de estos alimentos:

- Ajo
- Berenjena
- Calabazas (cantidades muy limitadas)
- Cebolla
- Colinabo
- Jitomate
- Nabo
- Pimientos

Frutas para la TMM

- Moras (un puñado pequeño, en lugar de una porción de verduras)
- Toronja (unos cuantos gajos, también en lugar de una porción de verduras)

La razón de que estas verduras y frutas estén en la lista es que son bajas en carbohidratos y altas en fibra. Sin embargo, la fibra es un componente tan importante para la salud, que te recomiendo que vayas más allá de las fuentes alimentarias y la tomes en suplementos.

La fibra es un componente crucial para la TMM por cuatro razones principalmente:

- La fibra se utiliza como alimento para tus bacterias beneficiosas, y un microbioma sano es esencial para optimizar tu salud. (Para ver con más profundidad cómo y por qué nutrir tu microbioma, consulta mi libro anterior, Sana sin esfuerzo.)
- La fibra insoluble que consumes pasa a través de tu cuerpo sin digerir, mientras que la fibra soluble se convierte en ácidos grasos de cadena corta, los cuales nutren tus bacterias intestinales beneficiosas, se utilizan como combustible para tus células y sirven como importantes moléculas de señalización biológicas.
- La fibra actúa como un antinutriente; reduce la absorción de carbohidratos, lo que significa que disminuye los incrementos de glucosa e insulina.[1]
- La fibra insoluble también forma un enrejado en tu intestino, y la fibra soluble tapa los huecos. Juntas forman una barrera que ayuda a proteger tu hígado.

Durante mucho tiempo he estado interesado en los beneficios de salud que da la fibra, tanto que mis compañeros de clase me apodaron el *doctor Fibra* cuando estuve en la escuela de medicina en la década de 1970. Hoy en día sigo creyendo firmemente en los beneficios de la fibra en la dieta, mientras la mayoría de ella provenga de verduras de alta calidad (de preferencia orgánicas) y de granos bajos en carbohidratos netos. (Afortunadamente, perdí el apodo.)

Sin duda la fibra contribuye a la longevidad y a una buena salud en general, y puede tener un impacto positivo para bajar tu riesgo de enfermedad al alimentar y promover la proliferación de bacterias intestinales beneficiosas. En los últimos años ha quedado perfectamente claro que para estar en verdad sano necesitas un intestino sano.

Cuando tus bacterias beneficiosas se alimentan con suficiente fibra, producen compuestos que ayudan a regular tu función inmunológica e incluso mejoran tu salud cerebral. Para empezar, estos compuestos ayudan a incrementar la cantidad de células reguladoras T, células especializadas del sistema inmunológico que te ayudan a prevenir las respuestas autoinmunológicas y más. Las células reguladoras T también están involucradas en la formación de otras células sanguíneas especializadas en tu cuerpo a través de un proceso llamado hematopoyesis.

Cuando falta fibra, estas bacterias beneficiosas mueren de hambre, lo que puede hacer que tu salud caiga en picada. Esto tiene un impacto negativo no sólo en tu sistema inmunológico y en el desarrollo de enfermedades autoinmunes, sino en tu intestino. Ahí, provoca que se rompa la pared intestinal protectora, lo que puede llevar a desarrollar síndrome de intestino permeable. La gente con este desorden sufre de inflamación extensa y enfermedades inflamatorias.

Los investigadores también han descubierto que una dieta alta en fibra se asocia con un riesgo menor de muerte prematura por *cualquier* causa, probablemente porque ayuda a reducir tu riesgo de una serie de enfermedades crónicas graves, como diabetes tipo 2, enfermedad cardiaca, infarto y cáncer.

Los estudios también han vinculado una dieta alta en fibra con reducciones beneficiosas del colesterol y la presión arterial, una mejora en la sensibilidad insulínica y una reducción en la inflamación, todos factores en el riesgo de mortandad. Hay dos tipos de fibra:

- **La fibra soluble**, como la que se encuentra en los pepinos, las moras, los frijoles y las nueces, forma una masa gelatinosa en el intestino, ayudándote a *desacelerar* tu digestión. Esto te deja sintiéndote satisfecho durante más tiempo, y es una de las razones de que la fibra pueda ayudar en la pérdida de peso. También desacelera la absorción de glucosa, lo que resulta en niveles de insulina neta más bajos. Este tipo de fibra se fermenta en el intestino y es responsable de conservar la salud de tu microbioma.
- **La fibra insoluble**, encontrada en alimentos como hojas verdes, ejotes y apio, no se descompone durante la digestión. Tiene muchos beneficios, y dos de los más importantes son su capacidad de adherirse a las toxinas, ayudando en su eliminación, y su capacidad de estabilizar el pH de tu intestino, creando un ambiente hostil para los microbios potencialmente dañinos. La fibra insoluble ayuda a acelerar el paso de los productos de desecho, ayudándote a tener evacuaciones regulares. También es un poderoso normalizador de las heces, y si estás constipado, ablandará las heces al atraer agua al colon, para darles volumen. Si tienes heces blandas, las hará más sólidas absorbiendo el exceso de agua. La fibra insoluble también limpia las paredes de tu colon. Hay un punto medio aquí: limpia lo suficiente para eliminar toxinas y desechos, pero no tanto como para dañar la mucosa protectora. Otro dato sobresaliente es que este tipo de fibra puede adherirse y eliminar minerales y medicamentos, así que es importante tomar un suplemento de fibra en el momento correcto. Es mejor

dejar pasar una hora antes y después de tomar un suplemento de fibra soluble.

Muchos alimentos enteros, especialmente verduras, frutas, nueces y semillas, contienen naturalmente *ambas* fibras, soluble e insoluble. Recomiendo consumir un mínimo de 35 gramos de fibra e idealmente 50 gramos o más de alimentos enteros al día, pero fácilmente podrías duplicar e incluso triplicar esa cantidad. Mi consumo personal es casi dos veces y medio esa cifra, 75 gramos al día.

Si no alcanzas los 35 gramos recomendados, o si cumples con ese total, pero quieres consumir grandes cantidades para que puedas experimentar sus beneficios, recomiendo tomar un suplemento con semillas de *psyllium* orgánico (hay más información sobre cómo hacerlo en el Apéndice B). Es una forma relativamente barata y fácil de añadir más fibra soluble. Personalmente, tomo una cucharada tres veces al día. Sólo asegúrate de que el *psyllium* sea orgánico. Evita el *psyllium* no orgánico como si fuera la plaga, pues está cargado de pesticidas. Tomar polvo de *psyllium* orgánico también ayuda a contrarrestar las heces blandas que pueden resultar cuando tomas aceite de triglicéridos de cadena media (el cual mencionaré en la siguiente sección). Para más fibra, también tomo dos o tres cucharadas de chía diario. Además, remojo una cucharada de semillas de linaza durante la noche y la incluyo en mi licuado de la mañana. Es importante destacar que si tu intestino no está acostumbrado a estas cantidades de fibra, sería mejor que aumentaras las cantidades gradualmente, pues pueden provocar gases e inflamación, e incluso constipación mientras tu microbioma se reajusta.

Tres alternativas más seguras en lugar del azúcar

Bajarle el volumen a tu gusto por lo dulce y evitar casi todos los azúcares —naturales y artificiales— es una pieza clave de tu éxito en la TMM. Sé lo difícil que puede ser esto, pero hay una buena noticia: una vez que hayas hecho la transición hacia la quema de grasa tu antojo por el azúcar desaparecerá casi mágicamente. Ya no sentirás la "necesidad" de un postre después de cada comida ni sentirás el impulso de comer una colación azucarada a mitad de la tarde para evitar un bajón de energía.

- **Los alcoholes de azúcar** tienen "ol" al final de la palabra, e incluyen eritritol, xilitol, sorbitol, maltitol, manitol y glicerol. No son tan dulces como el azúcar y sí contienen menos calorías, pero no están libres de ellas. Así que no te confundas con la etiqueta "sin azúcar" en los alimentos que contengan estos endulzantes. Como sucede con todos los alimentos, necesitas leer con cuidado las etiquetas para saber el contenido calórico y de carbohidratos, sin importar que la publicidad insista en que el alimento es bajo en azúcar o que no tiene.

  El eritritol es por mucho el preferido en el mundo de las cetonas, y puede remplazar al xilitol en la mayoría de las recetas. Es el más tolerable y, a diferencia del xilitol, no hay fermentación en el intestino, además de que no he visto ninguna evidencia —todavía— de que altere el microbioma. Sin embargo, sugiero firmemente que limites su uso para que no te vuelvas dependiente de él.

  Una razón por la que los alcoholes dan menos calorías que el azúcar es que no se absorben completamente en tu cuerpo. En cambio, la mayoría de los alcoholes de azúcar se fermentan en el intestino. Por ello, comer demasiados alimentos que los contengan puede llevar a gases abdominales y diarrea. También vale la pena mencionar que el maltitol, un alcohol de azúcar utilizado comúnmente, provoca incrementos de glucosa tanto como una papa alta en carbohidratos netos. El xilitol y el eritritol, en cambio, no tienen un gran efecto en tu glucosa; así, desde esa perspectiva pueden ser una mejor opción en pequeñas cantidades si tienes la necesidad de endulzar.

  En resumen, algunos alcoholes de azúcar son alternativas mucho mejores que el azúcar altamente refinado, la fructosa o los endulzantes artificiales, si se consumen con moderación. De los diversos alcoholes de azúcar, el xilitol y el eritritol son los dos mejores. En estado puro los efectos secundarios potenciales son mínimos y el xilitol en realidad viene con algunos beneficios, como combatir las caries. En general yo diría que el xilitol es razonablemente seguro e incluso un endulzante con el potencial de ser ligeramente beneficioso. (Como nota al calce, el xilitol es tóxico para perros y otros animales, así que asegúrate de mantenerlo fuera del alcance de tus mascotas.)

- **La stevia** es una hierba muy dulce derivada de la hoja de la planta sudamericana stevia. Se vende en forma líquida y en polvo, y es completamente segura en su forma natural. Se puede utilizar para endulzar la mayoría de los platillos y bebidas, pero ten cuidado con ella, al ser tan dulce, con un poco es suficiente. Ten en mente que no se puede decir lo mismo de Truvía, que utiliza sólo ciertos ingredientes activos de la stevia y no toda la planta. Usualmente es el efecto *sinérgico* de todos los agentes en la planta lo que provee un efecto saludable general, el cual muchas veces incluye una "protección añadida" contra los efectos potencialmente dañinos. Truvía *puede* ser un sustituto muy bueno del azúcar, pero tendría que ver más detalles antes de darle el visto bueno, ya que simplemente no hay suficiente evidencia para demostrar su seguridad.

- **Luo han guo** es otro endulzante natural similar a la stevia, pero es un poco más costoso y difícil de encontrar. En China, el fruto de luo han se ha utilizado como endulzante durante siglos, y es alrededor de 200 veces más dulce que el azúcar. Recibió el estatus de "seguro en general" por la Administración de Alimentos y Medicamentos de Estados Unidos (FDA, por sus siglas en inglés) en 2009.

Grasas

No hay de otra: la TMM es una dieta alta en grasa. Para promover el cambio hacia la quema de grasa, deberás obtener la mayoría de tus calorías de la grasa. Pero debes elegir tus grasas sabiamente.

Es imperativo que elijas grasas saludables (que mencionaré en un momento) y elimines *todas* las grasas procesadas industrialmente —que incluyen los aceites vegetales como canola, cacahuate, semilla de algodón, maíz y soya—, así como todas las grasas trans que se encuentran en aderezos para ensalada, crema de cacahuate, casi todas las mayonesas y cualquier cosa procesada o empaquetada. Es importante que leas los ingredientes, no sólo la etiqueta: si ves "grasa hidrogenada" en la lista de los ingredientes, el producto contiene grasas trans, incluso si es en un nivel menor al necesario para incluirlo en la etiqueta.

Como expliqué a detalle en el capítulo 1, los aceites refinados son mortales por una gran variedad de razones: desequilibran tu margen de omega-6 y omega-3, son altamente susceptibles a la oxidación (la cual inicia una avalancha de daños por radicales libres en tu mitocondria), llevan una cantidad enorme de pesticidas porque la mayoría de los aceites vegetales se extraen de plantas genéticamente modificadas, empapadas con glifosato, y se vuelven todavía más volátiles y dañinos cuando se someten a altas temperaturas.

Si decides adoptar personalmente la TMM, lo que espero sinceramente que hagas, pero remplazas tus actuales calorías altas en carbohidratos con calorías de grasas procesadas industrialmente, no disfrutarás ninguno de los beneficios de esta dieta. En cambio, estarás haciendo más y más daño a tu mitocondria y a tu salud en general.

Éstas son las fuentes de grasa que se queman limpiamente y ayudan a sanar tu mitocondria (y dado que muchas fuentes de grasas de alta calidad también están llenas de proteínas, hay muchas más —como la carne de res de libre pastoreo y los huevos pasteurizados— listadas en la sección correspondiente).

* Mantequilla y ghee orgánicas, de animales de libre pastoreo
* Leche de coco
* Grasa de pollo
* Grasa de pato
* Aceite de coco
* Aceite de triglicéridos de cadena media (TCM, por sus siglas en inglés)
* Aceite de aguacate
* Aceite de oliva extra virgen

Aceite de coco y aceite de triglicéridos de cadena media

El aceite de coco ha sido un producto esencial de belleza y alimentación durante milenios. Combate toda clase de microbios, desde virus hasta bacterias y protozoarios, muchos de los cuales pueden ser dañinos, además de ser una fabulosa fuente de grasa de alta calidad.

Alrededor de 50 por ciento de la grasa en el aceite de coco es ácido láurico, raro en la naturaleza. De hecho, el aceite de coco tiene una proporción mayor de ácido láurico que cualquier otro alimento. Tu cuerpo convierte el ácido láurico en monolaurina, un monoglicérido (un solo lípido unido a una molécula de glicerol, a diferencia de tres lípidos, es decir, los triglicéridos) que en realidad puede destruir muchos virus cubiertos de lípidos, como el VIH, el herpes, la influenza, el sarampión, bacterias Gram negativas y protozoarios como *Giardia lamblia*.

Para poner fin rápidamente a tu hambre o tener más energía, puedes simplemente comer una cucharada de aceite de coco. También puedes añadir aceite de coco a tu té o café como endulzante. El coco también ayuda a mejorar la absorción de vitaminas solubles en grasa, así que tomar una cucharada de aceite de coco junto con tus vitaminas diarias puede ayudar a impulsar su efectividad.

Si quieres aumentar los beneficios de la TMM, recomiendo igualmente añadir aceite de triglicéridos de cadena media a tu régimen diario.

El aceite de TCM es el primo más concentrado del aceite de coco. Derivados del aceite de coco, la mayoría de los TCM disponibles comercialmente consisten en cantidades iguales de ácido caprílico (C8, un ácido graso con ocho átomos de carbono en su estructura molecular) y ácido cáprico (C10, un ácido graso de 10 carbonos).

Por lo general, cuando comes un alimento grasoso, se descompone en el intestino delgado principalmente a través de la acción de las sales de bilis y la lipasa, una enzima pancreática. Pero los triglicéridos de cadena media son capaces de saltarse este proceso; pasan a través de la membrana intestinal y van directamente a tu hígado a través del portal hepático. Una vez ahí, especialmente si están en cetosis nutricional, o quemando grasa como combustible, se convierten rápidamente en cetonas, las cuales se liberan hacia tu torrente sanguíneo y se transportan a lo largo del cuerpo, incluyendo tu cerebro, para que se utilicen como combustible limpio.

Por este motivo, el aceite de TCM es una gran forma de consumir más grasa, pues es inodoro e insípido, y es por ende fácil de consumir directo de la cuchara. Su rápida conversión en energía puede ayudarte a mantenerte en el plan de TMM en esos momentos en que tu hambre es mucha y los alimentos adecuados son escasos.

El único truco es que su eficiencia viene con un pequeño precio. Es posible que tu hígado no pueda procesar tanta grasa rápidamente, así que puede descargar parte de ella en tus intestinos, donde puede provocar malestar estomacal y heces blancas. Puedes consumir aceite de TCM diario, pero debes comenzar despacio y aumentar tu dosis con el tiempo para que puedas crear tolerancia. (Por este motivo, el aceite de TCM también puede ayudar a calmar la constipación, pero no exageres sólo para crear ese efecto.)

Empieza con una cucharadita una vez al día, de preferencia mezclada con alimentos, y si no experimentas diarrea u otros síntomas gastrointestinales, aumenta la cantidad gradualmente. Algunas personas llegan a consumir hasta una o dos cucharadas con cada comida, pero la mayoría sólo necesita una cucharada o dos al día. Si en algún momento sientes malestar digestivo, vuelve a tu dosis anterior y quédate ahí durante algunos días. Aumentar tu consumo de fibra también puede ayudar a evitar la diarrea y la inflamación producidas por el aceite de TCM. Busca comer aproximadamente 25 gramos de fibra por cada cucharada de aceite de TCM.

Mi preferencia personal, aun cuando es más cara, es C8 (ácido caprílico) directo, pues se convierte en cetonas de forma mucho más rápida y eficiente que las otras versiones de aceite de TCM, las cuales contienen en su mayoría una combinación 50:50 de grasas C8 y C10 (ácido cáprico). Puede ser mejor para tu digestión también. Sin importar el aceite de TCM que compres, asegúrate de guardarlo lejos de la luz del sol en una botella oscura que limite la exposición a la luz.

Aunque el TCM no suele utilizarse como aceite de cocina, puedes emplearlo en algunas recetas; sólo evita calentarlo a más de 160 °C. Por ejemplo, puedes sustituir con él parte del aceite que usarías para preparar mayonesa o un aderezo para ensalada, mezclarlo con verduras para preparar una salsa o añadirlo a licuados y sopas. También puedes añadirlo al café o al té junto con otra grasa, como ghee; mézclalo bien y disfruta un shot de energía.

Sólo hay algo que debes tener en mente: dado que el aceite de TCM se convierte en combustible tan rápidamente y puede utilizarse para tu cerebro y tu corazón, si lo tomas en la noche puede dejarte hiperalerta y evitar que duermas. Dicho lo cual, si sigues todo el programa de la TMM, evitarás todo alimento durante un mínimo de tres horas antes de dormir (como detallaré en el capítulo 10), así que este efecto no debe de ser un problema.

Cuidado:
Las personas con cáncer de hígado, enzimas hepáticas elevadas, metástasis hepáticas extensas o enfermedad hepática *no deben* utilizar aceite de TCM. Sin embargo, pueden usar aceite de coco.

Aguacate

Los aguacates son uno de los alimentos más saludables que puedes comer. Personalmente, como entre uno y tres cada día. Son una fuente excelente de grasa monoinsaturada saludable —la clase que tu cuerpo puede quemar fácilmente como energía—, vitaminas y antioxidantes. Estos superfrutos tienen muchos otros beneficios:

- **Pérdida de peso.** De acuerdo con una investigación publicada en *Nutrition Journal*, quienes comen la mitad de un aguacate con su almuerzo básico dijeron tener 40 por ciento menos hambre tres horas después de comer y 28 por ciento menos hambre después de cinco horas, comparado con quienes no comieron aguacate. El estudio también encontró que los aguacates parecen ayudar en la regulación de la glucosa.[2]

- **Rico en nutrientes.** El aguacate provee cerca de 20 nutrientes esenciales para la salud, entre ellos potasio, vitamina E, vitaminas B y ácido fólico. El potasio tiene un papel importante en la función cardiaca, la salud ósea, la digestión y la función muscular, y es esencial para el funcionamiento adecuado de todas las células, tejidos y órganos de tu cuerpo.[3] A pesar de que está disponible en muchos alimentos, sólo 2 por ciento de los adultos recibe la dosis diaria recomendada (DDR).[4] Esto es particularmente problemático porque el potasio contrarresta los efectos hipertensores del sodio. Un desequilibrio en tu margen de sodio y potasio no sólo puede llevar a tener presión arterial alta, sino que puede contribuir en cierta cantidad de otras enfermedades, como enfermedad cardiaca e infarto.

    Alrededor de dos y medio aguacates proveen la cantidad diaria recomendada de casi 4 700 miligramos (mg) de potasio al día. Además, un aguacate promedio contiene cerca de 40 mg de magnesio, más o menos 10 por ciento del valor diario recomendado.

    El magnesio es otro mineral importante que debes equilibrar con el calcio. Si sufres de fatiga o debilidad inexplicables, arritmia o incluso espasmos musculares y tics en los ojos, es posible que el culpable sea un nivel bajo de magnesio.

    Aún mejor, los aguacates son uno de los pocos alimentos que contienen niveles significativos de vitaminas C y E,[5] además de ser altos en fibra, con casi 4.6 gramos en la mitad del fruto. Así que, cuando comes aguacate realmente estás dándole a tu cuerpo un paquete completo de nutrientes.

- **Un estímulo en la absorción de nutrientes.** Dado que son tan ricos en grasas saludables, los aguacates ayudan a que tu cuerpo absorba los nutrientes solubles en grasa de otros alimentos. Un estudio publicado en *The Journal fo Nutrition* descubrió que consumir un aguacate fresco entero con una salsa de tomate naranja o zanahorias crudas aumentaba significativamente la absorción de los carotenoides y su conversión en una forma activa de vitamina A.[6] Otro estudio de 2005 descubrió igualmente que añadir aguacate a la ensalada permitía que los voluntarios absorbieran entre tres y cinco veces más moléculas carotenoides antioxidantes, las cuales ayudan a proteger tu cuerpo del daño de los radicales libres.[7]

• **Lucha contra el cáncer.** Se ha descubierto que la avocatina B, un tipo de grasa encontrada en los aguacates, combate la leucemia mieloide aguda, que es una forma particularmente rara y mortal de cáncer. La grasa de aguacate es capaz de limpiar las células madre de la leucemia sin dañar las células sanas.[8] Los aguacates también son ricos en carotenoides que combaten el cáncer, más abundantes en la porción verde oscuro de la carne más cercana a la cáscara.

Incluso llevo aguacates conmigo cuando viajo, y me aseguro de llevar los realmente duros, pues madurarán perfectamente durante el viaje sin que se aplasten en mi maleta. Puedes utilizar cualquier tipo de contenedor rígido, pero me gusta transportarlos en un tubo de cartón rígido para evitar que se aplasten en el equipaje que documento.

Los aguacates son una de las cosechas comercialmente más seguras en términos de aplicación de pesticidas, y su cáscara gruesa protege la carne de los pesticidas. Así que no hay necesidad de gastar más dinero en aguacates orgánicos. Incluso le pedí a mi equipo que analizara los aguacates de una variedad de granjeros en diferentes países, vendidos en varios supermercados populares, y todos resultaron libres de químicos dañinos.

Para conservar el área con mayor concentración de antioxidantes, básicamente deberás pelar el aguacate con tus manos, como si fuera un plátano:

• Primero, corta el aguacate a lo largo, alrededor del hueso.
• Sosteniendo cada mitad, gíralas en dirección opuesta para separarlas del hueso.
• Quita éste.

- Corta cada mitad a lo largo.
- Después utilizando una cucharadita o tu pulgar y tu índice, simplemente pela la piel de cada trozo.

Una consideración: si tienes alergia al látex, es posible que tengas una reacción cruzada a los aguacates. También, si sufres de alergias de temporada, puedes llegar a notar una sensibilidad al aguacate cuando el conteo de polen es alto. Será mejor que dejes de consumir aguacate en periodos intermitentes para evitar que desarrolles una alergia o sensibilidad a ellos.

A pesar de todos estos beneficios, los aguacates tienen una seria desventaja: pueden ser muy caros, particularmente si no vives en un estado donde los cultiven. Para solventar un poco su precio, cómpralos cuando estén rebajados; elige los que estén verdes y duros. Puedes conservarlos en refrigeración hasta tres semanas; sólo sácalos dos días antes de que vayas a comerlos para permitir que se maduren y ablanden.

Aceitunas y aceite de oliva

Las aceitunas son una maravilla de la naturaleza que es fácil dar por sentada, pero merecen una atención especial. Cien gramos de aceite de oliva tienen casi 100 gramos de grasa: monoinsaturada (77 gramos), poliinsaturada (8.4 gramos) y saturada (13.5 gramos). Las aceitunas son una grandiosa colación que te sacia, y un complemento fabuloso en las ensaladas. Son una forma sana de añadir más grasa a tu dieta. Las aceitunas, el aceite de oliva y los componentes que contienen se han vinculado con los siguientes beneficios para la salud:

- **Cúmulo de antioxidantes.** Las aceitunas contienen grandes cantidades de distintos antioxidantes, como fenoles (hidroxitirosol, tirosol), polifenoles (glucósido) y oleuropeína, que sólo se encuentran en ellas. Las propiedades antioxidantes de las aceitunas han demostrado ser más fuertes que las de la vitamina E.
- **Protección para el corazón.** La mayoría de las grasas en las aceitunas y el aceite de oliva es ácido oleico, una grasa monoinsaturada conocida por disminuir tu riesgo de enfermedad cardiaca al bajar el colesterol LDL y la presión arterial. La oleuropeína es un componente antioxidante de las aceitunas que también reduce la

oxidación del colesterol LDL en tu cuerpo y puede bajar los marcadores de estrés oxidativo.

- **Actividad anticancerígena.** Las propiedades antioxidantes y antiinflamatorias de las aceitunas, así como otros compuestos anticancerígenos, hacen que sean útiles en la prevención del cáncer. Por ejemplo, se ha encontrado que los compuestos en las aceitunas y el aceite de oliva activan el gen supresor de tumores y el gen apoptótico, el cual induce la muerte celular programada.[9]
- **Beneficios antienvejecimiento.** Se ha descubierto que el tirosol, un fenol encontrado en el aceite de oliva extra virgen, aumenta el tiempo de vida y la resistencia al estrés en las ascárides.[10] La oleupeína, el hidroxitirosol (otro antioxidante) y el escualeno en las aceitunas también pueden proteger tu piel de la radiación de los rayos ultravioleta (UV); se ha encontrado que la oleupeína en particular actúa como protector para la piel y tiene una acción antioxidante directa en ella.[11]
- **Salud ósea.** Se ha demostrado que el consumo de aceite de oliva y aceitunas previene la pérdida de masa ósea, en estudios con animales con osteoporosis relacionada con la edad. En un estudio de 127 hombres mayores, se asoció el consumo de una dieta mediterránea enriquecida con aceite de oliva virgen durante dos años con un aumento en las proteínas fortalecedoras de hueso, lo que sugiere que las aceitunas pudieran tener efectos protectores para los huesos.[12] También se descubrió que los compuestos fenoles en el aceite de oliva extra virgen estimulan la proliferación de células osteoblásticas humanas[13] (los osteoblastos son células generadoras de hueso).

Es relativamente fácil encontrar aceitunas de alta calidad (busca las que tengan hueso y se vendan en frasco, no en lata), pero éste no es el caso para el aceite de oliva. De acuerdo con la Base de Datos de Fraudes Alimenticios de la Convención Farmacopea de Estados Unidos,[14] el aceite de oliva se diluye común y deliberadamente con aceites menos caros y de calidad inferior, tales como avellana, soya, maíz, girasol, palma, ajonjolí, semilla de uva y otros aceites frecuentemente inferiores no aptos para consumo humano, pues evaden con mayor facilidad las medidas de detección de fraudes. Engañosamente, estos otros aceites no se mencionan en la etiqueta, y la mayoría de la gente no puede discernir si su aceite de oliva es puro o no.

En 2016, el programa *60 Minutos* hizo una investigación sobre la industria italiana de aceite de oliva y expuso su corrupción por la mafia. Estaban añadiendo grandes cantidades de aceites vegetales de omega-6 baratos, por lo general aceites de girasol, y generando más de 16 mil millones de dólares en ventas al año como resultado de la sustitución. Si es posible, prueba el aceite antes de comprarlo. Aunque esto no será necesariamente una garantía de calidad (en especial si no tienes la habilidad de distinguir todas las diferencias sutiles en el sabor), te ayudará a elegir el aceite más fresco posible. Y si abres una botella en casa y te das cuenta de que sabe rancio o "mal", devuélvelo a la tienda y pide el reembolso.

Cuando necesites un aceite para cocinar, el aceite de coco, *no* el de oliva, es la opción ideal porque es el único lo suficientemente estable para resistir el daño inducido por el calor. El aceite de oliva extra virgen es excelente en platillos fríos, pero cocinar con él es virtualmente una garantía de que se dañe, pues es un aceite muy sensible y las temperaturas altas pueden degradar todavía más su estructura molecular y crear radicales libres. Sin embargo, es importante comprender que cocinar a temperaturas altas con *cualquier* aceite, incluso con aceite de coco, lo dañará. Por mi parte, yo utilizo un quemador de inducción para freír alimentos, el cual me permite cocinar desde temperaturas tan bajas como 38 °C, aunque por lo general cocino entre 60 y 65 °C.

Además de su gran cantidad de grasas insaturadas que lo vuelven tan propenso al daño oxidativo, el aceite de oliva extra virgen tiene una desventaja significativa incluso en frío: sigue siendo extremadamente perecedero. Contiene clorofila, la cual acelera la descomposición y hace que se vuelva rancio rápidamente.

Proteínas

En la naturaleza, casi todas las fuentes de proteína animal son fuentes de una cantidad significativa de grasa también. Para ayudarte a cubrir tu porción diaria de grasa sin exceder tu cantidad total diaria de proteína, evita cualquier producto lácteo bajo en grasa y las carnes "magras". En cambio, busca que la mayoría de tus fuentes de proteína sean opciones altas en grasa; los muslos de pollo con la piel en lugar de las pechugas sin piel, por ejemplo.

Como explico en el capítulo 9, es mejor que mantengas tu consumo de proteína en cualquier comida entre 12 y 15 gramos para las mujeres, y 15 y 20 gramos para los hombres (asumiendo que comes tres veces al día). Sin embargo, si tienes una deficiencia inmune o te estás recuperando de una enfermedad o una cirugía, o tienes una actividad física más demandante, necesitarás alrededor de 25 por ciento más.

Cuando me enteré de las dietas terapéuticas altas en grasa, simplemente no comprendía que nadie pudiera llenar su necesidad diaria de proteína sin una sobredependencia a los productos animales, la mayoría de los cuales provienen de animales alimentados en criaderos, los cuales degradan el medio ambiente, la calidad de vida del animal y el contenido nutricional de la carne que producen. (Para ser claro, estoy a favor de comer ciertos productos animales, pero sólo de animales de libre pastoreo que no tengan hormonas añadidas ni antibióticos). Ahora tengo más experiencia. Las nueces y semillas son fuentes excelentes de proteína, con un promedio de cuatro a ocho gramos por cada ¼ de taza, y la mayoría de las verduras contienen entre uno y dos gramos de proteína por cada 28 gramos. Con una meta de 45 a 55 gramos de proteína al día, las fuentes vegetales fácilmente pueden cubrir tus necesidades en este aspecto.

Pescados y mariscos

Los pescados y mariscos son una fuente ideal de grasas omega-3 eicosapentaenoico (EPA) y decosahexaenoico (DHA), pero especialmente de este último, el cual es la grasa más importante de todas para tu salud biológica. Es la única grasa importante que no se quema como combustible, sino que se integra directamente a tus membranas celulares y mitocondriales.

Como han aumentado los niveles de contaminantes en el agua, debes ser muy quisquilloso sobre las clases de pescados que comes. Entre los menos contaminados y los más altos en grasa saludable omega-3 se encuentra el salmón rojo y el de Alaska. Ambos crecen salvajes porque no está permitido criarlos en granjas. El riesgo del rojo de acumular grandes cantidades de mercurio y otras toxinas es mínimo, dado su corto periodo de vida. Además, la bioacumulación de toxinas disminuye porque ninguna de estas especies de salmón se alimenta de peces más pequeños, altamente contaminados.

Entre más cerca esté un pez del fondo de la cadena alimenticia, es probable que haya acumulado menos contaminantes en su tiempo de vida, así que otras opciones seguras incluyen peces pequeños, como las sardinas, las anchoas, las macarelas y los arenques. Las sardinas son una de las fuentes más concentradas de grasas omega-3; una porción contiene más de 50 por ciento de tu valor diario recomendado, volviéndolas una de las mejores fuentes dietéticas de omega-3 animal.[15] Sólo asegúrate de comer sardinas en agua, no en aceite de oliva, pues casi todo el aceite de oliva utilizado para enlatar este pescado no es apto para el consumo humano.

Evita los pescados de granja

Aunque el salmón de granja es más abundante y barato que el salmón salvaje de Alaska, sugiero firmemente no consumir salmón de granja debido a su perfil nutricional inferior, los problemas medioambientales, las tinturas añadidas y otros peligros potenciales para la salud.

Sobre todo, tiene casi cinco veces más grasa omega-6, y una persona común ya consume entre 10 y 20 veces más aceites de omega-6 de lo que necesita. En general, el salmón de granja puede contener desde 14.5 hasta 34 por ciento de grasa, mientras que el salmón salvaje sólo contiene entre 5 y 7 por ciento de grasa. Dado que muchas toxinas se acumulan con mayor rapidez en la grasa, el salmón de granja tiene muchas más toxinas que el salvaje.

El pez de granja también está sujeto a muchos de los mismos problemas que los animales hacinados en engorde, como cerdos y vacas, es decir, se utilizan muchos antibióticos y pesticidas, y se alimentan con OGM. Desafortunadamente, las investigaciones recientes de Oceana —una organización internacional enfocada en la protección de los océanos, creada por un grupo de fundaciones, que incluye el Fondo Pew de Caridad— han demostrado que casi 80 por ciento de los pescados señalados como "salvajes" puedes ser en realidad de granja, y eso incluye el salmón. En los restaurantes, entre 90 y 95 por ciento del salmón es de granja, pero muchas veces se incluye en el menú como "salvaje".[16]

Dadas estas representaciones erróneas, ¿cómo puedes saber si tu filete de salmón es salvaje o de granja? En primer lugar, la carne del pescado te dará una pista. El salmón rojo es rojo brillante, cortesía de su acumulación natural de astaxantina, un antioxidante poderoso. El salmón rojo en realidad tiene una de las concentraciones de astaxantina natural más altas en cualquier alimento.

El salmón salvaje también es muy magro, así que las marcas de grasa (esas líneas blancas que ves en la carne) son muy delgadas. Si un pescado es rosa pálido (o está teñido de rojo) con marcas de grasa grandes, el salmón seguramente es de granja. Evita el salmón del Atlántico, pues casi siempre viene de criaderos.

Pon atención para distinguir los pescados y mariscos "falsos"

La industria de pescados y mariscos está plagada de fraudes. Como señaló Larry Olmsted en su excelente —pero alarmante— libro *Real Food/ Fake Food*, la gran mayoría de los pescados y mariscos que se venden en Estados Unidos no es lo que dice ser. Como mencioné, algunos pescados etiquetados como salvajes en realidad son de granja. O los camarones chinos, que se venden como provenientes de otros países, los cuales han resultado consistentemente contaminados con químicos dañinos y son criados por trabajadores en condiciones de esclavitud. Y los restaurantes muchas veces ofrecen un pescado por otro. Por ejemplo, el huachinango casi nunca es huachinango: será un pescado barato de granja, como la mojarra, probablemente importado del sur de Asia y seguramente cultivado bajo condiciones dudosas.

"Puedes salir a comer durante una semana y ordenar huachinango cada día, y es muy probable que nunca lo comas", me dijo Olmsted cuando lo entrevisté para mi página web.

Un informe del grupo de conservación Oceana reveló que más de 30 por ciento de los productos de camarón vendidos en los supermercados y restaurantes de Estados Unidos falsean información.[17, 18] Quince por ciento se etiquetó mal en cuanto al método de producción (salvaje o cultivado en granja) o la especie.

Las consecuencias de este frecuente mal etiquetado y tergiversación pueden ser más serias que simplemente pagar más por un producto inferior. En un primer análisis publicado en 2013, Oceana descubrió que 84 por ciento del atún blanco estudiado que se vendía en supermercados de Estados Unidos era en realidad escolar, un pez que puede provocar severos problemas digestivos (lo que le ha ganado el sobrenombre de "pescado laxante").[19]

Entonces, ¿cómo puedes estar seguro de que en realidad obtienes eso por lo que estás pagando? Éstas son algunas estrategias para comprar pescados y mariscos que sean realmente lo que pretenden ser:

- Compra tus pescados de una pescadería local confiable o, sorprendentemente, en las grandes tiendas de autoservicio. Esta clase de megatiendas tiene mucha influencia en la industria, y los estudios han demostrado que sus etiquetas son muy precisas.

- Cuando compres pescados en supermercados, busca otras etiquetas que verifiquen la calidad, como el Marine Stewardship Council (su logo tiene las letras MSC y una palomita azul formando un pescado). El MSC tiene auditores que certifican de dónde proviene el pescado y cómo llegó a ti. Otra etiqueta que mejora significativamente la sustentabilidad es "Best Practices" de Global Aquaculture Alliance.
- Busca pescados de Alaska. Dado que Alaska no permite la acuacultura, todos los pescados son salvajes. La industria pesquera de Alaska tiene algunas de las aguas más limpias y las pescaderías mejor mantenidas y más sustentables. Para verificar su autenticidad, busca el logo del estado de Alaska, "Wild Alaska Pure". Es uno de los más confiables y es una señal particularmente buena si compras salmón de Alaska enlatado, que es más barato que los filetes de salmón.
- También es menos probable que te engañen si buscas pescados y mariscos que no sean importados, pues las pescaderías locales tienden a seguir las reglas de etiquetado de alimentos. Muchos lugares costeros tienen mercados especializados en pescados y mariscos frescos, de gran calidad, que llegan diario. Ahí puedes hablar con el dueño directamente, quien debe poder darte detalles sobre los lugares de donde provienen sus productos.
- Si vas a comer camarones, busca los que sean salvajes, del Golfo de México y que tengan una certificación extra que indique de dónde son. Ten en mente que los camarones no son precisamente baratos. Si ves un precio que sea demasiado bueno para ser verdad, seguramente lo es.
- Por último, cuando sea posible, compra el pescado entero, pues es mucho más difícil mentir sobre la especie cuando no está fileteado.

Si eres un amante de los pescados y mariscos, y comer más clases de ellos es importante para ti, utiliza esta lista, creada por el Consejo de Defensa de Recursos Naturales, para elegir los tipos menos contaminados.[20]

Los que contienen menos mercurio (recomendados)
- Abadejo (Atlántico)
- Almejas
- Anchoas
- Arenque
- Bagre
- Callos de hacha
- Camarones
- Cangrejos (locales)
- Corvina (Atlántico)
- Eglefino
- Esturión
- Langostinos
- Lenguado (Pacífico)
- Lubina
- Macarela (Atlántico Norte)
- Merlán
- Merluza
- Ostiones
- Palometa
- Platija
- Pulpo (calamar)
- Salmón (enlatado)
- Salmón (salvaje)
- Sardinas
- Tilapia (difícil de encontrar que no sea de granja)
- Trucha (agua dulce)

Moderado (consume moderadamente)
- Atún (enlatado, blanco)
- Bacalao (Alaska)
- Blanquillo (Atlántico)
- Bolín
- Carpa
- Dorado
- Langosta
- Mero (agua dulce)
- Pargo
- Pez búfalo
- Rape
- Raya
- Robalo (agua salada, rayado, negro)

Alto contenido de mercurio (evitar)
- Atún (aleta amarilla, albacora)
- Bacalao negro
- Corvina (Pacífico blanco)
- Halibut (Atlántico, Pacífico)
- Macarela (española, del Golfo)
- Mero (océano)
- Robalo (chileno)

Los más altos en mercurio (nunca comer)
- Anjova
- Atún (de ojo grande)
- Cherna
- Macarela (rey)
- Marlín
- Pargo rojo
- Pez espada
- Tiburón

Finalmente, sin importar qué clase de pescado estés considerando, busca las variedades que tengan la certificación del Marine Stewardship

Council, el cual asegura que cada componente del proceso de fabricación —desde cómo se cultivan los materiales crudos hasta cómo se fabrica el producto— ha sido revisado por el MSC y auditado independientemente para asegurar que cumple con los estándares de sustentabilidad.

Lácteos

Los lácteos se pueden clasificar como altos en grasa o altos en proteína, o una combinación de ambos, pero en la TMM será mejor que elijas las opciones altas en grasa. Algunos productos lácteos, como la leche y el queso cottage, son altos en lactosa (el azúcar de la leche), que está hecha de una molécula de glucosa unida a una molécula de galactosa. Una vez que se digiere, la glucosa elevará los niveles de azúcar en la sangre, así que limita tu consumo de lácteos a los productos que estén dentro de la lista "lácteos altos en grasa" más adelante. Y al igual que con la carne y los huevos, será mejor que elijas lácteos que provengan de vacas alimentadas orgánicamente y de libre pastoreo. Cuando sea posible, los lácteos crudos son preferibles a los pasteurizados. Incluso los lácteos altos en grasa contienen proteína, así que asegúrate de contar esos gramos en tu total de proteína diaria.

Lácteos altos en grasa (están bien, con moderación)
- Mantequilla (12 gramos de grasa por cucharada; mínima proteína)
- Ghee (13 gramos de grasa por cucharada; sin proteína)
- Crema batida (5-6 gramos de grasa por cucharada; mínima proteína)
- Queso crema (4-5 gramos de grasa por cucharada; algo de proteína)
- Queso parmesano (1.4 gramos de grasa por cucharada; alto en proteína; utiliza todos los quesos como condimento principalmente)
- Queso cheddar (9 gramos de grasa por cada 30 gramos; alto en proteína)
- Queso brie (8 gramos de grasa por cada 30 gramos; alto en proteína)

Lácteos altos en proteína (evitar)
- Leche
- Queso cottage
- Yogurt
- Ricota
- Kéfir

Nota:
Los lácteos altos en grasa contienen metabolitos de estrógeno que pueden tener un papel en los cánceres sensibles a las hormonas, como el de mama, el uterino, de ovarios y de próstata. Consume lácteos con moderación, si acaso, si tienes estos tipos de cáncer. A menos de que sea orgánico, seguramente está contaminado con Roundup, hormonas, antibióticos e incluso peor, bacterias resistentes a los antibióticos.

Huevos

A pesar de la mala reputación que han recibido de organizaciones de salud pública y de la mayoría de los medios de comunicación masivos en últimas décadas, los huevos son uno de los alimentos más saludables que puedes comer, ofreciendo un impacto nutricional fantástico por tu dinero.

Desafortunadamente, muchas personas se han alejado de esta fuente de alimento saludable porque los huevos contienen colesterol, pero ya se está volviendo conocimiento popular que el colesterol dietético de fuentes naturales no presenta ninguna amenaza para tu salud (y puede en realidad ser benéfico). En 2015, los Lineamientos Dietéticos de Estados Unidos eliminaron el límite de colesterol en la dieta y añadieron las yemas de huevo a la lista de fuentes sugeridas de proteína. El cambio tan esperado vino por recomendación del Comité Asesor de Lineamientos Dietéticos, el cual finalmente reconoció lo que la ciencia ha demostrado: que el "colesterol no se considera un nutriente cuyo consumo en exceso deba preocupar".[21]

Los huevos proveen los ocho aminoácidos esenciales que tu cuerpo necesita para sintetizar las proteínas y deben obtenerse a través de tu dieta porque tu cuerpo no puede fabricarlos por su cuenta. Elige sólo huevos orgánicos de libre pastoreo, los cuales provienen de gallinas que pasean libremente en exteriores, en una pastura orgánica, donde puede comer su dieta natural de semillas, gusanos, insectos y plantas.

Es importante recordar que los huevos tienen siete gramos de proteína, así que necesitarás integrarlos con cuidado a tu dieta para evitar consumir una cantidad excesiva de proteína que estimule tu mTOR.

Los análisis han confirmado que los huevos de libre pastoreo contienen mejores nutrientes. Comparados con huevos de gallinas en hacinamiento, tienen:

- Dos tercios más de vitamina A
- Tres veces más vitamina E
- Dos veces más ácidos grasos omega-3
- Siete veces más betacarotenos

Por una gran variedad de razones, muchas personas son muy sensibles a los huevos de gallina, pero se sienten bien con los de pato, codorniz o ganso. Si vas a consumir huevos con regularidad, sería mejor ampliar tu variedad y no sólo comer huevos de gallina. Asimismo, considera que los huevos crudos contienen niveles altos de avidina, una proteína que se adhiere a la vitamina B biotina y que puede reducir la disponibilidad de la biotina. Así que, si comes muchos huevos crudos, es posible que necesites tomar un suplemento de biotina.

También importa cómo los prepares. Idealmente, cómelos crudos o tan crudos como sea posible para conservar sus nutrientes intactos. El riesgo de contagiarte de salmonela con huevo es siempre excepcionalmente pequeño. Puede ser todavía menor con huevos de libre pastoreo.

Si no puedes comerlos crudos, hervirlos un poco o pocharlos (rociándolos con un poco de aceite de TCM) es la siguiente mejor opción. Comerlos revueltos o fritos es la peor porque el calor oxida el colesterol en los huevos y eso podría ser un problema si estás luchando con altos niveles de colesterol. Calentar los huevos también altera la composición química de la proteína, lo que puede llevar a reacciones alérgicas o sensibilidades. Los huevos sí contienen una pequeña cantidad de carbohidratos, los cuales deberás contar en tu consumo total diario.

Nueces y semillas

Las nueces y las semillas son al mundo vegetal lo que los huevos al mundo animal, y son unos de los alimentos más densos en nutrientes del planeta. Es importante elegir nueces que sean orgánicas, crudas y no tostadas o fritas en aceite tóxico, pasteurizadas, garapiñadas o cubiertas de saborizantes. Las variedades orgánicas también son libres de antimicrobianos y pesticidas. Asegúrate de que huelan fresco y no estén mohosas, echadas a perder, viejas o rancias. Estos problemas también pueden indicar la presencia de micotoxinas fúngicas, conocidas por dañar tu hígado.

Deberías limitar tu consumo total de nueces a sólo unos cuantos gramos al día, y las semillas a algunas cucharadas al día para evitar una sobredosis de grasas omega-6. Las mejores elecciones de nueces en tu plan de la TMM son las nueces de macadamia y las de nogal crudas orgánicas porque tienen la menor cantidad de carbohidratos y proteínas, y la mayor cantidad de grasa. Si quieres incluir otras nueces, por favor revisa que no creen un desequilibrio en tu margen de omega-6 y omega-3.

Las nueces tostadas son muy sabrosas, pero el calor alto daña sus nutrientes, y disminuye la disponibilidad de grasas y aminoácidos beneficiosos.[22] Si prefieres comer nueces y semillas tostadas, tuéstalas tú mismo para que puedas controlar la temperatura y el tiempo. Por ejemplo, puedes esparcir las semillas de calabaza crudas con sal del Himalaya u otra sal natural, y luego tostarlas a fuego bajo en tu horno alrededor de 15 o 20 minutos (no más de 77 °C). Esto deberá minimizar cualquier daño relacionado con el calor.

Una precaución: aunque las nueces y semillas son excelentes fuentes de nutrientes y merecen un lugar en tu protocolo de la TMM, es vital que no las comas de más porque también son una fuente natural rica en grasas omega-6.

Las grasas omega-6 son esenciales para los humanos, pero la realidad es que necesitas *muy poco* de ellas en tu dieta. Un problema más grande con los aceites procesados altos en omega-6 es que se degradan durante el proceso de refinamiento, así que incluso las grasas naturales omega-6 que se encuentran en la mayoría de las nueces y semillas ya no son saludables cuando se consumen en exceso porque tienen un potencial efecto proinflamatorio.

Por ejemplo, cuando comes demasiado del ácido graso de omega-6 más común, el ácido linolénico, los ácidos grasos inestables se integran a e interrumpen tu cardiolipina, un componente lípido importante de las membranas mitocondriales. Cuando las membranas celulares mitocondriales se ven comprometidas, el metabolismo mitocondrial y la producción de energía quedan seriamente perjudicados.[23] Y por favor no confundas linoleico con *linolénico*, pues este último es exactamente lo que la cardiolipina necesita.

Afortunadamente, puedes reducir la cantidad de ácido linoleico que se integra a tu cardiolipina al sustituir alimentos altos en este ácido con grasas omega-3 y el ácido graso oleico omega-9 monoinsaturado que se encuentra en el aceite de oliva y en muchas nueces, especialmente las de macadamia, que son muy bajas en ácidos grasos omega-6.

El efecto proinflamatorio del ácido linoleico no se limita a las membranas mitocondriales. En un estudio de 2013, el exceso de ácido linoleico pareció tener un efecto proinflamatorio en cartílagos. En pacientes con osteoartritis, la presencia de ácido linoleico en los cartílagos estimuló una respuesta inflamatoria, mientras que el ácido oleico (monoinsaturado) y el ácido palmítico (saturado) parecían proteger contra la destrucción del cartílago. Esto sugiere que puede haber un vínculo entre el consumo de altos niveles de ácido linoleico y el daño en los cartílagos que lleva a la osteoartritis.[24] Por esta y otras razones, cuida de no excederte en las porciones diarias recomendadas para las semillas y nueces listadas en esta sección. Las que recomiendo para la TMM son las siguientes:

- Almendras (aunque en porciones muy limitadas porque son altas en proteína)
- Semillas de comino negro
- Semillas de ajonjolí negro
- Nueces de Brasil
- Cacao crudo en polvo, trozos o mantequilla
- Semillas de chía
- Semillas de linaza
- Nueces de macadamia
- Nueces de nogal
- Cáscaras de semillas de *psyllium*
- Semillas de calabaza
- Semillas de girasol

Para más información sobre estas opciones, incluyendo su nutrición y cómo comerlas, consulta el Apéndice B.

Todas las demás nueces en esta lista simplemente son demasiado altas en proteína para que recomiende su uso. Es por eso que no las menciono, ni deberías comerlas con regularidad.

Es importante buscar nueces que sean orgánicas y estén crudas, no pasteurizadas, tostadas ni garapiñadas. Para evitar las nueces que hayan sido tratadas con antimicrobianos y pesticidas, elige variedades orgánicas.

SEGUNDA PARTE

Curación avanzada con la Terapia Metabólica Mitocondrial

Capítulo 6

Antes de comenzar la TMM

Si has leído hasta aquí, seguramente estás listo para adentrarte y empezar a gozar de los beneficios de salud de la Terapia Metabólica Mitocondrial. Pero dado que la precisión es importante en este plan, hay algunos pasos que necesitas tomar antes de embarcarte en un cambio. Hacerlo allanará el camino hacia una transición más fácil y asegurará un rango de éxito mayor en tus metas de salud. Realiza una a una las siguientes acciones. Algunas serán tan fáciles como comprar un par de artículos cruciales; otras, como registrar lo que comes, pueden tardar más. Al tomarte el tiempo de hacer esto ahora, antes de que implementes cambios mayores en tu dieta, ayudarás a asegurar tu éxito cuando estés listo para embarcarte en la TMM con seriedad.

Compra algunos aditamentos

Un monitor de glucosa y sus tiras reactivas
Una de las cifras biométricas más importantes que hay que monitorear mientras implementas la TMM es tu nivel de glucosa. Tenemos una epidemia de diabetes, tanto prediabetes como avanzada, y dada la enorme demanda de estos monitores de glucosa, son relativamente baratos y se venden sin prescripción.

La mayoría de los medidores muchas veces están en promoción. El gasto fuerte de analizar tu glucosa es comprar las tiras. El precio de estas tiras reactivas depende de la marca y de sus características técnicas, por ejemplo, si están vinculadas a un software. Eso sí puede ser costoso si revisas tu nivel de glucosa varias veces al día.

Hay una gran variedad de medidores de dónde elegir, pero si todavía no tienes uno, tengo dos recomendaciones que parecen ser las favoritas al momento de escribir esto. Ten en mente que la tecnología avanza continuamente, así que haz tu propia investigación; puede haber mejores opciones para cuando leas este libro. Amazon es un recurso excelente para comparar esta clase de productos.

- **Bayer Contour** (el mejor monitor barato sólo de glucosa)
- Para la mayoría de la gente, el sistema Contour de Bayer es la mejor opción ya que es muy económico.
- **Precision Xtra de Abbott** o Freestyle Optium Neo (tanto para monitorear glucosa como cetonas)
- Estos aparatos son las mejores opciones para monitorear las cetonas en la sangre. También miden tus niveles de glucosa, pero ambos pueden ser caros a largo plazo. No es el precio del aparato mismo, sino el de las tiras. Necesitarás utilizar dos tiras diferentes, una para medir la glucosa y otra para medir las cetonas, y ambas son relativamente caras. Hay algunas tiras más baratas, pero necesitarás elegir con cuidado cuáles comprar; hay una amplia gama de precios y algunas son muy costosas. Las tiras reactivas de cetonas lo son mucho más. Si estás seguro de querer monitorear tu cetona, puedes entrar en eBay y buscar tiras a mitad de precio. Al comprarlas, fíjate en la fecha de caducidad y asegúrate de poder utilizarlas antes de que caduquen. Por este motivo, incluso si eliges este aparato para monitorear tus cetonas, recomiendo que también compres el Contour de Bayer, porque sale mucho más barato en cada ocasión y reducirá tus costos a largo plazo.

Monitores de cetonas y accesorios

Hay tres formas de medir tu producción de cetonas:

- **Análisis de sangre.** Los aparatos que monitorean las cetonas miden cuánto betahidroxibutirato (BHB) está circulando en tu sangre. Los mejores medidores para esto son los que ya mencioné para analizar tus niveles de glucosa: Precision Xtra de Abbott y Freestyle Optium Neo. Aunque la inversión inicial es baja, con el tiempo el costo de utilizar cualquiera de esto aparatos sube porque las tiras para medir la cetona en cualquiera de los dos son caras.

- **Breathalyzer.** Este aparato que mide la acetona en tu aliento es una alternativa efectiva y barata a largo plazo frente a los análisis de sangre. En la mayoría de los casos, la cantidad de acetona presente en el aliento se correlaciona bien con la cantidad de BHB presente en la sangre. Simplemente respiras hacia el medidor durante 20 o 30 segundos, y se encenderá un foquito entre tres diferentes colores una cantidad específica de veces para indicar tu nivel de cetosis. Los analizadores de cetonas en el aliento representan una inversión inicial, pero la ventaja es que no necesitas pagar por tiras reactivas y no tienes que sacarte sangre, así que es la mejor solución a largo plazo. Personalmente, yo hago una o dos revisiones con la marca Ketonix casi todos los días, especialmente cuando estoy cambiando mi programa y necesito confirmar mi nivel de cetosis.

- **Análisis de orina.** Durante muchas décadas, las tiras para análisis de orina que miden la presencia de acetoacetatos han sido la medida más común de medir la cetosis. Tal vez las recuerdas de los días del movimiento Atkins. La superficie reactiva en la punta de las tiras permanece beige si no hay cetonas presentes, se vuelve rosa con una presencia ligera y morada si hay una fuerte presencia de cetonas. Pero dado que sólo detectan los acetoacetatos y no el BHB, el combustible preferido de la mayoría de las células, los análisis de orina dan una visión limitada de la quema de grasa como combustible en tu cuerpo. Por otra parte, son baratas, bastante prácticas y no necesitan que te piques un dedo. Puedes utilizar las tiras simplemente para ver si tu cuerpo está produciendo cetonas (cualquier tono de rosa significa que sí), pero no confíes demasiado en los resultados.

Cuándo debes monitorear las cetonas

Éstos son algunos lineamientos para ayudarte a saber cuándo vale la pena revisar tus niveles de cetonas:

- **Al principio.** Es importante recordar que realmente sólo necesitas monitorear cuidadosamente tus cetonas al principio de tu viaje en la TMM. Hacerlo puede darte información importante en dos aspectos: primero, te ayudará a determinar cuándo ya has hecho la transición hacia quemar grasa con éxito, y segundo, te ayudará a afinar tu límite personal sobre cuántos y qué clase de carbohidratos puedes comer y continuar en un estado quemagrasa. Sabrás que has hecho la transición hacia la quema de grasa cuando tu nivel de cetona esté entre 0.5 y 3.0 mmol/L. Puedes necesitar algún ajuste en tu dieta para que tus cifras lleguen a este rango, y monitorear tus niveles de cetonas puede darte información cuantificable muy importante sobre qué tan bien funciona tu dieta.

Para tener una idea clara de cuántos carbohidratos puedes comer y seguir produciendo suficientes cetonas, será mejor que comas una cantidad específica de carbohidratos durante dos o tres días —digamos, 30 o 40 gramos—, y luego midas tus cetonas en cada uno de esos días para sacar un promedio. Luego elige un umbral de carbohidratos diferente, como 40 gramos, para dos o tres días, y mide los niveles otra vez. Los resultados que obtengas sobre cuántos carbohidratos producen el nivel de cetonas que quieres te ayudará a personalizar la TMM. Esta personalización es un componente esencial del programa. Tu umbral de carbohidratos es dinámico, así que hacer esta prueba periódicamente te ayudará a adaptar tu consumo para cubrir las necesidades cambiantes de tu cuerpo.

Generalmente, entre más tiempo estés en cetosis, te volverás más flexible metabólicamente, que es la meta final. Así que, si te sacan de la cetosis en las primeras semanas, puede tomarte otra semana o un poco más retomar el camino. Una vez que hayas hecho la transición completamente hacia la quema de grasa, lo que yo llamo "adaptación a la grasa", este cambio será mucho más fácil.

La meta final es lograr la flexibilidad metabólica que tenías ¡como un niño sano! Los niños entran fácilmente en cetosis, incluso cuando comen grandes cantidades de carbohidratos netos. Para cuando llegas a la adultez, lo más probable es que hayas seguido una dieta alta en carbohidratos netos durante décadas y tu cuerpo haya perdido su capacidad de cambiar fácilmente hacia la modalidad quemagrasa. Al adoptar la TMM puedes recuperar esta flexibilidad metabólica.

- **Cuando haces cambios importantes en tu comida.** Una vez que logras quemar grasa y mantenerte así durante algunas semanas o un mes, realmente sólo necesitas revisar tus niveles de cetonas si haces cambios en tu dieta; por ejemplo, en respuesta a un evento estresante, un cambio en la rutina o un viaje largo. En esas ocasiones, será mejor que te asegures de que todavía estás quemando suficiente grasa como combustible. Mide tus niveles una vez al día hasta que estés seguro de que tus cifras de cetonas han regresado a su rango anterior.

- **Si notas un aumento en tus niveles de glucosa.** Si llegaras a notar que tus niveles de glucosa empiezan a subir, es tiempo de checarte regularmente la cetona, al menos durante algunos días. Recomiendo analizarla tres veces al día: temprano en la mañana, después de la comida y antes de acostarte. Si tus cetonas todavía están dentro de un buen rango, el cambio en los niveles de glucosa puede deberse a cambios beneficiosos en tu señalización de insulina. Si tus cetonas también están bajas, probablemente se deba a que estás comiendo demasiados carbohidratos o demasiada proteína. Experimenta reduciendo tus carbohidratos durante dos o tres días y continúa el monitoreo. Luego haz lo mismo con tu consumo de proteína. Ve qué estrategia es más efectiva para subir tus cetonas y bajar tu glucosa, y ajusta tu consumo alimenticio en consecuencia.

- **Como forma de monitorear tu progreso a largo plazo.** Con el tiempo idealmente, revisarás tus niveles de cetonas una o dos veces a la semana, eligiendo diferentes momentos del día. Esto es más importante si tienes una condición seria de salud que buscas controlar, pero mantener una agenda de revisión flexible te dará la información y la motivación necesarias para seguir adelante. Más de una o dos veces a la semana si *no* experimentas ninguna de las situaciones que acabo de mencionar, es exagerado.

Lancetas y estuche

Sin importar el monitor que elijas, también necesitarás lancetas y un estuche donde guardarlas para sacar una gota de sangre. Las lancetas tienen un costo promedio y no hay una gran diferencia, que yo sepa, entre las marcas, así que sólo consigue y utiliza las que más te convengan. El estuche que viene con el sistema Contour de Bayer sirve perfectamente.

Hay un truco importante para utilizar las lancetas: es crucial que obtengas una gota considerable de sangre *antes* de insertar la tira reactiva en tu monitor. Si la gota de sangre es muy pequeña o si sale en diagonal, no se absorberá lo suficientemente rápido y tendrás una lectura falsa. Esto es algo que siempre debes considerar si obtienes una lectura inexplicablemente alta. En estos casos, es mejor sacar otra gota de sangre y utilizar una nueva tira reactiva para tener otra lectura. Intenta checar tu glucosa antes de analizar tus cetonas. Necesitarás una gota de sangre mucho más grande para las cetonas ¡y no querrás gastar ni una sola tira!

Una báscula digital para tu comida

Como comentaré más adelante en este capítulo, una parte integral de la TMM es utilizar una herramienta que te permita monitorear tu consumo de alimentos. Cuando lo hagas, casi siempre se recomienda pesar las cosas (en gramos), especialmente las cantidades pequeñas. El error más común que comete la gente es adivinar las cantidades de comida que consume e incluir esas suposiciones en su diario de alimentación. Por ejemplo, en lugar de estimar una cucharada de semillas como 15 gramos, necesitas pesarlas en la báscula. Yo cometí este error cuando inicié la TMM. Una vez que me di cuenta de que mis cálculos estaban mal y empecé a pesar mis semillas en lugar de medirlas nada más, descubrí que una cucharada de *psyllium* sólo pesa cuatro gramos, mientras que una cucharada de cacao pesa casi tres veces eso, 11 gramos.

Así que, si todavía no tienes una báscula digital para cocina, compra una pronto. Los precios varían, pero asegúrate de comprar una que pueda pesar hasta algunos kilos. Éstas generalmente son muy precisas hasta en un gramo. Si necesitas más precisión, puedes comprar básculas que registren hasta 0.1 gramos. Sólo asegúrate de que pesen también grandes cantidades.

Todas las básculas digitales tienen una función de tara, también conocida como peso vacío, lo que significa que deduce automáticamente el peso del contenedor que utilices si lo colocas en la báscula antes de encenderla. De esa manera, sólo estarás calculando el peso de los alimentos y no el del contenedor. Luego sólo agrega lo que quieras pesar en el contenedor o en el plato, y agrega la cifra en gramos a www. cronometer.com (la herramienta en línea que te recomiendo para monitorear tu consumo de alimentos y darte una respuesta invaluable sobre cómo alimentas tu cuerpo. Comentaré más al respecto en este capítulo).

Cucharas medidoras

Será necesario que tengas un juego o dos de cucharas medidoras de acero inoxidable para que puedas medir con precisión los alimentos que vas a pesar en la báscula digital.

Establece un punto de partida con estos análisis de laboratorio

Aunque los cambios dietéticos que describo en este libro mejorarán dramáticamente tu salud, es importante comprender que hay dos factores que limitarán tu mejoría: niveles insuficientes de vitamina D y demasiado hierro. Es por eso que te recomiendo mucho medir tus niveles de vitamina D y hierro antes de empezar, y que busques optimizarlos al mismo tiempo que comienzas la dieta.

Me parece que estos dos análisis son absolutamente esenciales para optimizar tu salud, pues simplemente no serás capaz de percibir tus niveles de vitamina D y hierro sin ellos y esos niveles tienen una influencia enorme en tu salud mitocondrial. También recomiendo un análisis de mercurio para buscar que no tengas niveles altos de esta toxina prevaleciente y dañina.

La recomendación es añadir tres análisis descritos a continuación para monitorear tu salud. Lo deseable sería que te los hicieras antes de empezar para que pudieras ver cuánto mejoras después de implementar exitosamente el programa.

Vitamina D

Sin duda alguna, la vitamina D es el nutriente más importante y deficiente en la mayoría de las personas. En gran medida, la falta de exposición al sol provoca niveles bajos de vitamina D, ya sea por vivir en localidades que no tienen suficiente luz directa del sol a lo largo del año o simplemente por no exponer una superficie amplia de tu piel al sol con regularidad. La edad y el tono de piel también afectan cuanta vitamina D se sintetiza en tu piel.

Deberías hacerte este análisis al menos una vez al año, y quizá cada ciertos meses, hasta que desarrolles una rutina que pueda asegurarte niveles óptimos de vitamina D, los cuales se encuentran entre el rango de 40 a 60 ng/ml. Hay dos maneras de analizar la vitamina D; necesitas pedir el análisis 25-hidroxivitamina D, también conocido como 25-(OH)D. No hay suficiente espacio en este libro para comentar todos los beneficios y las formas de lograr un nivel óptimo de vitamina D. Puedes consultar mi página web, www.mercola.com, o mi libro anterior, *Sana sin esfuerzo*, para esos detalles.

Por ahora, considera que la forma ideal de optimizar tu nivel de vitamina D es a través de una exposición prudente al sol. Es posible que necesites modificar tu rutina para hacer que esto sea posible. Los suplementos de vitamina D son un sustituto muy pobre de la exposición al sol, pero pueden ser prácticos para las personas cuyas circunstancias les impiden tener una exposición adecuada al sol durante largos periodos de tiempo. La mayoría de las personas no comprende que la vitamina D es en realidad un biomarcador de la exposición de la radiación ultravioleta B, que hace otras cosas además de producir vitamina D. Así que, cuando le das a tu cuerpo vitamina D oral, pero no lo expones al sol, te pierdes de muchos beneficios importantes, aunque probablemente todavía no identificados, que conlleva la exposición óptima al sol.

En lo personal, me tomé este asunto seriamente y me mudé a un área subtropical para poder tener suficiente vitamina D por exposición al sol todo el año, como estamos diseñados. No he tomado suplementos de vitamina D durante casi 10 años y he conservado mis niveles óptimos. Al vivir en un lugar donde el sol brilla frecuentemente, considero una prioridad pasar tiempo afuera, en el sol; así que organizo mi trabajo alrededor de mi exposición al sol y paso entre una y tres horas diarias caminando bajo el sol en la playa. En el invierno, cuando no hay muchos rayos uv disponibles, camino al mediodía. En el verano camino temprano en la mañana, pues la exposición a los uv y a la temperatura es muy alta a mediodía. Para justificar este tiempo, leo en mi Kindle y así he podido leer alrededor de 150 libros al año.

Ferritina

Revisar tus niveles de hierro es fácil y puedes hacerlo con un simple análisis de sangre llamado ferritina en suero. Éste mide la molécula transportadora de hierro, una proteína que se encuentra dentro de las células, llamada ferritina, la cual guarda el hierro. Si tus niveles de ferritina son bajos, significa que tus niveles de hierro también.

Como describí en el capítulo 4, creo que éste es uno de los análisis más importantes que puedes hacerte con regularidad como parte de un monitoreo proactivo y preventivo de salud, especialmente si eres un hombre adulto o una mujer posmenopáusica que ya no pierde sangre a través de su ciclo menstrual. Por favor, consulta el capítulo 4 para saber más sobre este importante análisis.

Análisis de mercurio

Muchos de nosotros estamos contaminados con mercurio, pues se encuentra en la mayoría de los pescados y mariscos, así como en las amalgamas dentales de mercurio. Existen muchos análisis disponibles para medir los niveles de mercurio.

Análisis opcionales pero muy recomendables

No necesitas hacerte estos análisis antes de empezar el plan de la TMM, pero deberías hacértelos cuando puedas; te darán un punto de partida importante. Puedes hacerlos nuevamente después de que hayas adoptado la TMM durante algunos meses, para revisar que tus cifras se hayan movido en la dirección correcta.

- **Insulina en ayunas.** Medir tu insulina te dará una buena idea de qué tan efectivamente estás quemando grasa. El análisis debe hacerse en ayunas o no tendrás un resultado preciso. Entre más bajo sea el número, mejor. Idealmente, el nivel debe ser menor a 2 o 3 mUI/L. Los niveles mayores a cinco sugieren que no quemas grasa como combustible principal.
- **Panel de lípidos en ayunas.** Nuestra cultura está obsesionada con los niveles de colesterol, al grado de que uno de cada cuatro

adultos toma estatinas para reducirlos. Sin embargo, los niveles elevados de colesterol raramente son un factor de riesgo para enfermedad cardiaca, aunque los triglicéridos elevados claramente lo son. Por fortuna, los triglicéridos altos pueden corregirse fácilmente con este programa y bajar a un nivel ideal menor a 75. El margen de triglicéridos y HDL también ayuda y debería ser menor a dos. También puedes ver el margen de HDL y colesterol, que debería estar por encima de 24 por ciento; entre más alta sea la cifra, mejor.

- **Análisis de sensibilidad de proteína C reactiva.** Este análisis mide la cantidad de una proteína llamada C reactiva (PCR) en tu sangre. La PCR mide los niveles generales de inflamación en tu cuerpo. Hay dos tipos, el análisis común y el de alta sensibilidad. Es mejor hacer este último para medir los niveles de PCR, los cuales deben estar idealmente por debajo de 0.7 mg/L.

Registra tus medidas iniciales

Para llegar a donde quieres ir, es importante tener una imagen clara de tu punto de partida. Tomarte el tiempo ahora para analizar y registrar algunas medidas específicas —conocidas como "biométricas"— es importante por dos razones:

- **Te ayudará como inspiración para hacer cambios.** Cuando puedes cuantificar los marcadores clave de tu salud y ver objetivamente dónde estás ahora, te motiva para comprometerte y hacer las cosas de otra manera.
- **Te dará una forma de ver tu progreso.** Es increíblemente satisfactorio ver tus cifras iniciales y cómo mejoran después, y saber que las decisiones que tomas están produciendo resultados cuantificables.

Éstas son las medidas que te recomiendo tomar como base. También puedes agregarlas y monitorearlas en www.cronometer.com, un recurso en línea fantástico para analizar tu consumo de alimentos y mucho más que explicaré con detalle al final de este capítulo.

Porcentaje de grasa corporal

La grasa corporal es esencial para tu salud. Protege tus órganos y guarda energía y nutrientes vitales (piensa en las vitaminas A, D, E y K solubles en grasa). Tener muy poca implica que tu cuerpo se irá hacia la proteína en los músculos para tener combustible y entrará en lo que se conoce como estado catabólico. Por otra parte, demasiada grasa corporal —especialmente visceral— es parte de una epidemia mortal. Se vincula con enfermedades crónicas, como la enfermedad cardiaca, diabetes y cáncer. Es importante mantener tu porcentaje de grasa corporal dentro de rangos saludables; de hecho es tan importante que no es algo que debas dejar al azar. Te recomiendo firmemente que utilices el método más preciso para determinar la grasa corporal disponible ahora. (Lo describiré más adelante.)

La cantidad de grasa que tengas en tu cuerpo es un indicador vital de tu actual salud metabólica. Conocer tu porcentaje de grasa corporal también te permite calcular tu masa corporal magra, que es esencialmente todas las partes de tu cuerpo que no son grasa. Conocerla te ayudará a calcular exactamente cuánta proteína deberías comer diario, otra medida crucial que te ayudará enormemente en tu búsqueda de una salud óptima (y que explicaré con más detalle en el capítulo 7).

Una vez que determines tu porcentaje de grasa corporal, réstalo de 100 para determinar tu porcentaje de tejido magro. Desde ahí, multiplica ese porcentaje por tu peso actual para obtener la cantidad total de masa corporal magra. Por ejemplo, digamos que utilizas uno o más métodos de los que menciono abajo para saber que tienes 30 por ciento de grasa corporal. Eso significa que tienes 70 por ciento de tejido magro. Luego tomas ese 70 por ciento de tu peso corporal (lo multiplicas por 0.7) y obtienes tu masa corporal magra.

Existen varias formas de determinar qué tanta grasa tienes. Cada una tiene sus pros y contras. Las incluyo abajo en orden de costo, complejidad y precisión, desde la más baja hasta la más alta:

- **Aproximación por foto.** La forma más fácil y menos costosa de sacar tu porcentaje de grasa corporal es tomarte una foto en ropa interior (la parte más dolorosa) y luego compararla con fotos de personas con diferentes porcentajes de grasa corporal. Puedes encontrar las fotos para comparar en www.cronometer.com o en internet, buscando "porcentaje de grasa corporal" entre las imágenes de tu buscador. Por supuesto, éste no es el método más preciso, pues requiere que seas objetivo sobre tu apariencia, pero puede darte una idea general de dónde estás y cómo es realmente la siguiente etapa de tu salud personal.

- **Calibrador de piel.** Este método es poco complicado y se realiza con un aparato barato y ligero conocido como calibrador de piel para medir el grosor de un pliegue de tu piel y la grasa que hay debajo. Hay calibradores muy baratos y muy caros. Pueden medir hasta el último milímetro. Los puedes comprar en Amazon y vienen con instrucciones y fórmulas para calcular tu porcentaje de grasa corporal. O puedes pedirle a tu médico que lo mida por ti.

Tomar lecturas en lugares específicos de tu cuerpo con el calibrador puede ayudarte a determinar el porcentaje total de grasa corporal. Aunque siempre hay un margen de error, los calibradores de grasa corporal son una de las formas más precisas y probadas durante más tiempo para medir tu grasa corporal. Para que los resultados sean realmente valiosos, es mejor que te ayude otra persona —particularmente las mujeres, quienes necesitan medir la piel en la parte de atrás del brazo, un área difícil de alcanzar— y sea la misma que tome tus medidas cada vez. También necesitarás hacer algunos cálculos simples por tu cuenta o utilizar una calculadora en línea desarrollada justo para este propósito y que pueda traducir esas medidas en tu porcentaje de grasa corporal.

- **Análisis de impedancia bioeléctrica (BIA, por sus siglas en inglés).** Este acercamiento se realiza facilmente con una clase de báscula específica que mide la grasa corporal, disponible en internet. El BIA envía una señal eléctrica por tu cuerpo, donde pasará fácilmente a través de la masa corporal magra —formada de hasta 75 por ciento de agua, un buen conductor de electricidad—, pero se verá impedida por tu tejido graso, el cual contiene bajos niveles de agua. Aunque este análisis es conveniente, por supuesto, hay cierta preocupación de que pueda no ser preciso en la cetosis nutricional, porque hacer el cambio hacia la quema de grasa tiene un efecto diurético. Esto es porque cada molécula de glucógeno se guarda con tres o cuatro gramos de agua, así que, al quemar tus reservas de glucógeno en tu trayecto hacia la quema de grasa, también liberas peso en agua, lo que puede distorsionar la precisión del BIA.[1] Esta medida, junto con otros factores —como el peso, la estatura, la edad y el sexo, los cuales introducirás en el aparato—, se utilizará para calcular tu porcentaje de grasa corporal, masa corporal magra y otras medidas de composición corporal. Aunque el valor absoluto puede variar un poco, la báscula de BIA es muy precisa y por lo general muy consistente. Aun cuando la cifra misma no sea correcta, medirá bien tu variabilidad de grasa corporal día con día, que es un monitoreo mucho más confiable que tu peso corporal.

- **Skulpt (miografía de impedancia eléctrica, o MIE).** La MIE, desarrollada por un profesor de neurología en la Escuela de Medicina de Harvard, es una tecnología relativamente nueva. Los aparatos que utilizan MIE salieron al mercado recientemente, aunque han sido probados en hospitales durante más de una década. Este método es similar al BIA, en tanto que utiliza electricidad para determinar ciertas cualidades de tu tejido corporal.

  Un aparato de MIE, como el Aim Fitness Tracker de Skulpt —un aparato manipulable del tamaño de una cajetilla de cigarros, más o menos, el cual sostienes en diferentes partes de tu cuerpo—, utiliza una corriente optimizada para fluir a través de la grasa, así como para dar retroalimentación sobre la calidad de tus músculos. También está diseñado para colocarse en músculos específicos del cuerpo, dando una imagen detallada de qué tan fuerte es cada grupo muscular y reuniendo lecturas específicas de grasa para múltiples partes de tu cuerpo.

  El Skulpt Aim al parecer es tres veces más preciso que el calibrador de piel y cinco veces más preciso que la bioimpedancia. Es relativamente caro, aunque puedes compartirlo con otros miembros de tu familia, amigos o clientes. Skulpt también va a sacar un modelo más básico, Chisel, que también da lecturas del porcentaje de grasa corporal y la calidad muscular, más barato en el momento en que escribo esto. Puedes conseguirlos en Amazon.

- **Bod Pod (pletismografía de desplazamiento de aire).** Esta opción involucra sentarte dentro de un compartimento en forma de huevo durante cinco minutos o menos, mientras los instrumentos miden cuánto aire desplaza tu cuerpo. Aunque necesitarás estar quieto, no hay molestias asociadas con esta prueba. Algunas personas dicen sentirse igual que al estar en un elevador o en un avión al despegar. El Bod Pod es uno de los análisis de composición corporal más precisos que existen hoy. El único problema es que necesitarás encontrar un Bod Pod cerca de ti. Asimismo, necesitarás visitas de seguimiento para determinar si ha habido cambios en la composición de tu cuerpo desde tu primera visita.

- **Escáner DEXA (absorciometría con rayos X de doble energía).** Un escáner DEXA son rayos X que dan una lectura detallada, en general y por regiones, de la masa de grasa, de la masa magra y la masa ósea. Estarás familiarizado con ella, particularmente las mujeres, pues este método se utiliza frecuentemente para medir la densidad ósea. Aunque se considere muy preciso para medir la grasa corporal, el doctor Jason Fung cree que no mide bien la masa corporal magra.

  El uso de rayos X hace que este método sea el más preciso de la lista. También hace que el escáner DEXA sea uno de los métodos más caros, así como una fuente de exposición a radiación, aunque a niveles muy pequeños. Es probable que tengas que investigar un poco antes de encontrar un lugar que lo haga —muchos hospitales, universidades con centros de fisiología del deporte y clínicas tienen uno. Ten en mente que para que el escáner DEXA sea realmente de ayuda necesitarás repetirlo cada ciertos meses para ver cómo cambia tu composición corporal. (Deja muy claro cuando hagas tu cita que quieres un análisis de masa corporal magra, no de densidad ósea.)

Medida de la cintura

Medir tu cintura es un registro importante que debes seguir, pues se trata de una medida que es muy precisa para predecir tu riesgo de muerte por enfermedad cardiaca y otras causas. Además, esta medida importante es fácil de tomar: con una cinta medidora, mide la distancia alrededor de la parte más pequeña de tu abdomen, debajo de tu caja torácica y encima de tu ombligo. Hay cintas de medir muy baratas que se atoran y luego se retraen automáticamente, eliminando cualquier problema de qué tan apretada o suelta debes mantener la tapa, y haciendo que sea incluso más fácil leer tu medida. Ésta es una guía general para circunferencias de cintura sanas:

- Hombres: 94-102 centímetros se considera sobrepeso; algo mayor a 102 centímetros es obeso
- Mujeres: 80-88 centímetros se considera sobrepeso; algo mayor a 88 centímetros es obeso

Tu cintura es un predictor muy importante de tu salud porque la clase de grasa que se acumula alrededor de tu cintura —llamada "grasa visceral" o "grasa abdominal"— está relacionada con la liberación de proteínas y hormonas que causan inflamación, las cuales pueden dañar tus arterias y afectar la forma como metabolizas los azúcares y las grasas. Por esta razón, la grasa visceral se vincula fuertemente con la diabetes tipo 2, la enfermedad cardiaca, el infarto, el Alzheimer y otras enfermedades crónicas. Ver que tu cintura se reduce es un gran indicador de una mejoría en la salud.

Porcentajes generales de grasa corporal (lineamientos del Consejo Americano de Ejercicio)

Clasificación	Mujeres (% grasa)	Hombres (% grasa)
grasa esencial	10-13	2-5
atletas	14-20	6-13
en forma	21-24	14-17
aceptable	25-31	18-24
obeso	32 y más	25 y más

Peso

Menciono el peso total al final porque, en sí mismo, no es un marcador muy preciso de salud. Tu peso tiene muchas variables, por ejemplo, la densidad de tu estructura ósea. Así que, un jugador de futbol americano musculoso, magro, puede pesar mucho pero eso por supuesto no significa que tenga riesgo de disfunción metabólica. Aun así, tu peso se puede medir y registrar fácilmente, y puede darte buena información sobre la dirección hacia la que vas.

Te recomiendo registrar tu peso inicial y luego pesarte diario a la misma hora del día, por lo general después de haber ido al baño y antes de que comas. Esto ayudará a minimizar las variables cotidianas.

Debes saber, sin embargo, que es posible pesar más que antes si empiezas a ganar peso en músculo al mismo tiempo que pierdes grasa. Así que pésate con cuidado y resiste la tentación de hacerlo varias veces al día.

Regístrate y empieza a utilizar www.cronometer.com

Sin una herramienta analítica precisa para registrar tu consumo de alimentos, será virtualmente imposible evaluar y perfeccionar tu programa. Ir a ciegas en esto no te dará una comprensión total de lo que estás comiendo en realidad, ya sea en términos de calorías o de nutrientes.

Lo más importante, no serás capaz de determinar el equilibrio de macronutrientes que sea mejor para ti. No sabrás, por ejemplo, cuántos gramos de proteína te mantienen en la zona quemagrasa si no sabes cuántos gramos de proteína necesitas o comes. Desde mi perspectiva, es absolutamente imperativo que utilices consistentemente una herramienta como los monitores de nutrientes en línea que menciono a continuación si esperas tener algún éxito implementando este programa.

Introducir los alimentos que comes en una base de datos en línea te permitirá mantener un registro preciso de todo lo que comes o bebes. Entonces puedes combinar esta información nutricional con la información biométrica que tengas —como tu peso y tus niveles de glucosa— para comprender cómo afectan tu bioquímica y tu metabolismo los alimentos que ingieres.

Por fortuna, hay una gran herramienta de la que me enteré desde un principio a través de uno de los lectores de mi revista de salud. Cronometer es un servicio gratis con tres grandes ventajas:

- **Datos precisos.** Cronometer está comprometido con utilizar sólo información de alta calidad de macro y micronutrientes que se obtiene de las fuentes más confiables, para que puedas tener un registro preciso de tu consumo nutricional. Cronometer obtiene la mayoría de su información de la Base de Datos de Nutrientes Nacional del Departamento de Agricultura (USDA, por sus siglas en inglés) y de la Base de Datos de Nutrientes y Alimentos del Centro Coordinador de Nutrición.

  Cronometer añadió productos alimenticios comerciales a sus bases de datos, pero estas entradas se limitan a los detalles nutricionales mencionados en la etiqueta, las cuales no incluyen muchos de los micronutrientes importantes para tu salud. Por ejemplo, las nueces de Brasil son una fuente excelente de selenio, pero si incluyes una marca de ellas quizá no veas mucho del selenio que consumes si no está listado en la etiqueta. Es mejor que introduzcas el genérico "nueces de Brasil", lo que provee información sobre todos los nutrientes conocidos de estas nueces. Lo mismo sucede para el escáner de código de barras en la aplicación del celular; estos elementos sólo contienen los datos en la etiqueta. Así que puede ser conveniente poder introducir elementos con un escáner de código de barras; sin embargo, recomiendo que lo hagas sólo cuando no puedas encontrar un alimento equivalente en las fuentes de información de mayor calidad.

Todos los elementos en la base de datos contienen información de macronutrientes para que puedas ver de inmediato cuántos gramos de carbohidratos, proteínas y grasas estás consumiendo. Así que, si no te preocupa monitorear los micronutrientes, puedes relajarte más sobre el registro de elementos desde las bases de datos menos completas y el escáner de código de barras.

- **Interfaz gráfica elegante y fácil de utilizar.** Para hacer que sea más fácil introducir la información, puedes crear tus propias recetas personalizadas para que puedas añadir múltiples ingredientes fácilmente con un solo clic. Por ejemplo, cada una de mis tres comidas regulares tiene más de 15 ingredientes, pero puedo introducir toda la receta como "comida" en la página del diario con un solo clic. Es posible que tome tiempo establecer estas recetas personalizadas al principio, pero una vez que lo hagas, el registro de información tomará por lo general menos de dos minutos al día.

El verdadero poder de este programa viene de los gráficos detallados que te muestran exactamente qué tan cerca estás de cumplir tus metas personalizadas de nutrientes, hasta cada uno de los aminoácidos, las vitaminas y los minerales. Puedes decirle a Cronometer que establezca una meta de macronutrientes para ti que esté de acuerdo con la TMM eligiendo la opción "Alta en grasa/Cetogénica" en las opciones que se abren cuando das clic sobre "Resumen de calorías" ("Calories Summary"). Cuando lo hagas, verás una barra de color en el centro de tu tablero que te permite ver tanto los gramos como el porcentaje de cada macronutriente que consumiste ese día.

Muchas de las medidas en tu tablero también se muestran con mayor detalle en ventanas emergentes si pasas el ratón encima de ellas. Por ejemplo, puedes moverlo hacia la barra de "Grasa" ("Fat") y te mostrará el porcentaje preciso de grasas monoinsaturadas, poliinsaturadas y saturadas. O puedes mover el ratón sobre cualquier otro registro de nutrientes, como carbohidratos o fibra, y te mostrará los principales alimentos en esa categoría para que no sólo adivines tu consumo. Ésta es una forma conveniente de identificar rápidamente los alimentos que contribuyen a tus consumos totales diarios de carbohidratos sin fibra y proteínas.

- **Te permite mantener un registro visual de tu progreso.** A través de una característica llamada "Snapshots" puedes subir fotos de tu porcentaje de grasa corporal en diferentes momentos de tu viaje con la TMM para ver los cambios que ocurren en tu apariencia física.
- **Es el único monitor de alimentos personalizado para la TMM.** El fundador de Cronometer, Aaron Davidson, en realidad desarrolló el programa para su uso porque ningún monitor existente le daba suficiente información que él consideraba importante para su salud. Aaron es un apasionado vocero antienvejecimiento y quería una herramienta que le ayudara a implementar fácilmente su propio programa de nutrición, ¡así que creó el suyo! Incluí la historia de su experiencia con el programa más abajo.

Ahora, la mejor parte: contacté a Aaron y le pedí que personalizara Cronometer para quienes quisieran implementar la TMM, y estuvo dispuesto a hacerlo. El resultado es un programa como ningún otro en todo el planeta. Te ayudará a tener el control para mejorar dramáticamente tu salud. También servirá para impulsar la investigación en nutrición al permitirnos tomar anónimamente información nutricional de los registros de quienes implementen la TMM.

Puedes ir a https://cronometer.com/mercola para registrarte y obtener una cuenta gratis de Cronometer, enrolándote en el estudio de la TMM. Los usuarios también tendrán derecho a un descuento de 20 por ciento en todas las suscripciones doradas de Cronometer.

DESCUBRIR UNA FORMA TODAVÍA MÁS EFECTIVA –Y DISFRUTABLE– DE OPTIMIZAR LA SALUD

Por Aaron Davidson, creador de *Cronometer*

Escribí originalmente el programa para Cronometer en 2005 porque estaba siguiendo la dieta CRON (Calorie Restriction with Optiman Nutrition, Restricción calórica con una nutrición óptima). CRON requiere comer muy pocas calorías mientras intentas obtener toda la nutrición que necesitas de alimentos de alta calidad. Es casi imposible practicarla sin software que registre cuidadosamente y acomode las combinaciones de alimentos nutritivas en una tabla calórica limitada. Cientos de estudios han demostrado que la dieta CRON tiene poderosos efectos antienvejecimiento. Sin embargo, es muy difícil de hacer. Logré seguir en ella durante varios años, pero eventualmente la dejé.

Luego empecé a escuchar más y más sobre la investigación de las dietas cetogénicas (altas en grasa y bajas en carbohidratos) y los ayunos intermitentes, los cuales comparten muchos de los beneficios de la restricción calórica. La diferencia es que el ayuno intermitente y las dietas para quemar grasa son mucho más fáciles de seguir que la dieta CRON.

Muchas personas adoptan una dieta alta en grasa y baja en carbohidratos para perder peso o tratar una enfermedad como cáncer, diabetes o epilepsia. Yo no tenía enfermedades crónicas. Estaba en buena forma. Pero soy un apasionado de trabajar hacia una salud óptima. Me convenció la cuantiosa evidencia de que una dieta cetogénica puede reducir el estrés oxidativo, normalizar los desequilibrios hormonales, bajar la inflamación y aumentar la claridad mental y la atención.

También soy un gran *nerd* y, para ser honesto, tener una excusa para probar y monitorear mis niveles de cetonas y glucosa cada día era una gran cereza en el pastel. Me parece fascinante ver la respuesta de mi cuerpo a diversos alimentos y horarios de comida. Al monitorear con cuidado mi consumo alimenticio y medir mis cetonas y glucosa, he aprendido cuál es mi umbral máximo de carbohidratos para permanecer en cetosis. Un punto en contra: ¡aprendí que disfrutar de una cerveza significaba no más cetonas al día siguiente!

Al mismo tiempo que empecé a comer una dieta baja en carbohidratos y alta en grasa, también empecé a practicar el ayuno intermitente. Hago ayunos de varios días (tomando sólo agua, café, té y caldo) y cotidianos al reducir mi ventana de alimentación a sólo siete horas. Al principio, ayunar era muy difícil, pero conforme me adapté a la grasa, me fue mucho más fácil. He aprendido la importancia de un poco de caldo a lo largo del día para mantener equilibrados los electrolitos, lo que hace una enorme diferencia.

Algunos de mis efectos secundarios favoritos en el estilo de vida quemagrasa incluyen:

- Energía mental estable todo el día. ¡No hay bajones a media tarde!
- Rara vez tengo hambre entre comidas.
- Mi gingivitis crónica desapareció.

Sólo me permito una cosa, dado que no estoy practicando esta dieta por ninguna clase de problema médico, y es tomarme un descanso en las vacaciones. No recomiendo hacerlo a menos de que tengas una personalidad muy disciplinada. Paso algunos meses en modalidad cetogénica, me tomo algunas semanas libres disfrutando las comidas sociales que vienen con las vacaciones, como algunos de los alimentos "prohibidos" y luego reinicio la modalidad cetogénica con un ayuno de varios días. Para mí, es una decisión de estilo de vida; yo quiero pasar la mayor parte de mi tiempo en un estado quemagrasa, pero tener cierta flexibilidad para cambiar algunas veces al año. Es más fácil para mí decir no a la cerveza, la pizza y las hamburguesas durante mis periodos cetogénicos estrictos si sé que llegará el tiempo en que pueda disfrutar estas cosas después. No siento que me prive de ellas.

Dicho lo cual, realmente disfruto mi estilo de vida cetogénico y la comida es genial: huevos con tocino, bombas de grasa, nueces, ensaladas ahogadas en aceite de oliva, guacamole, cremosos estofados tailandeses con coco. ¡Es delicioso!

Cómo utilizar Cronometer para la TMM

Para comenzar, puedes introducir cada alimento que comas por separado, registrando cuánto comiste en gramos. Es importante pesarlos realmente utilizando una báscula de cocina digital y no sólo adivinar. Recuerda, la precisión de tu análisis será tan válida como la información que incluyas.

Más adelante, cuando tengas algunas comidas favoritas que consumas mucho, puedes introducirlas como tus recetas personales. También puedes incluir recetas favoritas que hayas creado por tu cuenta o encontrado en internet o en libros de cocina cetogénica.

De esa manera puedes introducir toda una comida con un solo clic. Puedes añadir cosas a esta lista en cualquier momento, pero tener tus comidas principales ya registradas hará que registrar tu consumo diario sea más rápido y fácil. Entonces, cada mañana, introduce todas las comidas que planeas consumir más tarde ese día, utilizándolo como "agenda".

Esto te da la oportunidad de ver el análisis de ese día *antes* de que comas. También te da la flexibilidad de añadir o eliminar alimentos, o cambiar tamaños de porciones para alcanzar tus metas. Esto es algo mucho mejor que incluir la información después de comer, dado que ya habrás perdido la oportunidad de tomar decisiones diferentes que pudieran haberte acercado a tu meta. Así que te recomiendo siempre introducir la información en la mañana, antes de que empieces a preparar tus comidas.

En ese sentido, es importante señalar lo obvio: necesitas registrar *cada* alimento o bebida que toque tus labios. Si eres inconsistente o si tus entradas no reflejan las porciones reales, entonces la información generada tendrá fallas y podrá dañar potencialmente tu salud.

Es *mucho* mejor ser honesto y registrar todo, incluso si te arrepientes de una decisión cuando la tomas. De esa manera, puedes aprender de la experiencia al notar exactamente cómo responde tu cuerpo ante esa decisión, por ejemplo, analizando tu aumento de glucosa postprandial. No monitorear de forma completa y precisa hace que sea casi imposible comprender tu información. Recuerda, a la única persona que hieres al no registrar bien lo que comes es a ti mismo. Aunque pueda sonar dramático, esto puede significar la diferencia entre la vida y la muerte, especialmente para las personas que están utilizando este programa para manejar la dieta como parte de su estrategia contra el cáncer.

También puedes decirle a Cronometer cuánto quieres comer de cierto tipo de alimento y te ayudará a monitorear qué tan bien te estás apegando a estas metas. Se llama "establecer tus metas de macronutrientes", lo cual explicaré con más detalle en el capítulo 7. La opción "Alta en grasa/Cetogénica" de Cronometer es un caso especial. En lugar de monitorear índices específicos, calculamos dinámicamente una meta máxima para tu consumo de carbohidratos y proteína, y establecemos el resto para las grasas. Es así porque comer demasiados carbohidratos reprimirá la cetosis natural, y demasiada proteína hará lo mismo porque el cuerpo puede convertir el exceso de proteína en glucosa a través de la gluconeogénesis.

Carbohidratos totales *versus* carbohidratos netos

Puedes elegir monitorear los carbohidratos como totales o netos. Por facilidad, nosotros utilizamos los carbohidratos netos: los carbohidratos totales menos la fibra. Esto lleva a una meta calórica más precisa para los carbohidratos dado que la fibra no contribuye mucho a tu total de calorías.

Algunos nutrientes, como la vitamina D, sólo se encuentran en pequeñas cantidades en los alimentos que comes. Después de monitorear tu consumo de nutrientes durante algunos días, verás si tienes deficiencia de esta vitamina. También ten en mente que la cantidad diaria recomendada (CDR) para la vitamina D se establece en un nivel ridículamente bajo, así que querrás asegurarte de obtener al menos tres veces la CDR para ese nutriente. Esto usualmente significa que necesites tomar un suplemento con D3. También podrás ver qué otros nutrientes en específico faltan en tu dieta. Puedes cambiar tu dieta para contener alimentos que ayuden o decidir tomar suplementos nutricionales específicos (hay más información sobre monitorear tu vitamina D en la página 127).

Aunque tu identidad siempre permanecerá privada, las políticas de uso para Cronometer nos permiten recaudar información anónimamente para documentar la efectividad de la TMM. La intención es publicar esta información para que podamos probarle al mundo la efectividad de este programa.

Recuerda: si eliges no pesar los alimentos, tus resultados no serán precisos. Así que, por favor, pesa todos tus alimentos antes de introducir los datos. Por lo general sólo necesitarás pesar cada alimento una vez porque una cucharada del mismo alimento siempre debería pesar lo mismo. Pesar no es un inconveniente tan grande como parece; de hecho, puede que disfrutes hacerlo y es una parte esencial del proceso si vas a obtener información útil del programa.

Ajusta tu actitud

Quiero hablar de los aspectos mentales y emocionales de embarcarse en la TMM. No importa qué tanta información tengas si te acercas a un gran cambio de vida sin una mente abierta y un corazón abierto porque estarás limitando tus oportunidades de tener éxito. ¿Para qué perder el tiempo con falsas esperanzas?

Las investigaciones muestran que una dieta quemagrasa puede disparar cambios importantes y poderosos en tu salud en sólo unos cuantos días. Tener tanto la información *como* la inspiración que necesitas te ayudará a sacar el mayor provecho de tu inmersión en el estilo de vida para quemar grasa. Una actitud positiva te ayudará a obtener y construir sobre estos beneficios desde el principio.

Es posible que hayas elegido este libro porque estés enfrentando un diagnóstico médico serio, ya sea algo agudo, como cáncer en su última etapa, o crónico, como diabetes, problemas de sobrepeso o fibromialgia. Donde sea que te encuentres dentro del espectro entre salud y enfermedad, hay un cambio fundamental en el pensamiento que necesita preceder a la acción, y es empezar a verte como un participante activo y empoderado de tu propia salud.

Esto difiere de la forma como opera actualmente el sistema médico convencional, en el cual los pacientes son considerados receptores de cuidados, lo que significa que los médicos toman las decisiones y tú haces caso. Esta dinámica no es meramente el resultado de la arrogancia del médico; al contrario, muchos pacientes están comprensiblemente asustados y agobiados, y están buscando esa "poción mágica" que sea simple, rápida y efectiva. Someterse por completo al cuidado de un médico involucra un mínimo esfuerzo y un máximo de fe. En lugar de tomar un papel activo en sus decisiones de salud, estos pacientes quieren meramente que los médicos los "arreglen", señalen el "mejor" curso a tomar y sepan cuál es el mejor paso siguiente en cualquier punto.

Mantén informados a tus médicos sobre tu viaje en la TMM

Si has leído hasta ahora, es claro que buscas hacer algo diferente. Te estás aleccionando sobre formas comprobadas de asumir más responsabilidad y control de tu propia salud. Pero ahora que estamos dejando atrás la investigación y entramos en la implementación como tal, es posible que necesites aumentar tu determinación para volverte una persona que tome las decisiones activas en su viaje hacia la salud.

Una gran parte de adoptar la dieta quemagrasa es verte a ti mismo como copiloto, pues por supuesto quieres que tus médicos convencionales estén informados sobre lo que estás haciendo. Aunque no necesitas su permiso para cambiar tu dieta —no más de lo que necesitarías su permiso para comer una pizza en la cena—, sí quieres que todos los participantes de tu salud estén conscientes de lo que estás haciendo por tu cuenta, lo que incluye todo, desde planes de alimentación hasta suplementos y cuidados complementarios (como acupuntura, quiropráctica, masajes u otras modalidades holísticas).

Hay dos razones muy importantes por las que necesitan estar informados. Primero, puede haber elementos de tu situación particular que necesiten monitorearse detalladamente (consulta el cuadro que aparece abajo para una lista). Y segundo, si tus médicos saben de tus cambios dietéticos, incluso si no creen que tendrás beneficios, no podrán negar los cambios que vean en ti. Puede que esto no cambie su adhesión a los protocolos basados en evidencia, pero puede cambiar su actitud sobre apoyar tu esfuerzo. Esperemos que los cambios que vean en ti también los animen a tomar este plan con más seriedad y a investigar por sí mismos; quizá entonces abran los ojos ante el poder que tiene la alimentación para tratar las enfermedades.

ALGUNAS CONDICIONES QUE REQUIEREN OBSERVACIÓN MÉDICA O NUTRICIONAL DURANTE LA TRANSICIÓN A LA TMM

- Cáncer de hígado
- Enzimas hepáticas elevadas
- Cirugía o radiación esofágica
- Radiación en cabeza o cuello
- Diabetes
- Desequilibrios tiroideos (hipotiroidismo, hipertiroidismo o enfermedad de Hashimoto)
- Cirugía de *bypass* gástrico o tener actualmente una banda gástrica
- Problemas de digestión, ya sea por uso de opioides, desórdenes neuromusculares, enfermedades neurodegenerativas, otras enfermedades o efectos secundarios de tratamientos médicos
- Alergias alimentarias, sensibilidades y aversiones

- Intestino permeable
- Historia de pancreatitis
- Historia personal o familiar de piedras en los riñones
- Historia de problemas gastrointestinales, como síndrome de intestino irritable (SII), enfermedad de Crohn o colitis ulcerosa
- Enfermedad renal
- Sondas de alimentación
- Obstrucción de la vesícula biliar o extirpación. Uno puede compensar fácilmente la falta de vesícula biliar con el uso de suplementos de lipasa y bilis de buey, así que la extirpación de la vesícula no te elimina de la lista de candidatos para una dieta alta en grasa
- Bajo peso corporal
- Caquexia en cáncer
- Valores anormales en la química sanguínea (como albúmina baja)

CÓMO LIDIAR CON OBJECIONES COMUNES CONTRA LA TMM

Mi médico dice que la dieta no importa

Muchos médicos nunca han tenido ningún entrenamiento sustancioso en nutrición, lo que puede propiciar que sean escépticos sobre el valor de hacer cambios dietéticos para tratar o prevenir enfermedades. Toma esta objeción meramente como indicación de una falla fatal en nuestro sistema educativo médico y no como prognosis personal de éxito o fracaso. Si ellos creen que la dieta realmente no importa, entonces también deben creer que no te hará daño si alteras lo que comes. No hay evidencia concreta de que una dieta quemagrasa tenga algún efecto terapéutico en las enfermedades.

En este momento, la única prueba científica de que una dieta alta en grasa y baja en carbohidratos tiene un efecto beneficioso se relaciona con niños con ataques resistentes a los medicamentos. Sin embargo, esto no significa que no funcione para otras condiciones, sólo que las pruebas necesarias para demostrar un efecto todavía están a años de realizarse y requerirán muchos fondos que no se dedican generalmente a los estudios dietéticos. Por favor, comprende que no hay estudios que muestren que no funciona. Consulta el capítulo 2 para una lista completa de los estudios recientes e importantes sobre los efectos de las dietas altas en grasa y las enfermedades.

Mi médico no quiere que coma tanta grasa
Los lineamientos dietéticos actuales limitan las calorías de la grasa entre 20 y 35 por ciento del total. Estos lineamientos están basados en ciencia fallida, pero persisten. Por fortuna, en años recientes, algunos investigadores brillantes y dedicados han empezado a desentrañar estos mitos. Lo que están aprendiendo es que el exceso de carbohidratos, especialmente los que son fáciles de digerir, como granos, almidones y frutas, son la causa principal de muchas de las condiciones crónicas que degradan la salud desde la niñez.

Este plan de alimentación es demasiado restrictivo y difícil de implementar, no quiero tener que pesar todo
Puede parecer tedioso pesar tu comida, registrar tu consumo alimenticio y medir tus niveles de glucosa. No voy a pretender que no lo es, pero no tienes que empezar llevando un registro meticuloso. Puedes empezar en cualquier nivel de registro y análisis que te sea posible, y aumentar gradualmente tu capacidad de registro con el tiempo, conforme se vuelvan más fáciles otras partes del plan.

Asimismo, toma un momento para considerar qué tan inconvenientes, costosas y molestas pueden ser las terapias convencionales: la quimio, la radiación, las cirugías y los medicamentos peligrosos y potencialmente mortales son terriblemente inconvenientes, así como lo son la frustración por no ser capaz de perder peso y el sentido de descontrol sobre tu propio cuerpo y tu salud. Mientras que la TMM no es una cura, es una intervención metabólica fundacional y poderosa que encenderá tu cuerpo para empezar el proceso de curación. Por supuesto, esto requiere más esfuerzo de tu parte y necesitarás compromiso para poner tu plan en acción. Pero los beneficios sobrepasan por mucho los inconvenientes menores de pesar tus porciones y registrar bien tu progreso.

Necesito un plan de alimentación completo para poder hacerlo
Miriam Kalamian, la nutrióloga especializada en ayudar a clientes a adoptar una dieta quemagrasa y quien fue asesora en este libro, lo escucha mucho, pero sabe que, en realidad, puedes empezar sin más. Es por eso que ella y yo colaboramos de tres formas diferentes de empezar la TMM, que llamamos "rampas de acceso" y que explicaremos en el siguiente capítulo. Mientras que quizá creas que

necesitas cada comida detallada de antemano, en realidad sólo necesitas pensar en tu nuevo plan una comida a la vez. Si te sientes abrumado sólo de pensar en estos cambios, empieza con una comida alta en grasa al día y te parecerá más fácil completar rápidamente el día de sólo comidas para quemar grasa.

Hay muchas páginas web, libros de cocina e incluso servicios de menús que puedes utilizar como recursos para ayudarte a detallar y personalizar tu plan de comidas. Pero no necesitas un plan así para comenzar. De hecho, entre más te involucres personalmente en la investigación y la toma de decisiones, serás más capaz de hacer que la TMM funcione para ti y tu condición de salud particular.

Si todavía sientes que hay demasiados obstáculos para hacer estos cambios, considera trabajar con un nutriólogo o asesor de salud que se especialice en dietas terapéutica altas en grasa. Lo más probable es que todo lo que necesites sean unas cuantas horas de consulta para crear tu propio mapa a seguir.

Mi médico no quiere que pierda peso
Si estás en un peso sano o por encima de él, perder un poco de peso puede funcionar para sanar algunas de las condiciones subyacentes de enfermedades como la resistencia a la insulina. Dicho lo cual, comprendo que tu médico no quiera que pierdas peso, particularmente si tienes cáncer (una pérdida intencional de peso puede ser señal de que no estás tolerando los tratamientos estándar bien o que tu enfermedad está progresando). Si ya estás bajo de peso, puedes establecer un plan alto en grasa para proveer más calorías de las que se requieran para mantener tu peso actual y que así subas de peso con ese plan de alimentación.

No puedo costear alimentos orgánicos o no puedo encontrar alimentos locales de alta calidad
Está bien. Es mejor trabajar dentro de estas limitaciones que permitir que te impidan realizar cualquier cambio beneficioso. Trabaja lo mejor que puedas, dependiendo de donde estés ahora en términos de salud, capacidad culinaria, presupuesto y disponibilidad de alimentos. Lo importante es hacer el compromiso de empezar. Una vez que hayas experimentado los beneficios por ti mismo —por ejemplo, una vez que hayas visto cómo baja tu glucosa a un

nuevo nivel más sano—, te sentirás motivado para encontrar maneras de mejorar la calidad de los alimentos en tu plan.

No tengo tiempo para comprar y preparar las comidas
Éste es otro reto al que Miriam se enfrenta frecuentemente. Su consejo: es muy probable que ya pases algún tiempo en los supermercados y la cocina. Encuentra en internet algunas recetas fáciles de preparar, altas en grasa y bajas en carbohidratos, que tú creas que puedas disfrutar, y luego ve si tienes todos los ingredientes. Si no, añádelos a tu lista de compras. (Sí, necesitarás una lista, ya que visitarás varias partes del supermercado.) Otra opción: pide a tus amigos o familiares que te ayuden con esto. Es posible que no obtengas exactamente lo que quieres al primer intento, pero es un paso en la dirección correcta.

Necesito tener a la mano alimentos que no sean de la TMM para mis hijos o mi pareja
La realidad es que ese tipo de alimentos no son mejores para los miembros de tu familia de lo que son para ti. Aunque no puedes forzar a otros a adoptar la TMM, puedes dar un buen ejemplo cambiando a una dieta quemagrasa; usa esto como oportunidad de mejorar la salud de toda tu familia. Además, tus hijos y tu pareja tendrán suficiente acceso a esos alimentos fuera de casa; no es necesario que tengas tu alacena y refrigerador llenos de toda clase de productos cargados de carbohidratos y azúcar.

Si hay algunos alimentos de buena calidad, pero que no sean parte del plan de alimentación para quemar grasa, especialmente si son opciones adecuadas para los miembros más jóvenes de tu familia, designa un área claramente que sea "No TMM" para guardarlos. Luego acepta el hecho de que esa área está prohibida para ti.

Mi médico o mis amigos dicen que me saldrán piedras en los riñones
La TMM cambia la forma en que tus riñones manejan el sodio, lo que puede resultar en una pérdida de sodio y agua. El riesgo de piedras en los riñones se eleva si no estás bien hidratado porque tu orina contendrá concentraciones mayores de sustancias —como calcio, oxalato, urato, cisteína, xantina y fosfato— que puedan precipitarse fuera y formar piedras. Algunos alimentos en el plan

alimenticio quemagrasa también son altos en oxalatos, otro posible contribuyente a la formación de algunos tipos de piedras. Si tienes una historia familiar o personal de piedras en los riñones, habla con tu médico sobre un suplemento profiláctico, como una prescripción de citrato de potasio. Y todos los que siguen la TMM deben mantenerse bien hidratados y beber suficiente agua filtrada cada día.

Si estás trabajando con un médico que no reconoce tu derecho a participar de las decisiones sobre tu salud o no comprende tu perspectiva personal y tus preocupaciones, empieza a buscar un médico nuevo. Sí, tienes un poder increíble sobre tu salud a través de tus decisiones alimentarias, pero necesitas un equipo sólido y solidario, especialmente si te enfrentas a un diagnóstico serio. Cada miembro de ese equipo es importante.

Capítulo 7

Cómo empezar

Para este punto ya cubrimos las herramientas que necesitarás y los análisis que debes hacer antes de adoptar una dieta para quemar grasa. Ahora es tiempo de repasar la forma de empezar a tomar buenas decisiones sobre tu salud y crear las condiciones que necesitas para sanar tu metabolismo mitocondrial.

Éstos son algunos pasos para hacer que tu experiencia con la TMM tenga todo el éxito posible desde el principio.

Llena tu cocina con alimentos adecuados para la TMM

Tan pronto como te sea posible, ve al supermercado y compra suficientes alimentos adecuados para la TMM y llena las repisas de tus alacenas y refrigerador. Es crucial que hagas esto *antes* de empezar a deshacerte de los alimentos cargados con azúcares y carbohidratos porque querrás evitar ese sentimiento de "me muero de hambre, ¿qué puedo comer?" que te lleva a tomar malas decisiones. Date suficiente tiempo para comprar, para que puedas leer con cuidado las etiquetas y explorar partes del supermercado que tal vez te son desconocidas.

Consulta el capítulo 5 sobre los alimentos integrales de la TMM. También creé una lista de compras que puedes revisar rápidamente cuando estés haciendo la tuya para que sepas qué elementos debes poner en el carrito del súper. Además, elige dos o tres recetas adecuadas para la TMM que te agraden (revisa el cuadro en la página 169 para algunas buenas fuentes) y luego asegúrate de que los ingredientes para estas comidas o colaciones estén en tu lista.

Una vez que tengas varios alimentos para quemar grasa en tu refrigerador y que tu alacena esté llena, puedes empezar a purgar la cocina de cualquier alimento cargado con azúcares, almidones o carbohidratos. Seguir este orden te ayudará a sentir apoyo durante tu transición a una nueva forma de alimentación y sentirte apoyado te motivará para seguir adelante. Deja que tu punto de referencia sea el progreso, no la perfección.

ALIMENTOS ADECUADOS PARA LA TMM

Fotocopia esta lista y llévala contigo en tus primeros viajes al supermercado para ayudarte a reabastecer tu cocina con alimentos que facilitarán tu transición hacia la quema de grasa.

Verduras

- Espárragos
- Aguacate
- Brócoli
- Coles de Bruselas
- Col
- Coliflor
- Apio
- Pepino
- Col rizada
- Champiñones
- Lechugas
- Mezcla de hojas verdes
- Espinacas
- Calabacitas

Después de que te hayas adaptado a la grasa, puedes añadir cantidades limitadas de estos alimentos:

- Berenjena
- Ajo
- Cebolla
- Nabo
- Pimientos
- Colinabo

- Jitomate
- Calabazas (cantidades muy limitadas)

Frutas

- Moras (un puñado pequeño en lugar de una porción de verduras)
- Toronja (unos cuantos gajos, en lugar de una porción de verduras)

Proteínas

- Carne de res de libre pastoreo (idealmente con la certificación de libre pastoreo)
- Cordero
- Cerdo (que incluye cantidades limitadas de tocino y salchicha)
- Aves (de preferencia orgánicas y de libre pastoreo)
- Pescados y mariscos (salvajes)
- Sardinas y anchoas
- Carnes de caza
- Huevos (de preferencia orgánicos y de libre pastoreo)
- Carnes orgánicas

Lácteos

- Queso (quesos duros, como el cheddar o el parmesano, o suaves y altos en grasa, como el brie)
- Crema batida
- Crema agria (fermentada, sin almidones ni aglutinantes añadidos)
- Queso crema "original" entero

Nueces y semillas

- Macadamia (ricas en grasas saludables, pero bajas en carbohidratos y proteínas)
- Nueces de nogal
- Nueces de Brasil (ricas en selenio, pero limita tu consumo a dos al día porque son altas en proteína)

- Coco (incluye pulpa, leche, crema o harina sin endulzar)
- Avellanas
- Semillas de chía
- Semillas o corazones de cártamo
- Semillas de calabaza
- Semillas de ajonjolí negro
- Semillas de comino negro
- Trozos de cacao crudo
- Semillas de linaza (ricas en omega-3 y fibra; muélelas antes de comerlas)

Colaciones

- Aguacate
- Aceitunas
- Pepinillos (fermentados naturalmente; busca sal en la lista de ingredientes, no vinagre)

Grasas y aceites

- Aceite de coco
- Aceite de TCM
- Mantequilla de cacao
- Mantequilla cruda orgánica, o ghee, de libre pastoreo
- Manteca o sebo de animales criados orgánicamente, lo mejor para saltear
- Otras grasas animales saturadas, como grasa de pato
- Aceite de oliva extra virgen (para aderezos o mayonesa casera)
- Verduras fermentadas, idealmente hechas en casa o comerciales (sin pasteurizar), utilizadas como condimento

Endulzantes

- Stevia (gotas, de preferencia orgánicas)
- Lou han guo o fruto del monje
- Xilitol, aunque ten cuidado, ¡es tóxico para los perros!
- Eritritol

Elimina la tentación limpiando la alacena

Es mucho más fácil resistir la urgencia de comer carbohidratos si no están en tu casa. Una parte esencial de tu preparación para adoptar la TMM es revisar tus alacenas y quitar cualquier cosa que no sea compatible con el plan. Regálaselo a amigos o llévalo a un albergue. Es posible que también puedas devolver alimentos empaquetados que todavía no hayas abierto a tu supermercado y utilizar el dinero de la devolución para comprar alimentos que sí pertenezcan a la TMM. Entre más rápido hagas esto, es menos probable que te encuentres con una tentación.

Aprende a leer las etiquetas

Conforme limpies tus alacenas y evalúes nuevos alimentos para llevar a tu casa, es importante mejorar tus habilidades para leer las etiquetas y que puedas determinar si un alimento es apropiado para tu dieta quema grasa. Empieza con la línea más importante en cualquier etiqueta nutricional: los carbohidratos totales. Esto es todavía más importante que los azúcares, pues el azúcar que forma cadena de almidones muchas veces no se menciona en la lista. Sorprendentemente, las complicadas y confusas reglas que gobiernan lo que es identificado como azúcar permiten que los almidones con cadenas de glucosa de más de tres moléculas de largo tengan un pase libre. Sin embargo, este truco de la etiqueta no pasará desapercibido en tu cuerpo, y la glucosa terminará circulando en tu torrente sanguíneo de la misma manera que la glucosa en el azúcar de mesa. Así que, si la etiqueta dice cero gramos de azúcar y 20 gramos de carbohidratos, ese alimento no será apropiado para la dieta de la TMM.

La segunda línea más importante que debes leer es la fibra. Aunque la fibra es un carbohidrato, las moléculas de glucosa están unidas de forma que no puedan terminar en circulación, así que no tienen un impacto en la glucosa o la insulina. Además, la fibra contribuye a tu salud general, en parte porque alimenta tus bacterias intestinales beneficiosas. Para determinar los carbohidratos netos, resta la cantidad de gramos de fibra del total y gramos de carbohidratos listados en la etiqueta. La única advertencia que Miriam señala es que si el alimento es altamente procesado y contiene mucha fibra suplemental —como una tortilla baja en carbohidratos—, será mejor que restes sólo la mitad de la cifra de gramos de fibra mencionadas del total de carbohidratos, pues parte de esa fibra añadida puede ser del tipo que provoca un aumento en la glucosa o la insulina. Con algunas excepciones, esto no sucede con la fibra encontrada en alimentos enteros.

Regresemos a la etiqueta. También será mejor que te asegures de que no haya grasas hidrogenadas entre los ingredientes. A través de otro tecnicismo, los fabricantes pueden incluir estos aceites destructores de la salud entre los ingredientes; pero sólo si la cantidad por porción es menor a 0.5 gramos pueden listar la cantidad de grasas trans como "cero gramos". Es mejor que las grasas poliinsaturadas sean pocas porque éstas son omega-6 y la mayoría vienen de fuentes altamente refinadas e inflamatorias. No se necesita mucho para desequilibrar el margen de omega-6 a omega-3 hacia una dirección poco sana. Pon atención a la línea de grasas saturadas también, pero considera que son bienvenidas en el plan de la TMM, aunque por lo general todas las recomendaciones nutricionales tradicionales las demonicen. No compres o comas un alimento a menos que reconozcas cada ingrediente en el paquete.

El jarabe de caña orgánico, el jarabe de maple, la miel de abeja y el néctar de agave no son adecuados en esta dieta, como tampoco lo es el azúcar refinado. Busca la lista de azúcares escondidos en el cuadro de la página 158. Incluyen ingredientes como almidón modificado. Incluso la salsa de soya puede contribuir con pequeñas pero significativas cantidades de carbohidratos. ¡No gastes tus raciones en estos alimentos vacíos!

Saca el azúcar de tu dieta

Ya sea que hayas estado comiendo una dieta común o incluso una dieta basada en alimentos enteros, es muy probable que la mitad de las calorías que has estado consumiendo se deriven de alimentos sobrecargados con carbohidratos, y no sólo por los azúcares obvios en los dulces y postres, sino la glucosa y otros azúcares que hay en los almidones, los granos, las frutas, los lácteos y las leguminosas que has estado comiendo.

Recuerda que para entrenar a tu cuerpo en la quema de grasa como combustible debes reducir dramáticamente tu consumo de todas las formas de azúcar. Necesitarás reducir tus carbohidratos netos (los carbohidratos totales menos la fibra) a menos de 40 gramos al día. Tu cuerpo necesitará al menos algunas semanas, hasta algunos meses, antes de que se adapte completamente a quemar grasa como combustible principal.

Es posible que seas capaz de comprender este concepto intelectualmente, pero puede ser difícil arraigarlo en verdad y eliminar todas las formas de azúcar de tu dieta, en especial por cuatro razones:

1. **Tu cuerpo actualmente depende de reabastecer frecuentemente la glucosa.** Cuando dejas de comer alimentos que finalmente se convierten en azúcar en tu cuerpo antes de que se haya adaptado a quemar grasa como combustible principal, seguirás experimentando hambre y antojos conforme se vacían tus reservas de glucógeno y tu hígado no es capaz de encender las cetonas como un combustible alternativo más limpio que la glucosa.

   Como Miriam lo describe, "Comer algo rico en carbohidratos eleva la glucosa, que entonces dispara la insulina. Luego la insulina saca la glucosa al torrente sanguíneo, causando que tus niveles de azúcar en la sangre bajen. Este cambio envía señales a tu cerebro para que te haga experimentar hambre. Es un círculo vicioso del que debes salir. Para algunas personas, los antojos sólo duran un par de días, pero para otros es una semana o más".

   La buena noticia es que, una vez que hayas hecho la transición hacia la quema de grasa, tus antojos por azúcar y almidones, e incluso por la comida chatarra, se evaporarán como por arte de magia, y podrás dejar pasar horas entre comidas sin ningún esfuerzo y sin experimentar la mínima sensación de hambre.

   Lo mejor es que, una vez que hayas cambiado tu cuerpo hacia la quema de grasa como combustible principal, regularmente introducirás varios días de ayuno al mes en los que tu consumo de carbohidratos netos puede subir a 100 o 150 gramos de carbohidratos netos al día. Esto evitará que tus niveles de insulina bajen demasiado.

2. **Sin saberlo, has estado comiendo alimentos que se forman principalmente de azúcares.** Incluso los alimentos que considerabas "seguros" pueden estar cargados con azúcares añadidos. (Ve el cuadro en la página 158 para fuentes sorprendentes de azúcares escondidos.) Como resultado, es probable que en algunos momentos te preguntes, "¿qué puedo comer exactamente?"

   Consulta constantemente tu lista de alimentos para la TMM (en las páginas 151-153) y asegúrate de tener estos alimentos a la mano. Creo que un puñado de nueces de macadamia o de nogal calman el hambre muy bien y son fáciles de transportar a donde vayas. Encuentra un par de alimentos a los que puedas recurrir y tener acceso en el trabajo, en tu auto y en casa, para que no caigas en la tentación de comer una bolsa de papas.

3. **Puede ser un reto comer suficientes calorías de grasa para remplazar adecuadamente las calorías que obtenías de los azúcares y almidones, especialmente en el principio de tu adaptación a la dieta para quemar grasa.** La gente ha sido entrenada para evitar comer grasa. No se da naturalmente al principio, así que es probable que no remplaces todas las calorías que elimines. Eso te coloca en un déficit, lo que sólo puede intensificar el hambre hasta que logres la transición hacia la quema de grasa. Registrar todos tus alimentos en Cronometer en tiempo real te ayudará a verlo por ti mismo para que puedas resolver el problema rápidamente.

La buena noticia es que, una vez que lo hayas logrado, podrás pasar entre 13 y 18 horas fácilmente sin la necesidad de comer durante tu ayuno diario porque estarás quemando las reservas de grasa como combustible y tu cuerpo no enviará señales de hambre. Durante la transición, las bombas de grasa, los aguacates y las nueces de macadamia son muy útiles, pues son una forma deliciosa y conveniente de consumir una cucharada —o más— de grasas saludables para llenar ese hueco de energía.

4. **Tus antojos pueden ser la necesidad de apoyo emocional.** Si has estado comiendo alimentos altos en carbohidratos como consuelo, tus antojos son emocionales y físicos, y serán más difíciles de vencer. Comer una bomba de grasa puede remplazar el *brownie* que te habrías comido en otro momento, pero si has estado comiendo para sentirte mejor emocionalmente, tu reto es encontrar una nueva manera de sentirte amado y cuidado. Tu red de apoyo, que incluye terapeutas, puede tener un papel importante en esto. Asimismo, como una de mis maneras favoritas para resolver problemas emocionales es la Técnica de Libertad Emocional, una forma de acupresión que puedes hacer tú mismo, la cual libera las emociones atoradas y te ayuda a replantear viejas creencias. Visita eft.mercola.com para saber más.

Fuentes escondidas de azúcares			
Condimentos	*Bebidas*	*Colaciones*	*Comidas*
salsa	lattes	fruta fresca o seca	muchos platillos tailandeses y vietnamitas, como el pad thai
cátsup	cafés con saborizantes	yogurt con saborizantes	comidas congeladas
aderezos para mezclas de ensaladas	bebidas de té helado	mantequilla de cacahuate con azúcares añadidos	
salsa *barbecue*	kéfir con saborizantes	mantequillas de nueces con azúcares añadidos	
salsa teriyaki	licuados comerciales		
marinadas embotelladas	la mayoría de las bebidas mezcladas		
pepinillos	vinos blancos y espumosos dulces		
encurtidos	cremas en polvo, con o sin lactosa		
aderezo de miel y mostaza	leches deslactosadas (busca las palabras "sin endulzar" en el empaque)		
ensalada de col comercial	jugos que contienen frutas y tubérculos		
salsa de tomate			

Es mejor dejar de golpe la adicción cuando te deshagas del azúcar

Sé que hay muchas ocasiones en las que será tentador darle "sólo una mordida" a ese pastel o a ese postre, en la fiesta de cumpleaños de un niño, en una fiesta familiar o incluso cenando en un buen restaurante. Pero comer cualquier azúcar puede hacer que resbales. El azúcar es adictivo y no es fácil resistirse a comerlo sólo con fuerza de voluntad. Además, comer algunos carbohidratos de más aquí y allá hará que sea más difícil que adoptes una quema de grasa total, lo que interfiere con la eliminación de tus antojos por algo azucarado.

Asimismo, es probable que no tengas éxito con el plan si estás dispuesto a hacer excepciones; la TMM sólo puede resistir pocas libertades, particularmente al principio, cuando intentas entrenar a tu cuerpo a quemar grasa. La mejor forma de permanecer comprometido con tu plan es crear nuevas costumbres que no tengan nada que ver con la comida.

Por una variedad de razones, es posible que quieras conservar algunas de esas tradiciones, como la cena de Navidad, así que ponte el reto de encontrar un gran platillo bajo en carbohidratos que puedas servir. Tus amigos y familiares tal vez vean tu plan de otra manera si descubren que tus alimentos son tan sabrosos como los que se sirven comúnmente. Planea con anticipación y haz una rápida investigación en internet utilizando términos como "crema pastelera de coco cetogénica" o "espagueti de calabacita". Ya hay grandes recetas que puedes encontrar, y aparecen nuevas cada día. Tus encuentros sociales serán mucho más agradables si estás totalmente adaptado a quemar grasa como combustible principal. Si los alimentos que haya ahí serán un reto, asegúrate de comer la mayoría de tus porciones para ese día antes de salir de casa y así dejarás de lado los antojos, ayudándote a resistir cualquier tentación que no sea sana.

Recuerda: no puedes vivir en ambos mundos. Si continúas comiendo carbohidratos e intentando combinar eso con una dieta alta en grasa, seguirás bajo el control de las señales de insulina, y esa combinación es peligrosa para tu salud. Trabajar con un asesor de salud puede hacer mucho por ti para encontrar formas de navegar por los mares de esa tentación e introducir unos pocos carbohidratos aquí y allá.

Determina tus macronutrientes

Como mencioné antes, la TMM es una dieta alta en grasa, baja en carbohidratos y adecuada en proteína, y ya mencioné los alimentos específicos dentro de cada una de estas amplias categorías incluidas en la TMM en el capítulo 5. Ahora es tiempo de cavar un poco más y elegir exactamente cuántos gramos de cada uno de estos macronutrientes consumirás en *tu* versión de la TMM. Al tomarte el tiempo de calcular algunas metas específicas, tendrás algunos lineamientos invaluables que seguir conforme empiezas a quemar grasa.

Lo llamo "tu versión de la TMM" porque no hay una respuesta para todos sobre cuántos nutrientes exactamente debería comer cada uno al día. Estas cifras necesitan personalizarse para tu cuerpo y tu estado de salud. Lo harás de esta manera:

Proteínas

Éste es uno de los aspectos clave para diferenciar el programa de la TMM. A diferencia de la mayoría de las recomendaciones de las dietas Atkins y Paleo, la TMM provee recomendaciones muy precisas para la proteína, para minimizar el impacto de activar el mTOR y otras secuencias bioquímicas de señalización, y restaurar la salud de tu mitocondria.

La regla de oro para determinar cuánta proteína debes comer al día es seguir la fórmula de un gramo de proteína por cada kilogramo de masa corporal magra. Para determinar esa cifra, primero deberás calcular tu masa corporal magra. La forma más simple y fácil es comparar tus fotos con las de otras personas con diferentes porcentajes de grasa corporal. Aunque esto no es preciso, es mejor que adivinar o no registrar ningún estimado (ve el capítulo 6 para más información sobre las diferentes herramientas de evaluación).

Una vez que hayas obtenido tu porcentaje de grasa corporal, multiplícalo por tu peso en kilogramos; esa cifra es la grasa que cargas en kilogramos. Resta ese número de tu peso corporal total para determinar tu masa corporal magra. Luego multiplica esa cifra por 1.0 para obtener la cantidad de gramos de proteína que deberías comer en un día.

Por ejemplo, para una mujer de 66 kilogramos con 33 por ciento de grasa corporal (una cantidad común para una mujer con ese peso):

66 × 0.33 = 21.78 kilogramos de grasa
66 − 21.78 = 44.22 kilogramos de masa corporal magra
44.22 × 1 = 44.2 gramos de proteína

En este ejemplo, los 44 gramos de proteína deben dividirse en tres comidas, lo que significa casi 15 gramos para cada comida. Para porciones de carne, una porción igual a ¼ del tamaño de una baraja de cartas contiene entre 5 y 7 gramos de proteína. Para pescados, cada ¼ de una porción del tamaño de una chequera contiene entre 5 y 7 gramos. También hay proteína en las verduras, nueces y semillas. Así que, para obtener 15 gramos de proteína en la comida, la porción de carne de esta mujer debería ser alrededor de ½ o ¾ del tamaño de una baraja de cartas.

Una vez que hayas determinado la cantidad de gramos de proteína que necesitas, ayuda empezar a enseñarte visualmente algunas claves para asegurarte de que tus porciones siempre se mantengan a raya. Pesar tus porciones y luego registrarlas en tu Cronometer te ayudará a entrenar tu ojo para determinar la porción adecuada para cada tipo de alimento con proteína que comas y para darte una retroalimentación precisa sobre cuánta proteína consumes. Ser capaz de visualizar los tamaños de las porciones también simplificará comer fuera de casa y evitar que te desvíes de tu plan alimenticio para quemar grasa cuando viajes.

De nueva cuenta, la TMM es muy individualizada. Si tienes una enfermedad grave, como cáncer, es posible que necesites bajar tu consumo de proteína para minimizar la actividad en las secuencias que puedan contribuir a la enfermedad. Trabaja con un nutriólogo o un asesor profesional para ayudarte a determinar qué meta de proteína es la correcta para ti, y comprende que tus necesidades pueden cambiar con el tiempo.

Carbohidratos

Un principio básico de la TMM es limitar tu consumo de carbohidratos netos a menos de 50 gramos al día, o de 4 a 10 por ciento de tus calorías diarias. Ten en mente que esta cifra varía ampliamente de una persona a otra. La cantidad exacta de carbohidratos que funcionan mejor para mantener tu cuerpo en un estado quemagrasa puede ser mucho más bajo, especialmente si eres resistente a la insulina, muy sedentario o tienes diabetes tipo 2. Entonces tu límite superior será tan bajo como 20 gramos, al menos al principio del plan.

Algunas personas necesitarán mantener su consumo de carbohidratos netos muy bajo, entre 10 y 15 gramos al día, para entrar y permanecer en la zona de quema de grasa. Otros tendrán que ir más alto, con 40 gramos o más. Incluso cuando encuentres la cantidad que te funciona ahora, puedes necesitar ampliarla o reducirla con el tiempo, basándote en tu salud o tus metas y la retroalimentación que te da tu cuerpo.

Una buena forma de descubrir una meta inicial es considerar estos lineamientos que Miriam utiliza con sus clientes:

- Si tu dieta es actualmente pesada en carbohidratos, con muchos alimentos procesados y azúcares, o si te estás enfrentando a un cáncer agresivo (como cáncer cerebral), empieza con una meta baja, entre 10 y 15 gramos. Dejarlo en el mínimo te ayudará a enfocarte en eliminar todos los carbohidratos que no sean esenciales en tu dieta (como las salsas o la cátsup, que contienen azúcares naturales y escondidos).

- Si ya estás comiendo una dieta de alimentos enteros, parecida a la Paleo, incluso si estás atendiendo algunos problemas serios de salud como el cáncer, busca consumir 20 carbohidratos netos al día. Esto también es un buen punto de partida si consumes medicamentos tiroideos o si estás lidiando con fatiga suprarrenal. Elegir sabiamente sería dar cabida a la gran variedad de verduras bajas en carbohidratos netos, que son ricas en nutrientes y fibra.

- Si tu dieta actual es nutricionalmente adecuada y estás adoptando un plan de alimentación para quemar grasa simplemente para maximizar tu salud, también puedes establecer tu meta inicial en 20 gramos de carbohidratos al día. Quizá puedas aumentar a 40 gramos al día con el tiempo, sin ver un impacto negativo en tu glucosa, pero por lo general es mejor empezar abajo.

Una vez que hayas hecho el cambio en tu cuerpo para quemar grasa como combustible principal, puedes ser capaz de consumir un poco más, de 40 a 80 gramos de carbohidratos netos al día; o si eres un atleta con una gran necesidad energética, quizá incluso 100 gramos. Sin embargo, ten cuidado con esto, pues quieres permanecer en un estado de quema de grasa. Aquí es donde será muy útil monitorear la glucosa y las cetonas conforme experimentas con introducir más carbohidratos. Si la glucosa tiende a subir y sales de tu cetosis nutricional —es decir, si tus niveles de cetona en la sangre caen a menos de 0.5 mmol/L— has excedido tu tolerancia a los carbohidratos.

También recuerda que los carbohidratos que reintroduzcas deben ser todavía de fuentes vegetales con fibra, bajas en carbohidratos netos, con quizá un poco más de fruta o una pequeña porción de leguminosas o tubérculos, no granos ni azúcares añadidos.

Tu metabolismo y tus niveles de actividad pueden variar día con día o semana tras semana, así que sé realista sobre tus metas y prueba el impacto de estos cambios al observar tus niveles de glucosa y cetonas. Cualquiera que sea el número real de carbohidratos netos que busques comer cada día, lo importante es que tu cifra ideal personal de carbohidratos netos sea mucho menor de lo que comes actualmente.

Una vez que tengas una cifra base de gramos de carbohidratos, recuerda: se trata de carbohidratos netos. Para determinar tus carbohidratos netos simplemente resta los gramos de fibra del total de gramos de carbohidratos. Cronometer hace que sea muy fácil y calcula hasta décimas de gramo para que puedas saber exactamente dónde estás parado.

Te darás cuenta de que los carbohidratos aumentan rápidamente si no meditas bien tus decisiones alimentarias. Por ejemplo, si sigues utilizando tu crema favorita sin azúcar en tu café, fácilmente podrías gastar 6 gramos de tu preciada cuota antes de que siquiera hayas llegado al desayuno.

Para familiarizarte con el contenido de carbohidratos de los alimentos llenos de nutrientes, haz una búsqueda en internet de "verduras y frutas bajas en carbohidratos". Busca las que te agraden y estés dispuesto a probar. No encontrarás muchas frutas bajas en carbohidratos, así que por ahora deberás contentarte con las moras (siempre elige orgánicas). También desarrolla el hábito de leer con cuidado las etiquetas nutricionales. Guarda listas de los alimentos que te gusten y sean bajos en carbohidratos; te serán útiles cuando estés comprando en el supermercado y planeando comidas.

Un punto importante: entre más bajos sean tus carbohidratos, será más probable que transiciones rápidamente a ser una máquina quemagrasa. Dicho lo cual, también serás más propenso inicialmente a experimentar los efectos secundarios de la transición, como náusea, fatiga, niebla mental y constipación. (Ve las páginas 187-189 para más información sobre cómo manejar los efectos secundarios.)

Grasas

Ahora que has establecido tus metas de consumo de proteínas y carbohidratos, la mayoría de tu consumo calórico diario será en forma de grasa saludable. Recuerda: como expliqué en el capítulo 1, querrás evitar todos los aceites vegetales refinados y los aceites de nueces. Son proinflamatorios y la mayoría de los comerciales están contaminados con herbicidas y solventes tóxicos. Enfócate en añadir grasas saturadas (como las de proteínas animales y aceite de coco) y grasas monoinsaturadas (aguacate y aceite de oliva), con grasas poliinsaturadas que sólo vengan de nueces y semillas (ve el capítulo 5 para una lista y más información sobre nueces y semillas, y recuerda que las semillas de linaza deben molerse antes de que las comas para mejorar la biodisponibilidad de sus nutrientes).

También recuerda que no es bueno consumir más de 3 o 4 por ciento de tu total de calorías como grasas omega-6 porque dañarán tus membranas celulares y mitocondriales. Y ten en mente que las grasas saturadas animales generalmente son altas en proteína, así que asegúrate de contar eso para que no excedas tus niveles de proteína establecidos.

La meta será entre 70 y 85 por ciento de tus calorías diarias en un consumo de grasas saludables. En general, eso significa que añades dos o tres cucharadas de grasa extra a cada comida, y una cucharada en al menos una colación. (Por supuesto, puede variar de una forma u otra de acuerdo con tus necesidades energéticas personales.) Aunque este lineamiento es simple, comer tanta grasa está tan lejos de los límites que te han enseñado, que una vez que saques el exceso de carbohidratos y proteínas, puede ser difícil consumir suficientes calorías a menos de que formes el hábito de comer más grasa. Dales tiempo a tu paladar y a tu mente para que se acostumbren a comer esta cantidad de grasa en cada comida.

Ésta es claramente una dieta alta en grasa y muchas personas simplemente no pueden digerir bien las grasas. Esto es especialmente cierto si te extirparon la vesícula. Si entras en esta categoría, es imperativo que tomes dos suplementos, bilis de buey y enzimas digestivas con suficiente lipasa. Tómalos cada vez que consumas un alimento alto en grasa, deberán mejorar radicalmente tu capacidad de digerir las grasas saludables.

Para ayudar a aumentar tu consumo diario de grasa busca en internet recetas de bombas de grasa sencillas (una rápida búsqueda te dará cientos de opciones). Tenerlas a la mano puede hacer que disfrutes mucho más tus días en la dieta quemagrasa. Si sigues con ella sí lograrás tu transición hacia la quema de grasa y disfrutarás de tener menos hambre así como una reducción dramática en tus antojos de algo dulce. Y si eres como la mayoría de las personas, has luchado con eso toda tu vida.

Elige tu punto de partida

Me doy cuenta de que me he referido a la TMM como una "dieta quemagrasa". Aunque *es* un plan completo de alimentación, la TMM es menos una dieta y más un *continuum* de mejoras de salud y estilo de vida. Evoluciona, pero no necesariamente tiene un final (aunque, una vez que hayas estado en la modalidad de quema de grasa durante un tiempo, deberás pasar por periodos en los que eleves tu consumo de carbohidratos netos, algo que explicaré en el capítulo 10).

Dado que seguir un plan de alimentación quemagrasa es un *continuum*, hay muchas formas de empezar. Me gusta pensar en ellas como rampas de acceso. Trabajé con Miriam para detallar tres opciones de rampas básicas —por lo que alguna en particular tendrá más sentido para ti— y las particularidades de lo que ese camino implicará en tu vida cotidiana.

Existen múltiples factores al decidir qué rampa es mejor para ti, incluidos:

- **Tu dieta actual.** ¿Comes principalmente alimentos enteros, una dieta estilo Paleo o simplemente sobrevives con alimentos empaquetados y comidas preparadas? El plan de alimentación para quemar grasa no es un choque potencial a tu paladar si ya comes en su mayoría una dieta sana. Por ejemplo, si ya preparas la mayoría de tus comidas en casa, utilizando alimentos enteros, puedes ser capaz de introducirte de inmediato al plan quemagrasa. Sin embargo, si no tienes mucha experiencia en la cocina, un acercamiento más gradual y pausado puede ser mejor para ti.
- **Tu salud actual.** ¿Te acaban de diagnosticar algo? ¿Qué tan avanzada está tu enfermedad, y hay algún riesgo de que mueras de ella en un futuro cercano? ¿Qué tan resistente eres? ¿Estás bajo o pasado de peso? Si tu salud ya está comprometida por terapias convencionales como múltiples sesiones de quimioterapia, o si estás bajo de peso, tendrás un mayor beneficio si entras poco a poco al plan.

- **Tu red de apoyo.** ¿Tus amigos y familiares están dispuestos a ayudarte a cocinar, comprar o darte apoyo moral? ¿O estás criando a tus hijos por tu cuenta o mientras tu pareja trabaja? ¿Tus seres queridos te apoyan por adoptar una dieta alta en grasa, o se sienten escépticos? ¿Qué tal el apoyo de tus médicos?

  Necesitas confianza para poder comprometerte y ocasionalmente necesitarás un poco de apoyo para seguir adelante. Si no tienes un apoyo fuerte, aun así puedes adoptar absolutamente este estilo de alimentación, pero tendrás más probabilidades de triunfar si te das tiempo y espacio para organizarte primero. Una vez que experimentes algunos de los primeros beneficios, como verte libre de antojos y tener más energía, eso alimentará naturalmente tu emoción y te dará la motivación que necesitas para continuar.

  Trabajar con un asesor de salud que se especialice en personas que pasan por una transición hacia la quema de grasa como combustible puede ser una forma extremadamente poderosa de aumentar tus posibilidades de éxito. Los familiares, amigos u otros cuidadores comprometidos con ayudarte también servirán de asesores si están dispuestos a hacer la investigación que te ayudará a elegir sabiamente la mejor rampa para tu actual dieta y estado de salud. Al menos, llama a tu equipo para juntar provisiones, comprar los alimentos correctos y preparar comidas deliciosas.

No hay una única forma correcta de empezar. La decisión correcta es el camino que te ayude a tener un progreso estable, lo que significa que la forma como empieces no es tan importante como la forma en que te muevas en ese *continuum*. Así que, elige lo que mejor se adecua a ti ahora.

En la rampa de acceso 1: entra poco a poco

Pros: te da la oportunidad de organizarte poco a poco al purgar lentamente tu alacena, comprar los ingredientes nuevos e investigar un par de recetas que utilizarás al principio. Evita que te sientas abrumado al darte oportunidad de probar las comidas y perfeccionar cada nueva habilidad antes de continuar con la siguiente. También te permite ajustar gradualmente tu paladar y cambiar tus hábitos de preparación de alimentos para incluir más alimentos altos en grasa en tus comidas.

Hacerlo poco a poco también te ayuda a evitar los efectos secundarios de una pérdida de peso acelerada, que pueden incluir la liberación rápida de hormonas y toxinas, previamente guardadas en las células de grasa, hacia el torrente sanguíneo. También reduce una serie de síntomas comúnmente llamada "gripa cetogénica", que incluye náusea, fatiga, dolores musculares y niebla mental, los cuales pueden ocurrir cuando tu cuerpo cambia de una fuente de combustible a otra.

Contras: la única desventaja importante de este acercamiento es que puedes perder tiempo preciado si tienes una enfermedad grave que cause un deterioro rápido. Pero si no es tu caso, un inicio gradual en la TMM puede incluso darte algunas ventajas que no tendrías si empezaras de inmediato o lo arrancaras con un ayuno: un estudio exploratorio al azar en 2005 encontró que niños con ataques a quienes se les dio un plan quemagrasa gradualmente tuvieron menos efectos secundarios y más tolerancia que los niños que iniciaron con un ayuno.[1]

Cómo hacerlo: empieza con una comida alta en grasa, moderada en proteína y baja en carbohidratos al día. Miriam sugiere que el desayuno sea: dos huevos cocinados con una cucharada de mantequilla o ghee, y una cucharada de aceite de coco. Los huevos absorberán los aceites y no se sentirán demasiado grasosos. Asegúrate de revisar también la "Lista para comenzar" (ve la página 178). Registra este desayuno en Cronometer para que puedas ver la importante retroalimentación sobre tu consumo nutricional.

Conforme tu rutina del desayuno se establezca, puedes agregar también una comida alta en grasa. Come una ensalada con varias tazas de hojas verdes, la mitad de un aguacate y algo de proteína (la porción dependerá de tus necesidades diarias de proteína, las cuales ya comenté en este capítulo). Incluye otras verduras bajas en carbohidratos, como brócoli o calabacita) rociadas con mantequilla pasteurizada. Miriam cree que está bien esparcir un poco de queso rallado sobre la ensalada también, mientras sea sólo la porción de un condimento y cuente como parte de tu consumo diario.

Registra tus ingredientes y sus pesos en gramos en Cronometer. Si utilizas los mismos ingredientes básicos para la ensalada todos los días, puedes ahorrar tiempo a largo plazo registrándolos como una receta. Puedes agregar la proteína por separado, dependiendo de tu elección para ese día.

Después, prepara también una cena alta en grasa. Si lo necesitas, añade algunas colaciones altas en grasa entre la comida y la cena, hasta que estés comiendo una dieta alta en grasa todo el tiempo. Al mismo tiempo te alejarás de los carbohidratos netos que formaban la mayor parte de tu alimentación anterior.

Siéntete libre de experimentar con una variedad de recetas altas en grasa. Conforme añadas más alimentos altos en grasa a tus rotaciones cotidianas, empieza añadiendo tus combinaciones favoritas en Cronometer como recetas para que después, cuando ya estés comiendo grasa todo el tiempo, casi no requiera ningún esfuerzo registrar tus elecciones comunes.

Muestra de plan de alimentación para la rampa de acceso "poco a poco"

* Al empezar tu día

    Mide tus niveles de glucosa al despertar. Si no tienes hambre todavía, no comas nada. Espera hasta que realmente tengas hambre.

* Desayuno

    Hora: cuando tu hambre sea patente.

    De qué: en su mayoría proteína y grasas, como dos huevos cocinados con una cucharada de ghee y una cucharada de aceite de coco, o un huevo con dos tiras de tocino (para mantener tu consumo de proteína adecuado, pero no excesivo). Si necesitas algo que sea más rápido, intenta un licuado con leche de almendras sin endulzar, proteína en polvo sin endulzar (revisa la cantidad de carbohidratos en la etiqueta), leche y una cucharada de leche de coco o una cucharadita de aceite TCM, dos fresas o un puñado pequeño de moras, y stevia al gusto.

* Comida

    Hora: algunas horas después de tu primera comida.

    De qué: una comida típica para ti, aunque estás buscando reducir la cantidad de carbohidratos. Si por lo general comes un sándwich, quítale la tapa. Si por lo general comes un tazón de pasta, elige mejor una sopa consistente.

- Cena

    Hora: empieza a cenar un poco más temprano de lo que acostumbras; quizá tres horas antes de acostarte, pero cualquier cambio aquí es bueno.

    De qué: cena lo que sea común para ti, pero incluye más verduras bajas en carbohidratos netos de las que normalmente comerías y una porción más pequeña de proteína.

- Colaciones

    Hora: cuando sea necesario.

    De qué: un puñado de nueces de macadamia o una cucharada de mantequilla de almendras mezclada con una cucharadita de aceite de coco sobre un tallo de apio.

- Antes de acostarte

    Analiza y registra tu nivel de glucosa para que puedas monitorear cómo cambia con el tiempo.

BUENAS FUENTES EN INTERNET PARA RECETAS ALTAS EN GRASA, BAJAS EN CARBOHIDRATOS Y CON PROTEÍNA MODERADA

www.ketodietapp.com
www.ruled.me
www.ketogenic-diet-resource.com
www.charliefoundation.org

También puedes buscar en internet utilizando la palabra "cetogénico". No utilices "bajo en carbohidratos" o "alto en grasa" porque muchas veces saldrán recetas demasiado altas en proteína.

En la rampa de acceso 2: entra de lleno

Pros: es posible que estés muy motivado para empezar a comer diferente y mejorar tu metabolismo mitocondrial, y este acercamiento te permite entrar de lleno mientras ves un progreso de inmediato. Esta estrategia también es útil si tienes un problema grave de salud que requiera una intervención inmediata.

Contras: puedes sentirte abrumado si intentas entrar de lleno antes de que hayas abastecido tu refrigerador y tu alacena con los alimentos adecuados. También puedes experimentar más efectos secundarios conforme haces el cambio hacia la quema de grasa como combustible, como náusea, niebla mental, fatiga y calambres musculares. Asimismo, si entras de lleno es más probable que experimentes una pérdida de peso rápida, lo que puede o no ser deseable basado en tu peso y tu estado de salud actual.

Cómo hacerlo: reducir tus carbohidratos netos entre 20 y 25 gramos al día, limitar tu proteína a un gramo por kilogramo de masa corporal magra (ve la página 160 para más información sobre cómo establecer tus metas de proteína y carbohidratos) y remplazar una parte significativa de tus calorías con fuentes de grasa de alta calidad. *Realmente tendrás que retarte a ti mismo para poder comer suficiente grasa al principio.* Depende de tus requerimientos calóricos, pero quizá necesites añadir el equivalente a tres o más cucharadas de grasa en cada una de tus tres comidas principales y una o más cucharadas en tu colación.

Además, querrás consumir estos alimentos dentro de una ventana de alimentación restringida, como explicaré en el capítulo 10. Es muy importante también para la salud mitocondrial dejar de comer al menos tres horas antes de acostarte, permitiendo una ventana de 13 a 18 horas antes de tu siguiente bocado. (Por ejemplo, si tu última comida es a las cinco de la tarde, tu primer alimento del día siguiente deberá ser a las nueve de la mañana.)

Empieza preparando comidas muy simples. Consulta el cuadro siguiente para lineamientos sobre preparar comidas.

Empieza monitoreando tus niveles de glucosa (monitor descrito en el capítulo 6). Revísalos tres veces al día de acuerdo con este programa:

- Al despertar (antes de que hayas comido o bebido nada, incluyendo té o café). Ésta es tu glucosa en ayuno.
- Justo después de comer tu primer alimento del día. En una situación ideal, querrás esperar para comer hasta que tu nivel de glucosa esté debajo de 80 (aunque muchas personas tal vez nunca tengan estas lecturas tan bajas por alguna condición preexistente de salud).
- Al acostarte. Esta lectura te da la retroalimentación de tus decisiones alimentarias en el día.

Muchos monitores de glucosa guardarán tus lecturas anteriores, pero recomiendo registrar tus resultados idealmente en Cronometer. Conforme te embarques en la dieta y tu cuerpo empiece la transición hacia la quema de grasa, es probable que tus lecturas brinquen de altas a bajas. Pero conforme tu cuerpo aprenda gradualmente cuánta grasa quemar como combustible, verás que tus cifras se estabilizan y con el tiempo tienden hacia la baja. Esto te permitirá un dominio sorprendente, te dejará una satisfacción enorme y la motivación necesaria para seguir comprometido con el nuevo plan.

Empieza a registrar tu consumo de alimentos en Cronometer.com/mercola. Empieza con una comida al día y aumenta poco a poco hasta registrar todo lo que comes. Si pasas algún tiempo registrando tus comidas más frecuentes como recetas, verás que introducir tu consumo diario de alimentos luego sólo tomará unos cuantos minutos al día. El programa no sólo te ayudará a ver tu progreso, sino que te permitirá compartir fácilmente tu registro de alimentos y tu perfil nutricional con tu médico o asesor de salud profesional. (Recuerda: si registrarlo es demasiado agobiante para ti, puedes planear en cambio lo que comes, utilizando Cronometer para revisar los valores de los nutrientes.)

Establecer tu perfil y registrar algunas comidas específicas que planees usar seguido tomará algunas horas de tu tiempo, pero después de ese esfuerzo inicial, sólo necesitarás unos cuantos minutos al día para registrar tus alimentos y monitorear tu información.

Muestra de plan de alimentación para la rampa de acceso "entra de lleno"

- Al empezar tu día
  Mide tus niveles de glucosa antes de beber o comer nada. Luego disfruta tu café o té con una o dos cucharadas de mantequilla de libre pastoreo, aceite de coco o aceite de TCM en él. Opcional: espésalo con una licuadora de mano.

- Desayuno
  Hora: retrasa esta comida hasta que realmente sientas hambre. Como explicaré en el capítulo 10, extender los periodos de tiempo sin alimento tiene muchos beneficios metabólicos. Con el tiempo, llegarás a tener entre 13 y 18 horas entre tu última comida del día anterior y tu primera del día siguiente.

De qué: en su mayoría proteína y grasas. Ejemplos, huevos cocinados con una cucharada de ghee y una cucharada de aceite de coco. Opcional: añade calabacita rallada o espinacas. O disfruta un licuado con leche de coco, la mitad de un aguacate, una cucharada o dos de crema espesa o aceite de coco para añadir más grasa, y alrededor de 30 gramos de una mezcla de semillas recién molidas. Añade la stevia necesaria.

- Comida
  Hora: idealmente, cuando tu nivel de glucosa sea 80 o menos, o algunas horas después de tu primera comida.

  De qué: dos o tres tazas de hojas verdes, medio aguacate, una porción de proteína adecuada para ti (como pollo, pescado o cordero; usa tu báscula para una medida precisa), dos cucharadas de aceite de oliva extra virgen, un chorrito de vinagre de vino blanco y (opcional) dos cucharadas de queso duro (como parmesano) rallado encima.

- Cena
  Hora: al menos tres horas antes de acostarte, pues comer de noche, cuando tus necesidades energéticas son pocas, puede inundar tu mitocondria con ROS. Lo explicaré con más detalle en el capítulo 10, pero por ahora, busca cenar un poco más temprano de lo que acostumbras.

  De qué: empieza con una porción de proteína adecuada para ti, como salmón, carne de res o pollo, cocida con suficiente grasa de alta calidad —grasa de pato, grasa de tocino, manteca o ghee—, además de verduras bajas en carbohidratos servidas con suficiente mantequilla o aceite de oliva o de coco. Idealmente, ésta debe ser tu comida más ligera del día. Recuerda: generarás más radicales libres indeseables si comes grandes cantidades de combustible justo antes de dormir, en un momento cuando lo necesitas menos. También resultará en un daño mitocondrial porque evita que se den las actividades nocturnas de restauración que contribuyen a la salud celular.

- Colaciones
  Hora: como se necesiten durante tu ventana de alimentación.

  De qué: nueces de macadamia, nueces de nogal, apio, aguacate, bombas de grasa.

Rampa de acceso 3: empezar con un ayuno de agua

Si básicamente estás sano o no tienes exceso de peso, creo que ésta no es la mejor estrategia para ti, porque claramente resultará en una pérdida de peso. Si como la mayoría de la gente, tienes sobrepeso, ésta puede ser la mejor elección pues ayudará a encender la capacidad de tu cuerpo de quemar grasa como fuente principal de alimento. Así que, en lugar de tomar algunos meses o más para lograr esta habilidad de quemar grasa, puedes alcanzar este estado con algunos días de ayuno (ve el capítulo 10 para más detalles sobre cómo ayunar).

Puedes utilizar el tiempo que ahorres comprando comida y preparándola para limpiar tu alacena (comentado con anterioridad en este capítulo), eliminando todos los alimentos que no sean sanos de tu hogar y remplazándolos con los que más te ayuden a tener éxito quemando grasa como combustible principal.

Muestra del protocolo de ayuno de agua

Un ayuno de agua no se limita a sólo agua, hay otros líquidos —e incluso algunas semillas— permitidos. Ésta es tu guía de lo que puedes utilizar para permanecer hidratado y obtener nutrientes mientras le das un descanso a tu digestión y una oportunidad a tu cuerpo de encender su capacidad de quemar grasa:

Líquidos permitidos

- Agua (ilimitada)
- Té (ilimitado)
- Café (hasta seis tazas al día, caliente o frío)
- Caldo hecho en casa (ilimitado, aunque notarás que lo necesitas menos conforme te acostumbras al ayuno)

Lo que puedes añadir a tu agua

- Rebanadas de limón
- Rebanadas de lima (no te las comas, ni ninguna otra fruta)
- Vinagre de manzana (crudo, orgánico, con "la madre" o el cultivo de bacterias beneficiosas que convierte la sidra en vinagre)
- Sal del Himalaya

Lo que puedes añadir a tu café o té (hasta una cucharada)

* Aceite de coco
* Aceite de TCM
* Mantequilla (orgánica, pasteurizada, de preferencia cruda)
* Ghee (orgánico, pasteurizado, de preferencia crudo)
* Crema (orgánica, pasteurizada, de preferencia cruda)
* Canela molida
* Limón (para el té)

Lo que puedes añadir a tu caldo mientras se cocina (cuélalo antes de tomarlo)

* Sal del Himalaya
* Cualquier verdura que crezca sobre el suelo, en especial hojas verdes
* Cebollas o chalotes
* Zanahorias picadas
* Huesos de animales
* Huesos de pescado
* Cualquier hierba y especia
* Hojas de linaza enteras, orgánicas (una cucharada por taza de caldo)

Consejos para un inicio exitoso

* **Ten un plan para el hambre.** En los primeros días o semanas de tu transición hacia la quema de grasa puedes experimentar hambre, especialmente si no remplazas las calorías de los carbohidratos con calorías de grasa. Añadir aceite de TCM a tus alimentos o bebidas te ayudará a llenar el hueco de energía (consulta el capítulo 5 para más información sobre el aceite de TCM). Sólo ten cuidado de empezar con una cantidad pequeña y tolerable, como una cucharadita o dos, y gradualmente llegar hasta una cucharada o más. Disminuye un poco la cantidad si experimentas inflamación o diarrea. Si no toleras mucho el TCM (esto varía ampliamente), puedes usar aceite de coco. Miriam sugiere mezclar una cucharadita o dos en una cucharada de mantequilla de almendra

y comerla sobre un tallo de apio, o puedes mezclarla en tu taza de café o té. El aguacate es otro gran alimento que tener a la mano en estos primeros días; puedes comerlo directo de la cáscara, con un poco de sal de mar y quizá rociado con aceite de oliva y unas gotas de limón fresco. ¡Te prometo que no tendrás hambre durante mucho tiempo después de comer un aguacate como colación! La fibra que contiene hace que te sacie, y es alto en potasio y grasa monoinsaturada.

- **Ten a la mano colaciones altas en grasa.** Una de las partes más difíciles de este plan es asegurarte de consumir suficiente grasa para mantenerte saciado y evitar tener antojos conforme tu cuerpo empieza a quemar grasa. Asegúrate de comer colaciones que sean *principalmente de grasa* para manejar el hambre y la energía entre comidas sin aumentar tu consumo de carbohidratos y proteína. Éstos son algunos ejemplos de colaciones altas en grasa:
- **Bombas de grasa:** pequeños dulces caseros o botanas saladas que contengan un porcentaje alto de grasa, usualmente aceite de coco. Busca en Google "bombas de grasa" para encontrar recetas.
- **Aguacate:** comerlo directamente de la cáscara con una cuchara y un poco de sal de mar, o aplastarlo para preparar guacamole y comerlo con un poco de chicharrón.
- **Nueces de macadamia, de nogal o de Brasil:** también puedes preparar un hummus delicioso con nueces de macadamia, pero limita tu consumo de nueces de Brasil a dos al día.
- **Aceite de coco, mantequilla y crema:** mezclados en el café, el té o una taza de caldo.
- **Pudín de chía:** hecho con leche de coco y endulzado con stevia.
- **Aceite de TCM:** ve el capítulo 5 para lineamientos sobre este suplemento.
- **Añade variedad lentamente.** En los primeros días, o incluso semanas, de seguir el plan de alimentación de la TMM, te facilitarás mucho las cosas si utilizas sólo unos cuantos alimentos para tus colaciones y comidas. Esto hará más fácil la planeación de tus comidas y también te permitirá ver cómo estos alimentos afectan tus niveles de glucosa y a ti.

Conforme te sientas más cómodo con los puntos básicos de una dieta alta en grasa, puedes empezar a incorporar nuevas recetas y otras opciones de alimentos. Recuerda: la TMM es un *continuum*; siempre habrá nuevas cosas que aprender y recetas que intentar. Simplemente empieza en el nivel que te parezca mejor y personalízalo a partir de ahí.

- **Mantente hidratado.** Conforme hagas la transición hacia la quema de grasa, tus riñones cambiarán la forma en que manejan sus niveles de sodio, lo que puede resultar en que tu cuerpo libere parte del agua que había estado reteniendo. Junto con esa agua, puedes perder algunos electrolitos y sodio, lo que provoca efectos secundarios como calambres musculares, palpitaciones cardiacas o fatiga (comentaré los efectos secundarios en el capítulo 8). Por este motivo, asegúrate de beber suficiente agua filtrada en estos primeros días de tu plan de alimentación alto en grasa, así como añadir a tus alimentos sal del Himalaya natural, pues contiene minerales y electrolitos.

  Resiste la tentación de tomar bebidas isotónicas o agua de coco, pues contienen mucha azúcar o endulzantes artificiales. Incluso el agua de coco contiene una buena dosis de carbohidratos.

El consejo de transición de Miriam:

Si experimentas cualquier efecto secundario, como fatiga, niebla mental o calambres musculares, ¡tal vez tomar un poco de caldo casero de pollo, pescado o carne con sal puede ser todo lo que necesites para sentirte mejor! Asimismo, muchos estudios recientes muestran que la vitamina K_2 (como MK-7) reducirá radicalmente los calambres musculares, así que es mejor tomar la K_2 antes de dormir.

- **Encuentra una forma de registrar lo que comes que funcione para ti.** Personalmente, me encanta la precisión de la TMM, lo que incluye pesar la comida, vigilar el consumo y monitorear los niveles de glucosa. Pero me doy cuenta de que estos elementos pueden ser intimidantes o incluso abrumadores, especialmente en las primeras semanas o meses del plan, cuando son tan nuevos para ti. Entonces, aquí hay algunos recordatorios sobre por qué monitorear tu consumo de alimentos y tus niveles de glucosa es una pieza clave del plan de quema de grasa:
- **Retroalimentación en tiempo real que puedes personalizar.** Cuando empieces a vigilar tu consumo de alimentos y tus niveles de glucosa, rápidamente aprenderás cómo es que distintos

alimentos y comidas afectan tus cifras. Es información crucial que puedes utilizar para refinar tu plan conforme te mueves hacia tus metas de salud. Por ejemplo, puedes llegar a ver que la cafeína provoca un aumento en tus niveles de glucosa. Es mucho mejor saber que la cafeína es la culpable en lugar de imaginar otros escenarios que te hagan cuestionar la eficacia de la dieta. O puedes aprender justamente lo opuesto: que una taza de café no influye para nada en tu día, así que no hay ningún motivo para evitarlo.

- **Precisión.** A menos de que registres cada parte de los alimentos que tocan tus labios, no sabrás con seguridad si la dieta está teniendo un efecto más allá de la pérdida de peso. Necesitas más información para ver si eres capaz de hacer un progreso hacia otras metas, por ejemplo, bajar tu glucosa en ayunas. Aunque ofrezco lineamientos para el plan en este libro, todavía necesitarás personalizarlo para tus propias necesidades, estado de salud, diagnóstico específico y metas. Y no serás capaz de hacer este perfeccionamiento si no tienes la información clara sobre los nutrientes que ingieres y los que quizá aún necesites.
- **Motivación.** Cuando puedas ver una lista de todo lo que has comido y monitorear la mejoría en tus niveles de glucosa y tus otros biomarcadores con el tiempo te motivará para continuar con el plan y seguir perfeccionándolo para cubrir tus necesidades particulares.
- **Compromiso.** Continuar en un plan de alimentación quemagrasa definitivamente requiere compromiso; habrá ocasiones, como las reuniones familiares y otros eventos sociales, cuando atenerte a él sea todo un reto. Prepárate para estas situaciones inevitables y sigue abierto a aprender de tus errores.
- **Responsabilidad.** Como mencioné, adoptar una dieta alta en grasa es una decisión que te empodera. Monitorear tus alimentos te da un registro permanente de tus decisiones y te ayuda a ver cómo tus actos crean resultados en tu cuerpo, tanto para bien como para mal.

Dicho lo cual, si la idea de pesar tus alimentos, registrar todo lo que comes en Cronometer y monitorear tus niveles de glucosa varias veces al día es más de lo que estás dispuesto a hacer ahora mismo, hay otra opción.

Lista para comenzar

Para hacer más manejable esta primera fase, Miriam y yo creamos esta lista para que puedas ver fácilmente lo que necesitas hacer:

_____ Empieza a evitar comer al menos tres horas antes de acostarte.

_____ Empieza a aumentar el tiempo entre tus comidas (experimenta añadiendo aceite de coco o crema a tu café o té de la mañana para que sea más fácil esperar un poco de más tiempo antes de comer).

_____ Haz tus análisis de sangre preliminares (ve las páginas 127-130).

_____ Compra tu medidor de glucosa, tus tiras reactivas, lancetas y tiras para medir cetonas si eliges monitorear tus niveles (ve las páginas 121 y 127).

_____ Compra una báscula de cocina y moldes para dulces (para preparar tus bombas de grasa).

_____ Establece tus metas de macronutrientes (ve la página 160).

_____ Haz una copia de los alimentos adecuados para la TMM de las páginas 151-153 y déjala en tu refrigerador para que te la lleves cada que vayas al supermercado.

_____ Compra alimentos adecuados para la TMM.

_____ Purga tu alacena de alimentos que no sean altos en grasa o libera espacio en las repisas para alimentos adecuados para la TMM.

_____ Empieza a tomar tus niveles de glucosa tres veces al día (tan pronto como despiertes, justo antes de tu primera comida y justo antes de acostarte) y a monitorear tus resultados.

_____ Empieza a comer tantas comidas altas en grasa, bajas en carbohidratos y moderadas en proteína al día respecto a la rampa que hayas elegido.

_____ Abre una cuenta en Cronometer y registra las comidas que comes con más frecuencia.

_____ Guarda las páginas web con recetas e información útil (ve la página 169).

_____ Junta tres o cinco recetas que quieras empezar a probar.

_____ Conforme te sientas cómodo con cada paso de tu nuevo plan de alimentación, sigue perfeccionándolo: busca más recetas, registra más alimentos que comes e investiga más.

En lugar de monitorear tu consumo de alimentos, puedes planearlo. Hazlo siguiendo la muestra de un plan de alimentación diario para la rampa de acceso que hayas elegido y simplemente escribe lo que comerás para el día siguiente o varios días, y luego adhiérete a ese plan. Ya sea que te guste planear o monitorear, tendrás un registro de todos los alimentos que consumes para que tu asesor de salud o tú puedan ver a simple vista la relación entre tu consumo y tus porciones de carbohidratos, proteínas y grasa. Sin embargo, este método no te dará una imagen tan clara como monitorear tu consumo de nutrientes completo, lo que sirve si estás intentando determinar si obtienes la cantidad, la variedad y el equilibrio suficientes en tu dieta.

ELIMINAR MOLESTIAS DE SALUD CRÓNICAS Y DISFRUTAR DE UNA ENERGÍA RENOVADA

Jessica tenía un montón de problemas raros de salud, como un eczema recurrente, un ojo inflamado, múltiples alergias, problemas hormonales y problemas con el peso. Había gastado tiempo y dinero viendo a médicos, pero no habían podido ofrecerle algo más que un alivio inicial.

Jessica decidió consultar con un especialista más antes de darse por vencida, y fue entonces cuando llegó a la oficina del doctor Dan Pompa, un asesor de salud y experto en desintoxicación celular de Salt Lake City. Para el doctor Pompa, la lista de síntomas de Jessica no era un misterio una vez que escuchó su historial clínico.

En su niñez, Jessica había estado expuesta a muchas toxinas y hongos, y se describió a sí misma como "una niña enfermiza". Conforme había entrado a la adolescencia, comenzó a experimentar depresión, la cual se intensificó después de que nacieran sus hijos. Sus síntomas habían estado acumulándose con el tiempo.

El doctor Pompa primero revisó su dieta. Jessica ya se había inclinado hacia una alimentación con menos carbohidratos y un poco más de grasa porque la hacía sentir mejor, pero nunca se había sentido segura de estar haciendo lo correcto. Con unos cuantos retoques a su dieta, Jessica cambió hacia la quema de grasa de inmediato. Entonces añadió ayunos intermitentes diarios cinco días a la semana, seguido de un día de comida y luego un día de ayuno completo.

Al principio, Jessica se desviaba a veces del camino. Le ayudó estar monitoreando sus niveles de glucosa y cetonas en ayunas, así como antes de las comidas. La retroalimentación de estas pruebas le ayudó a aprender a poner atención a lo que su cuerpo *necesitaba* en lugar de lo que ella *quería*.

Para Jessica, unir todos estos elementos fue mágico. "Los cambios sólo tomaron alrededor de cinco semanas. No fue nada en comparación con los años que pasé lidiando con lo malo." (Honestamente, muchas veces toma más tiempo, así que el doctor Pompa aconseja tener paciencia.)

Aunque Jessica no perdió mucho peso en general, los centímetros desaparecieron y ella bajó un par de tallas. Pero los mejores efectos no tuvieron nada que ver con la pérdida de peso: "Tengo mucha más energía ahora y me siento con mucho más ímpetu. Mi piel está brillante y me siento sana y muy equilibrada en mente y cuerpo. Lo mejor de todo es que éstas son estrategias que puedo continuar de por vida".

Capítulo 8

Manejar tu transición hacia la quema de grasa

Ahora que has modificado tu dieta para seguir el plan de alimentación quemagrasa, tu cuerpo necesitará que pases de quemar glucosa como combustible a quemar grasa. Sé paciente. Éste es un proceso de varios pasos que puede tomar desde unos cuantos días hasta algunos meses, dependiendo de tu salud actual, tu compromiso con tus metas de macronutrientes y tu flexibilidad metabólica, conforme empiezas a quemar grasa.

La TMM es un plan altamente personalizado, y puede tomar un tiempo encontrar los alimentos y los hábitos que te permitan adaptarte completamente a él, sobre lo que hablaré con más detalle en el siguiente capítulo. El objetivo de este capítulo es ayudarte a facilitar la transición para que puedas sobreponerte a cualquier desafío posible antes de que se vuelva lo suficientemente grande para desviarte potencialmente.

Qué está sucediendo con tu metabolismo

Antes de que empieces a quemar grasa, primero debes acabarte el glucógeno que ahora está guardado en tus músculos esqueléticos y tu hígado. En su libro *The Art and Science of Low Carbohydrate Performance*, los médicos investigadores Jeff Volek y Stephen Phinney estimaron que las reservas de glucógeno en una persona común están entre 400 y 500 gramos, de los cuales 100 gramos se guardan en el hígado. Esto se traduce a un aproximado de entre 1 600 y 2 000 calorías. Si tienes mucha masa muscular y has comido una dieta alta en carbohidratos, tus reservas pueden ser mayores.

Cada gramo de glucógeno se guarda con tres o cuatro gramos de agua, lo que significa que conforme tus reservas disminuyen, también perderás este peso en agua, por lo general casi inmediatamente después de que empieces a restringir tu consumo de carbohidratos. Ésta es una gran noticia si una de tus metas es la pérdida de peso.

Como podrás adivinar, quemar entre 1 600 y 2 000 calorías sólo toma un día o dos; menos tiempo si eres activo y más tiempo si eres sedentario. Pero hacer la transición hacia la quema de grasa no es tan simple como terminar con tus reservas de glucógeno. También tienes que mantener bajos los niveles de insulina porque ésta inhibe la lipasa, la enzima sensible a las hormonas que se descompone en grasa. No sólo eso, sino que debes mantener este nivel bajo entre un par de semanas y varios meses para activar totalmente el sistema quemagrasa de tu cuerpo. Se requiere más tiempo para quienes tienen una profunda resistencia a los receptores de insulina y leptina, especialmente si no hacen ayunos de agua (explicados en la rampa de acceso 3 del capítulo 7 y nuevamente con más detalle en el capítulo 10).

Inicialmente, es probable que tu cuerpo alterne entre quemar cetonas, ácidos grasos y glucosa, que tu hígado puede fabricar a partir del exceso de proteína, la descomposición de tejido muscular o la liberación de glicerol, el cual forma la base de los triglicéridos.

Cuando se termine tu glucógeno, puedes experimentar antojos de carbohidratos y dulces, o sentir hambre, porque tu cuerpo no es particularmente adepto a quemar grasa como combustible todavía. Este déficit temporal de energía puede tentarte a comer algunos carbohidratos más aquí y allá, o comer proteína de más, pero esto saldrá contraproducente porque evitará que termines la transición abasteciendo más la glucosa y la insulina. Esto sólo retrasará tu cambio hacia la quema de grasa.

Conforme se terminan tus reservas de glucógeno, tu hígado asume un papel más importante en la estabilidad de un nivel saludable de glucosa ("homeostasis de la glucosa"). Antes de que empezaras a comer una dieta alta en grasa, la insulina y otra hormona de señalización pancreática, llamada glucagón, eran las principales responsables de la regulación estricta de tus niveles de azúcar en la sangre. Ahora, los sensores metabólicos en tu hígado asumen ese papel y en un principio buscarán restaurar el glucógeno a través de la producción de glucosa, ya sea de la proteína que has consumido o al descomponer el músculo esquelético y utilizar el glicerol si consumes suficiente grasa.

Cuando tus niveles de glucosa se elevan, esto evita que la lipasa queme grasa como combustible. Es sólo cuando eliminas la interferencia de la glucosa alta —ya sea de tus fuentes alimentarias o de su producción en el hígado (gluconeogénesis)— que empiezas a encender tu quema de grasa. Entre más consistentemente y durante más tiempo restrinjas tu consumo de carbohidratos al tiempo que también limites la proteína a un gramo por kilogramo de masa corporal magra o menos, más eficiente será tu hígado conforme se dé cuenta de cómo puede hacer este cambio hacia la quema de grasa para tener combustible.

Entre más obediente seas al principio de la TMM, al atenerte realmente a tus raciones de macronutrientes y registrar todos los alimentos que comes, más fácil será la transición. Inicialmente, incluso cantidades al parecer insignificantes de carbohidratos tenderán a provocar un aumento en tu glucosa, lo que entorpecerá tu quema de grasa. Si comes carbohidratos en tu fase transicional, reabastecerás tu glucógeno y alargarás el tiempo que te tome cambiar hacia la quema de grasa como combustible principal.

Como regla general, entre más joven y sano seas, más rápido pasarás por esta transición. Un niño en edad escolar puede hacer el cambio entre 24 y 36 horas, pero aunque los niños pueden hacer la transición más rápido, esto no significa que deberían estar en este programa a menos que tengan problemas de ataques intratables o cáncer.

Para las personas en sus veinte o treinta años será fácil, mientras que las personas en sus cuarenta o cincuenta generalmente enfrentarán un poco más de desafíos (a menos que estén realmente sanas y sigan una dieta de alimentos enteros o Paleo). Quienes estén en sus sesenta y setenta necesitarán estar muy comprometidos para hacer el cambio. Pero si éste eres tú, no te sientas desalentado. Yo empecé mi TMM a los 61 y sólo me tomó unas cuantas semanas cambiar a la modalidad quemagrasa.

Si te encuentras en tus ochenta o más, por supuesto que puedes adoptar la dieta, sólo que probablemente tomará un poco más de tiempo. Las personas mayores necesitan estar monitoreadas con mucho cuidado para prevenir pérdida muscular (sarcopenia). La conclusión es que entre más pronto comiences la TMM, más fácil será que puedas mantenerla y continuar disfrutando de sus beneficios de salud conforme envejezcas.

Utiliza tus lecturas de glucosa para medir tu progreso

Recuerda que tienes que medir tus niveles de glucosa dos o tres veces al día: cuando te despiertas, justo antes de comer tu primera comida del día y justo antes de irte a la cama. Durante este periodo transicional, tus lecturas de glucosa pueden mostrar una gran variación, pero las lecturas erráticas pueden deberse al hecho de que tu medidor es sólo una herramienta de escaneo; sólo vuelve a hacer la prueba (ve más adelante). Incluso si los resultados son inicialmente difíciles de interpretar, conforme continúas con el plan de alimentación verás que tus lecturas se asientan en un patrón más predecible.

Tus lecturas de glucosa proveen información poderosa sobre qué tan adecuadas son tus elecciones alimentarias: si tus números de glucosa están altos, indica que has estado comiendo demasiados carbohidratos netos o demasiada proteína, aunque puede haber otros factores (ve el siguiente cuadro).

Mientras que es probable que veas aumentos y descensos al principio, te acostumbrarás a elegir alimentos que te mantengan en la zona quemagrasa y empezarás a ver que tus lecturas en la mañana y en la noche se calman con el tiempo. Incluso entonces, espera un aumento ocasional. Sólo recuerda, tu enfoque está en la tendencia sobre el curso de varios días o incluso semanas, y tu recompensa es ver tus cifras de glucosa bajar y volverse más estables. Esto significa que tu insulina tampoco está trabajando tan duro.

RAZONES POR LAS QUE PUEDES OBTENER UNA LECTURA DE GLUCOSA ALTA

Puede ser alarmante medir tus niveles de glucosa y ver algún aumento inexplicable. Éstos son algunos precursores que pueden explicarlos:

* **Hormonas menstruales.** Las lecturas de glucosa tienden a ser más elevadas en los días previos al comienzo del periodo.
* **Inflamación.** Lesiones, cirugías o enfermedades pueden llevar a la inflamación, lo que también provoca un aumento del azúcar en la sangre.
* **Demasiada proteína.** Comer más proteína de lo adecuado a lo largo del día o en una comida en particular puede provocar que

el hígado produzca glucosa nueva a través del proceso de gluco-neogénesis.

- **Limitaciones de equipo.** Los medidores caseros de glucosa pueden equivocarse hasta 20 por ciento en cada dirección. Si obtienes una lectura inusual o inesperada, inmediatamente haz otra prueba, usando el mismo dedo, pero distinta gota de sangre. Si obtienes una lectura significativamente distinta, haz una tercera prueba y toma el promedio de las tres.

- **Incumplimiento.** Cantidades al parecer insignificantes de carbohidratos netos pueden alterar tus niveles de glucosa. A lo mejor ni siquiera te das cuenta de que tus elecciones de comida tienen azúcar; así que, si obtienes lecturas más altas de lo esperado, revisa los alimentos que comiste en las últimas horas. Eso incluye leer las etiquetas.

- **Enfermedad.** Un resfriado, una gripa y las alergias de temporada estimulan el sistema inmunológico, resultando en una elevación natural de la hormona esteroide, entre cuyos efectos se encuentra aumentar los niveles de glucosa.

- **Ejercicio.** Si hiciste ejercicio vigorosamente en las horas antes de una lectura alta puede significar que te quedaste sin cetonas o que no has hecho el cambio hacia producir cetonas todavía, provocando que tu cuerpo descomponga músculo y lo convierta en glucosa para tener combustible. Los ejercicios de bajo impacto, como caminata y yoga, en realidad tienden a bajar los niveles de glucosa.

- **Estrés.** No subestimes el impacto del estrés en los niveles de glucosa. Cuando experimentas un estrés real o imaginario lo más probable es que liberes adrenalina y cortisol, que a su vez provocan la producción de glucosa.

- **Mal sueño.** Cada mañana, tu ritmo circadiano libera cortisol para ayudarte a despertar, y éste provoca la liberación de glucosa. Después de una noche de poco sueño, tu ritmo circadiano y tu equilibrio hormonal se interrumpen, lo que puede llevar a una elevación en los niveles de glucosa.

- **Quimio y radiación.** Estos tratamientos provocan inflamación, la cual causa un aumento en la glucosa, pero puede consolarte el hecho de que, si no estuvieras haciendo la dieta, tu glucosa sería mucho más alta.

Sí importa cuándo comes

Una forma de promover tu transición hacia la quema de grasa es empezar a experimentar con periodos regulares de ayuno. Hay muchas formas de hacerlo y muchos poderosos beneficios qué sacar de ello, los cuales explicaré en el capítulo 10. Mientras tanto, busca terminar tu última comida al menos tres horas antes de acostarte, y luego espera lo más posible antes de desayunar al día siguiente. Esto te ayudará a entrar en mi forma favorita de ayuno intermitente, el cual llamo Máximo Ayuno.

El tamaño de tu comida sí importa

Idealmente, es mejor programar tu comida más abundante antes de tu periodo de mayor actividad del día para que tus músculos —los cuales permanecen responsivos a la glucosa incluso cuando estás quemando grasa— eliminen la mayoría de la glucosa y la insulina extras de tu sangre antes de que tengan la oportunidad de entorpecer tu nuevo metabolismo quemador de grasa. También es ideal que dividas esta comida más abundante en dos y comas la segunda mitad entre 60 y 90 minutos después de la primera, pues esto genera menos estrés por nitrógeno para tus riñones.

También será bueno que repartas tu consumo de proteína a lo largo del día, limitando tu proteína en una sola comida a alrededor de 15 gramos. Esto hace que sea menos probable que un exceso de aminoácidos de la proteína se convierta en glucosa en el hígado, además de que calmará la carga de desintoxicación en tus riñones. Esto es especialmente importante si ya tienes una insuficiencia renal de alguna clase, con un nivel de creatina en suero mayor a uno. Si esto te suena como un bajo consumo de proteína, recuerda que el exceso de aminoácidos también es un estímulo poderoso para activar el mTOR. (Si quieres un recordatorio sobre esta información, consulta el capítulo 3.)

Especialmente durante este periodo de transición, planea comer al menos una o dos colaciones altas en grasa durante el día. Esto te ayudará a calmar cualquier antojo o sensación de hambre, y te ayudará a sentirte lleno y satisfecho. (Revisa la página 153 para varias sugerencias sobre colaciones altas en grasa.)

Síntomas comunes experimentados durante la transición hacia la quema de grasa y sus remedios

Conforme cambias hacia la quema de grasa y tu cuerpo aprende de nuevo cómo quemar grasa en lugar de glucosa para tener combustible, es normal pasar por un periodo donde experimentes uno o dos síntomas comunes. Puedes manejar la intensidad de estos síntomas al decidir qué tan rápido cambiarás tu dieta, pero no puedes evitarlos todos completamente: tu cuerpo está aprendiendo una nueva forma de alimentarse, así que espera un fallo o dos mientras encuentra su camino.

Éstos son los síntomas más comunes y las formas más simples de mantenerlos a raya:

- **Deshidratación.** Conforme pasas a la quema de grasa, tus riñones empezarán a manejar el sodio de forma diferente. Esto hará que tu cuerpo libere más agua, y con ella algunos electrolitos. Asegúrate de beber suficiente agua a lo largo del día. Miriam recomienda a sus pacientes que también beban caldo casero de pollo, pescado o carne que tenga sal del Himalaya para reabastecer los electrolitos que puedan perder. (Dicho lo cual, limita tu consumo de caldo a una taza más o menos porque también contiene aminoácidos que pueden convertirse en glucosa en el hígado.)
- **Náusea.** Si ves un alimento grasoso y sientes náuseas, añadir un suplemento alto en la enzima lipasa para digerir grasa puede ayudarte a descomponer las grasas con más facilidad. Busca un suplemento con pancreatina, la cual contiene lipasa. La bilis de buey es otro suplemento que te ayudará a emulsionar la grasa y permitirá que la absorbas mejor.
- **Niebla mental.** Tu cerebro no puede oxidar ácidos grasos como combustible, pero empezará a utilizar las cetonas como energía de inmediato. En los primeros días, las cetonas sólo darán alrededor de un cuarto del combustible requerido por el cerebro; para cubrir el resto de sus necesidades energéticas, tu cerebro todavía dependerá de la glucosa. Con el tiempo, tu cerebro hará la transición hacia derivar más de su energía —casi 60 o 70 por ciento en algunas personas— de las cetonas. Así que la niebla mental que puedas experimentar inicialmente mejorará con el tiempo cuando tu cerebro se ajuste a utilizar las cetonas como energía. De nueva cuenta, puede ayudar tomar un poco más de

aceite de coco o aceite de TCM (hasta donde pueda aceptarlo tu digestión sin provocarte molestias estomacales).

- **Calambres musculares.** Es un síntoma muy común relacionado con un cambio en el equilibrio de electrolitos normal cuando empiezas a quemar grasa. Puedes reabastecer algunos electrolitos al aumentar tu consumo de sal con media o una cucharadita de sal saludable, como sal del Himalaya. Otra opción es tomar un baño con sales de Epsom, las cuales contienen magnesio, un relajante muscular natural que puedes absorber por vía transdérmica. (Un baño caliente con sales también es una forma maravillosa de relajarte.) Además, la mayoría no está consciente de que la vitamina K_2 (no K_1) es un potente inhibidor de los calambres musculares, especialmente si te dan de noche. Tómala antes de dormir; a mí me funcionó de maravilla.

- **Fatiga.** Es posible que hayas disminuido la glucosa en tu torrente sanguíneo al reducir la cantidad de carbohidratos y proteína que consumías, pero quizá no mejoraste tu quema de grasa lo suficiente para crear más energía que la glucosa. El resultado es un déficit de energía que puede llevar a la sensación de fatiga.

  Puedes beber café negro o té con un poco de mantequilla sana, aceite de coco o aceite de TCM para asegurarte de que estás obteniendo suficiente grasa. Si tu fatiga persiste durante un par de semanas, considera hacerte un análisis de sangre para determinar tus niveles de carnitina. La L-carnitina es un transportador para ácidos grasos de cadena larga, llevándolo a través de la membrana mitocondrial interna donde se oxidan como energía. Si no hay suficiente, tu mitocondria todavía utilizará cetonas y grasas de cadena media, pero la oxidación de grasas de cadena larga se desacelera. La carnitina puede ser la llave que abra esa puerta. (Aún no está claro si la carnitina puede o no ser problemática para la gente con cáncer, así que, si existe duda, déjala fuera.)

- **Palpitaciones cardiacas.** Esto es común y usualmente se asocia con deshidratación y pérdida de electrolitos. El remedio puede ser tan simple como beber un vaso de agua; intenta esto primero y sigue con una taza de caldo con sal si no se calman. También considera aumentar tus suplementos de magnesio y potasio, los cuales frecuentemente ayudan, pero consúltalo con tu médico primero. Sin embargo, si el problema persiste, haz que lo evalúe tu médico.

- **Constipación.** Ésta es una queja común de mucha gente y también puede ser un problema todavía más grande para los pacientes de cáncer porque los analgésicos, la quimioterapia y los cambios en su forma de digerir los alimentos pueden contribuir al problema. La mejor forma de mantener la constipación a raya es asegurarte de comer suficiente fibra y mantenerte bien hidratado. Puedes esparcir semillas de linaza recién molidas sobre todo lo que comas y consumir ensaladas grandes con nueces, semillas y bastante aceite de oliva extra virgen. También puedes remojar las semillas de linaza durante la noche y usarlas en tu licuado. El *psyllium* orgánico es otro suplemento de fibra útil.

  El aceite de TCM también es reconocido por su capacidad como laxante; consulta el capítulo 5 para los lineamientos sobre cómo introducirlo lentamente. Si tienes problemas gastrointestinales, disminúyelo a un nivel que sea cómodo y mantenlo ahí. Los probióticos también ayudarán a aliviar la constipación. Es mejor obtenerlos de alimentos fermentados tradicionalmente, como chucrut y kimchi, pero un suplemento de alta calidad puede ser de ayuda si te cuesta trabajo comer alimentos fermentados todos los días.

Receta de licuado denso en nutrientes

Rinde 1 porción

Me encanta utilizar los licuados para tomar muchos nutrientes de un jalón. Abajo están los ingredientes que uso para preparar el licuado que tomo dos veces al día, bajo en carbohidratos, alto en grasa y moderado en proteína. Típicamente incluyo todo en esta lista, aunque cambia dependiendo de lo que esté disponible. No te sientas intimidado por la larga lista de ingredientes. Intenta incorporar todo en la base y añade los complementos opcionales que consideres mejores.

Base

> 1 cucharadita o 1 cucharada de aceite de TCM (dependiendo de tu tolerancia)
> ½ o 1 aguacate (dependiendo de la preferencia)

1 medida de polvo de verduras orgánico
1 cucharada de *psyllium* orgánico, con cáscara
30 a 90 gramos de fruta orgánica congelada
1 a 3 medidas de gotero lleno de stevia (al gusto)
2 cucharadas de mantequilla de cacao orgánica cruda
1 cucharada de semillas de chía orgánica
1 cucharada de semillas de linaza (remojadas durante la noche)

Complementos opcionales

1 cucharada de semillas de comino negro o ajonjolí negro
(remojadas durante la noche)
1 cucharadita de moras
½ cucharadita de polvo de pau d'arco
½ cucharadita de cascarón de huevo orgánico molido
1 cucharadita de tierra diatomea comestible
1 cucharadita de polvo de hongo corneta

Instrucciones: mezcla todo en una licuadora; yo utilizo NutriBullet de un cuarto. Llénalo con agua casi hasta el tope. Licua durante aproximadamente dos minutos. ¡Disfruta!

Manejar tus emociones durante la transición

Como sucede con cualquier cambio significativo, si te sientes esperanzado y confiado, empezarás a equiparte mejor para hacer una transición más fácil hacia la quema de grasa. Tomar el control de tu salud de esta forma puede ser un cambio bastante dramático a partir de cómo has estado lidiando con tus problemas de salud en el pasado: simplemente respondiendo a las órdenes de tu médico. Es posible que no te sientas calificado para tomar esta responsabilidad, o quizá te sientas reacio a dejar el pan, las galletas, las papas fritas e incluso los alimentos que alguna vez consideraste saludables. O puedes estar enfrentando un diagnóstico médico atemorizante que te ha dejado abrumado o incluso deprimido.

Si estás considerando este plan de alimentación o sólo leyendo este libro porque alguien que se preocupa por ti te invitó a probarlo, toma mi consejo: espera. Si tomas estas decisiones simplemente para complacer a alguien más, es menos probable que te comprometas realmente con el plan. Sin compromiso, es más probable que lo dejes al primer desafío real y culpes a la dieta, cuando en realidad simplemente no estabas listo para abrazar estos cambios. Si éste es el caso, deja que las ideas que expongo en este libro sigan filtrándose en tu mente. Espero que algún día en un futuro cercano te sientas más listo para embarcarte en esta aventura.

Otro peligro al comenzar la TMM mientras estás en un torbellino emocional es que probablemente busques alimentos para consolarte o te sientas desanimado fácilmente por cualquier obstáculo; una lectura alta de glucosa puede dejarte con dudas que mermen tu confianza y compromiso.

> **Consejo para la transición:**
> Es normal tener antojos cuando empiezas la TMM. Por lo general es fácil lidiar con ellos si estás preparado con algunas colaciones altas en grasa (ve la página 153 para algunas ideas). Sin embargo, si lo que buscas es alimento emocional, ninguna cantidad de bombas de grasa te satisfará. En ese caso necesitas hacerte esta pregunta: ¿Qué más puedo hacer para sentirme amado y cuidado? Regresar a los alimentos altos en carbohidratos en este punto sólo prolongará o desviará tu transición, y finalmente no es algo muy amoroso de hacer contigo mismo.

Tómate el tiempo para pensar por qué estás haciendo estos cambios. Piensa más allá de la pérdida de peso e incluye mejoras que quieras ver en tu salud. Escríbelas para que puedas consultarlas en momentos cuando te sientas tentado a volver a tus viejos hábitos alimenticios. Sé específico para que puedas analizar honestamente el progreso que has hecho.

Otra estrategia poderosa es visualizarte a ti mismo sano, de la forma en que quieres estar y atraer tantas emociones positivas como puedas a esa imagen. Escríbelo y reflexiona regularmente sobre este estado. Es especialmente importante buscar experimentar cuantas emociones positivas estén conectadas con lograr esta meta; esto aumentará radicalmente tu probabilidad de lograrlo.

También soy un fuerte defensor de la Técnica de Libertad Emocional (TLE) como herramienta poderosa para mediar con los estresores emocionales. La TLE es una forma de acupuntura sin agujas que implica presionar puntos específicos de tu cara, brazos y manos mientras repites afirmaciones positivas. He escrito extensamente al respecto en eft. mercola.com. Si llegas a un bloqueo emocional a lo largo de tu viaje en la TMM, te recomiendo ampliamente explorar la TLE. Puedes hacerlo por tu cuenta o encontrar a un practicante certificado; la información en mi página web te dará recursos y te ayudará a decidir el acercamiento que mejor te convenga.

Haz ejercicio, pero que sea moderado

Conforme tu cuerpo se ajusta a la quema de grasa en lugar de glucosa como combustible principal, es mejor si mantienes niveles moderados de actividad. El ejercicio extenuante en este momento puede interferir con tu capacidad de mantener baja tu glucosa al descomponer tejido muscular, que entonces el hígado recicla como glucosa.

Una forma de determinar si tu entrenamiento fue demasiado extenuante es medir tu glucosa antes y después de hacer ejercicio. Si está por encima de 10 o 20 mg/dl después del ejercicio, sabrás que provocaste que el hígado fabricara más glucosa. Si esto sucede, camina durante 30 minutos (o nada o da un paseo tranquilo en bicicleta) para permitir que tus músculos absorban esa glucosa. Esto es preferible a dejarla en tu torrente sanguíneo, donde puede provocar un repunte de insulina.

Caminar es una forma fantástica de ejercicio para casi todos. Además de regular tu azúcar en la sangre, reduce las citocinas, moléculas de señalización muchas veces asociadas con la inflamación. Caminar mejora el estado de ánimo y la autoestima, e igualmente importante, entre más tiempo pasas caminando, menos tiempo pasas sentado, un factor de riesgo para casi todas las enfermedades crónicas graves. No necesitas mucho para cosechar sus beneficios. Múltiples estudios han demostrado que sólo unas cuantas horas de caminata a la semana reducen el riesgo de cáncer de mama.

La mayoría de los días camino descalzo en la playa entre una y tres horas, y utilizo el tiempo para aclarar mi mente, hacer llamadas y revisar montañas de libros y artículos en mi Kindle, todo esto mientras saco los beneficios de salud de la exposición al sol (usando shorts sin playera) y el contacto con la tierra. Al estar en directa conexión con la tierra, estableces una conexión eléctrica que te provee iones positivos guardados en el suelo, los cuales neutralizan los radicales libres en el cuerpo (para más información al respecto, por favor consulta mi libro anterior, *Sana sin esfuerzo*). No considero esta caminata ejercicio; en cambio, lo veo como un movimiento placentero con el beneficio añadido de reducir el riesgo de obesidad, infarto, enfermedad cardiaca coronaria, cáncer de mama y colon, diabetes tipo 2 y osteoporosis, además también mejora la salud mental, la presión arterial y el perfil sanguíneo de lípidos.[1]

También soy un fuerte defensor del entrenamiento de intervalos de alta intensidad, así que entiendo si estás leyendo esta sección y piensas: "de ninguna manera voy a caminar para hacer ejercicio". Recuerda: mantener ligeros tus entrenamientos es sólo temporal. Una vez que hayas terminado el proceso de transición, es probable que seas capaz de regresar a tus entrenamientos de alta intensidad.

Para algunos de los clientes de Miriam, mantener el ejercicio de alta intensidad a pesar de su enfermedad y su nuevo patrón alimenticio es un asunto de calidad de vida: la idea de dejarlo, incluso sólo temporalmente, es suficiente para evitar que se comprometan completamente con los cambios necesarios. Ella les aconseja que hay muchas ventajas metabólicas al adoptar una dieta alta en grasa, pero necesitan comprender que sus entrenamientos intensivos pueden desacelerar o incluso desviar su progreso a menos de que se maneje y supervise cuidadosamente. (Complementar con cetonas y el Máximo Ayuno son particularmente valiosos para los atletas.) Finalmente es tu decisión, pero debes tomarla con los ojos abiertos. El libro *The Art and Science of Low-Carb Performance* es una guía extremadamente valiosa si tanto una dieta alta en grasa como un ejercicio de alta intensidad son importantes para ti.

Conoce los desafíos

Después de trabajar con cientos de clientes, Miriam está muy consciente de la mayoría de los retos que la gente enfrenta cuando adopta un plan de alimentación para quemar grasa. Sé proactivo y prepárate para enfrentarlos con firmeza, y disminuirás la probabilidad de que alguno de estos problemas comunes te desvíe de tu esfuerzo o cause que tu compromiso se tambalee.

- **Variedad.** Apoyarte en una pequeña cantidad de alimentos —la misma gran ensalada en la comida, o comer nueces como colación todos los días— puede aburrirte con el tiempo. También puede provocar que busques alimentos que no sean parte de tu plan para quemar grasa. Si aburrirte con la comida es un problema para ti, deberás retarte a ti mismo para probar nuevas recetas; literalmente, hay miles de ellas al alcance de tus manos con una simple investigación en internet (también ve el cuadro de la página 153 para que consultes varias páginas web donde se encuentran muchas recetas altas en grasa). Simplemente escribe "baja en carbohidratos" o "cetogénica" en un buscador junto con el nombre de tu comida favorita y es probable que encuentres varias opciones. Hace sólo cinco años no podías encontrar recetas adecuadas para la TMM tan fácilmente, pero el aumento en la popularidad de este estilo de alimentación y la disposición de la gente de compartir sus recetas favoritas ha hecho que descubrir nuevos platillos y colaciones para quemar grasa sea increíblemente fácil. Pero necesitas tener cuidado y analizar los carbohidratos netos y la proteína, pues muchas de estas recetas necesitarán que las modifiques.
- **Presiones sociales sutiles… o no tan sutiles.** Cuando estás cenando fuera con amigos o en una fiesta, puede ser molesto o incómodo explicar por qué no comes la pasta o el arroz, o incluso la quinoa. Tal vez te están subiendo las cejas en tu propia casa. Necesitará un poco de seguridad de tu parte no tomar "sólo un pedacito" para llevar la fiesta en paz. Si estás en un evento social, come antes de ir o lleva un platillo adecuado para la TMM que todos puedan disfrutar, como huevos endiablados, nueces cubiertas con mantequilla y sal y horneadas a fuego bajo, o un hummus de nueces de macadamia.

Lo más probable es que tus amigos y tu familia necesiten que les muestres los beneficios de tu plan, especialmente si lo ven como una dieta extrema para perder peso; ser capaz de servirles algo delicioso puede convencerlos en gran parte. Ayuda si mantienes el énfasis en los alimentos que *sí* puedes comer, y no en los que no comes. Si presentas tu plan como una dieta *especial* en lugar de una dieta *restrictiva*, la gente puede abrirse a aprender más e incluso seguirla, sobre todo una vez que hayan visto los cambios positivos en tu salud.

- **La novedad de la dieta.** Para la mayoría de la gente la TMM es un cambio significativo de su dieta usual. Necesitarás encontrar formas de incorporar más grasas cuando ya no estés comiendo cosas como puré de papa o pan tostado con mermelada. Puede tomar tiempo construir nuevos hábitos de recurrir a las verduras y las grasas en lugar de los sándwiches y las papas fritas, así que es mejor empezar con un número limitado de comidas sencillas y confiables para que no te sientas abrumado en cada comida. Gradualmente puedes extender tu repertorio conforme aumente tu nivel de comodidad y el deseo de variedad.
- **Ambiente.** Ojalá hayas hecho tu limpieza de alacena, como expliqué en el capítulo 7. Pero acondicionar tu cocina para que sea fácil preparar comidas adecuadas para la TMM y evites las tentaciones de los viejos favoritos es un viaje, no un destino. Todavía puedes pensar que necesitas comprar papas fritas para los niños, por ejemplo, o quizá sólo tuviste la energía de vaciar una repisa de la alacena cuando empezaste. El factor de la deriva puede ser un problema también; muchas personas están renuentes a sacar todos los alimentos de sus alacenas si no están echados a perder y se tienen comúnmente como saludables. Debes esperar también que, conforme descubras más y más recetas, te des cuenta de que necesitas algunos alimentos más. Ten presente que una cocina bien abastecida con alimentos adecuados para la TMM te inspirará a continuar moviéndote en dirección de tu plan.
- **Viajes.** Ya sea que vayas a estar fuera todo el día o planees un viaje más largo, debes pensar de antemano sobre lo que necesitarás tener contigo mientras estés lejos de casa. Yo siempre viajo con un cúmulo de alimentos básicos, como una docena de aguacates para agregar a los licuados y las ensaladas, sardinas o anchoas enlatadas para tener opciones sanas de proteína, aceite de TCM en polvo y una mezcla de nueces y semillas junto con todos mis suplementos. Acomodo los aguacates en un tubo de cartón que cabe en mi maleta para evitar que se aplasten. Luego los agrego a mis licuados y ensaladas. Este volumen casi llena una maleta que debo documentar, pero vale más que la pena no depender de las generalmente terribles opciones alimenticias disponibles cuando viajo.
- **Celebraciones.** Éste es un escenario común: es tu cumpleaños y tu hija te prepara un pastel. ¿Qué haces? Quieres honrar el

esfuerzo, pero si te comes un pedazo, desvías tu progreso varios días, incluso semanas, pues una transgresión muchas veces conlleva otra. En esta situación, es suficiente reconocer su esfuerzo y cortar un pedazo para todos diciendo: "¡Haces unos pasteles bellísimos! Gracias por pensar en mí". Otras veces, podrás zafarte del asunto completamente sólo ofreciendo una sugerencia a esa persona especial sobre cómo puede complacerte realmente. Por ejemplo, puedes decir: "¡Lo que en realidad me encantaría es una taza de té!"

Otra opción: puedes preparar alimentos adecuados para la TMM (por ejemplo, aquí resulta muy útil hacer una investigación en internet sobre cómo hacer un "pastel de queso sin granos ni azúcar"). Pero lo que es todavía mejor, *cuando sea posible*, piensa en nuevas formas de celebrar los cumpleaños, las festividades y los aniversarios. Mantén el enfoque en la compañía y la razón de la celebración, no en un alimento en particular.

- **Las cosas van bien.** Digamos que ves bajar tus niveles de glucosa y has perdido un poco de peso. Es muy tentador pensar que has tenido tanto éxito al lograr tus metas que no necesitas seguir el plan de alimentación ya, o te vuelvas tan complaciente que ya no te preocupas por los detalles, como pesar tus porciones. En estos momentos es posible que necesites recordarte a ti mismo que siempre hay espacio para mejorar. Así que, en lugar de dejarlo todo, ¡establece nuevas metas más ambiciosas!

Decidir durante cuánto tiempo quieres continuar con el plan de alimentación de la TMM depende mucho de lo que esperas obtener. Si tienes cáncer, es posible que siempre quieras comer así, especialmente si obtienes en una respuesta sorprendente e inesperada. De lo contrario, puedes permanecer básicamente en el programa durante mucho tiempo siguiendo los principios del ciclo de alimentación y ayuno, del que hablaré en el capítulo 10.

Si estás comprometido con la idea de la TMM, pero tienes dificultades con estos u otros problemas comunes, o con cualquier otro aspecto del plan, te recomiendo mucho que busques la ayuda de un asesor de salud o un nutriólogo entrenado en dietas altas en grasa. Un profesional puede ayudarte a superar tus dificultades al hacerte preguntas sobre lo que funciona y lo que no, y luego viendo tu diario de comidas y tus cifras, como tus lecturas de glucosa, y haciendo algunas sugerencias enfocadas. Junto con el apoyo en conjunto que ofrecen, esta parte extra de la asesoría puede hacer toda la diferencia entre el éxito o el fracaso. La TMM es un plan tan poderoso que debes asegurarte de no abandonarlo demasiado pronto, especialmente si el problema es fácil de arreglar.

Muchas veces las personas que buscan la ayuda de Miriam llegan a ella porque se sienten abrumados por todos los cambios. Pero si ya comprenden lo básico de los alimentos y se sienten cómodos preparando comidas, suele lograr que superen sus problemas y se sientan mucho más seguros en sólo tres o cuatro horas. No es una gran inversión, pero la recompensa es inmensa. Otra ventaja es que la mayoría de la gente con amplia experiencia ofrece sus servicios en línea o por teléfono o en consultas por video.

Con este propósito, Miriam y yo trabajamos con especialistas certificados en nutrición para ofrecer cursos de capacitación y certificación para médicos y nutriólogos. Puedes visitar su sitio (www.NutritionSpe cialists.org) para encontrar un consultor.

USAR LA TMM PARA OPTIMIZAR TU TRATAMIENTO CONVENCIONAL DE CÁNCER DE MAMA

En julio de 2015, Denise estaba en Hawái de vacaciones con amigos de la universidad, celebrando su cumpleaños 60. Al secarse en la playa, notó lo que parecía un moretón en su seno izquierdo. No se preocupó mucho; sus amigos y ella habían estado esnorqueleando, esquiando y escalando volcanes. Seguramente se había golpeado y no se había dado cuenta.

Nos adelantamos hasta agosto de 2016, cuando Denise se enteró de que tenía cáncer lobulillar de mama en etapa IIIA. De inmediato, su marido y ella entraron en una modalidad intensa de investigación, leyendo sobre estrategias de tratamiento, descubrimientos vanguardistas, recurrencia y estadísticas de supervivencia, la información que necesitarían para las múltiples decisiones complicadas que debe tomar un paciente con cáncer. Después de algunas semanas, empezaron a establecer un plan que creyeron que maximizaría las probabilidades de supervivencia de Denise.

Para septiembre, Denise estaba recibiendo un inhibidor hormonal más una pastilla de quimio, una terapia diseñada para reducir el tumor y suprimir las hormonas que permiten que algunas células de cáncer de mama proliferen. También decidió adoptar una dieta cetogénica en un esfuerzo tanto para negar al cáncer su primera fuente de combustible como para perder peso. Con 1.57 metros de estatura, Denise pesaba 101 kilos. Su investigación le mostró que la *grasa misma*, especialmente la grasa abdominal, era su primera fuente de hormonas promotoras del cáncer. Había leído el hecho aterrador de que las mujeres que no bajaban de peso a un rango saludable tenían un índice mucho más alto de recurrencia y muerte prematura.

Denise empezó a trabajar con Miriam Kalamian para desarrollar un plan adecuado para manejar el cáncer de mama. En su caso, eso también significaba limitar los productos lácteos ricos en estrógenos, así que Denise adoptó una dieta cetogénica baja en calorías y ligera en lácteos.

Como Denise lo expresa: "Me encantan los carbohidratos, pero cuando me enfrenté con mi propia mortalidad, amé más a mi marido y a mis hijos. Y necesito estar aquí para cuidar a mi madre, quien tiene Alzheimer". Se adaptó fácilmente a su nuevo plan: huevos para desayunar, aguacate con tocino para comer, cinco cuadritos de chocolate amargo (endulzado con stevia) como colación, y ensalada, champiñones salteados y proteína a elegir en la cena. Lo complementaba con zarzamoras o almendras y coco de postre. En los restaurantes ordenaba salmón, brócoli y una ensalada. En lugar de puré de papa en Navidad, sirvió puré de coliflor con mucha mantequilla y a todos sus invitados les encantó.

Denise añadió: "Seguí con mi vida y creo que verdaderamente estoy alargándola con mis elecciones de alimentación. He bajado 34 kilos. Me siento sana y energética". Incluso estando en quimioterapia, retomó sus clases de danza y aerobics. Su patrón de sueño mejoró, y como ella comenta: "Me veo muy bien. Y mi marido bromea diciendo: 'Luchar contra el cáncer te sienta bien'".

Conocía bien las dietas, así que Denise estuvo muy contenta cuando descubrió que los antojos y el hambre, las pesadillas de sus pasados esfuerzos para perder peso, desaparecieron en 10 días más o menos, y después de eso, seguir su plan fue bastante fácil. Sí advierte: "Si haces trampa, debes pasar por esos mismos 10 días tan difíciles de nuevo. No lo vale".

Con algunas excepciones, Denise siguió su plan a través de una ronda de radiación, añadiendo un ayuno intermitente para reducir los efectos secundarios del tratamiento y aumentar la sensibilidad del cáncer a la radiación. Lo hizo no comiendo durante casi 16 horas antes de cada tratamiento. Bebía mucha agua para mantenerse hidratada, pero mantenía su consumo de alimentos en una ventana de cinco horas en la tarde.

Después del tratamiento, una mejor dieta, una mastectomía y radiación, Denise está considerada libre de cáncer. Pero como sucede con todas las sobrevivientes del cáncer de mama, su riesgo de recurrencia se considera alto, así que Denise probablemente seguirá tomando un inhibidor hormonal durante cinco a siete años. Ella también planea seguir con la dieta cetogénica al menos durante ese tiempo. Su lógica: "Mientras esté matando de hambre a cualquier remanente de cáncer sin darle hormonas, ¿por qué no habría de matarlo de hambre de azúcar y carbohidratos también? Un mantenimiento preventivo parece crucial. ¡No quiero tener que pasar por esto otra vez!" Los esfuerzos de Denise han tenido éxito en muchos frentes. ¿Por qué no querría permanecer en un plan que le funciona?

Capítulo 9

Utilizar la TMM a largo plazo

Para este momento debes estar terminando lo más pesado de la transición y ya dentro de la zona de quema de grasa. Ahora mi meta es darte lineamientos y puntos de referencia basados en mis conversaciones con muchos expertos sobre cómo reparar óptimamente tu metabolismo mitocondrial. Es importante que comprendas que este libro es meramente un punto de partida. Para poder tener éxito a largo plazo, necesitas personalizar la TMM para cubrir tus necesidades individuales y tus metas únicas.

Éste es un paso crítico porque la TMM es mucho más que sólo una dieta que puedes seguir durante algunas semanas hasta que hayas perdido un poco de peso o con la que te quedes algunos meses para alcanzar alguna otra meta antes de volver a tus antiguos hábitos alimenticios. Una vez que estás fisiológicamente adaptado a la grasa, este acercamiento singular puede ser una forma de vida para siempre, especialmente cuando integras el ciclo de alimentación y hambre que explico en el capítulo 10. Los beneficios físicos y mentales seguirán motivándote para seguir este plan saludable. Todo lo que necesitas es continuar en él.

Puede haber muchos periodos en los que sea más difícil adherirte estrictamente al plan, y comentaré estas situaciones más adelante en este capítulo. Tengo confianza en que una vez que experimentes lo bien que te sientes después de comer de esta manera, estarás enganchado a largo plazo. Este capítulo tratará acerca de cómo volver tu estado quemagrasa en una parte a largo plazo de tu vida.

La definición de adaptarse a la grasa

Tomemos un momento para definir lo que significa estar adaptado completamente a la quema de grasa. Hay dos niveles.

1. Adaptación fisiológica

Cuando reduces al principio tu consumo de carbohidratos netos y proteína, y aumentas tu consumo de grasas saludables siguiendo mis instrucciones del capítulo anterior, tu cuerpo empezará naturalmente a quemar más grasa, también empezará a convertir parte de esa grasa en cetonas como combustible limpio que pueda a su vez alimentar la mayoría de las células de tu cuerpo, incluyendo tu cerebro. Cuando esto sucede, estás "en cetosis".

Es importante recordar que toma tiempo que tus células se adapten utilizando esas cetonas eficientemente, pues algunas de las enzimas necesarias para descomponer las cetonas son distintas de las que necesitas para descomponer la glucosa. Así que, aun cuando estés produciendo cetonas cuando entras en cetosis, tus células todavía no son eficientes para utilizarlas como combustible porque tu cuerpo todavía no produce cantidades adecuadas de las enzimas necesarias para metabolizarlas. La adaptación también puede tomar más tiempo según la edad que tengas o si eres resistente a la insulina o tienes niveles altos de insulina circulante, lo cual puede interferir con tu capacidad de mantener un estado constante de cetosis. Si éste es el caso, espera que te tome más tiempo (meses en lugar de semanas) adaptarte completamente a la quema de grasa.

Tu cuerpo necesita hacer otros ajustes también. Conforme descienden los niveles de glucosa, tus músculos, que ya pueden utilizar combustibles de diversas fuentes, acelerarán el proceso de mover la grasa hacia tu mitocondria, donde puede oxidarse para generar energía. Tu corazón, el cual no utiliza mucha glucosa como energía bajo condiciones normales, utiliza ácidos grasos como combustible, pero añadirá cetonas a la mezcla tan pronto como estén disponibles.

Tu cerebro es más selectivo porque está protegido por una membrana especial llamada barrera hematoencefálica, la cual no permite que moléculas grandes, como las grasas de cadena larga, crucen al cerebro. Sin embargo, cetonas pequeñas pueden pasar de inmediato a través de esta barrera y después llegan a tu tejido cerebral utilizando transportadores especiales. Ya tienes algunos de esos transportadores, pero crearás más conforme los niveles de glucosa bajen y los niveles de cetonas aumenten. La flexibilidad metabólica de tu cerebro mejorará gradualmente hasta que pueda extraer 60 o 70 por ciento de su combustible de la grasa.

Conservar tu capacidad quemagrasa ayuda a mantener elevados estos niveles de enzimas y ayuda a que tu tejido cerebral haga un mejor uso de las cetonas. Dado que esta adaptación es crucial para la supervivencia, el tejido cerebral es capaz de acelerar la producción de la enzima mucho más rápido que algunos otros tejidos. Es difícil y altamente variable predecir cuánto tiempo tome que tu cerebro *maximice* el uso de cetonas como combustible, dependiendo de tu edad, tu salud metabólica, tu historial genético y tu apego y respuesta a la TMM.

2. El componente mental y emocional

Adaptarte a quemar grasa como combustible principal no sólo tiene que ver con tu fisiología. También requiere un cambio en tu forma de pensar y un ajuste en tu nuevo estilo de vida. Al principio, puede ser difícil resistirte a los carbohidratos "furtivos", especialmente cuando todavía experimentas sensaciones de hambre o antojos por alimentos dulces o altos en carbohidratos netos. También puedes desviarte en las vacaciones o en un viaje. Sin embargo, con el tiempo estarás mejor equipado para enfrentar estos retos simplemente porque habrás establecido nuevos hábitos alimenticios y estarás arraigado en una nueva forma de pensar sobre la conexión entre los alimentos y la salud.

También disfrutarás los beneficios de comer una dieta alta en grasa, baja en carbohidratos y adecuada en proteína, y experimentarlos fortalecerá tu motivación para continuar en el plan. Con el tiempo, estos cambios ya no se sentirán abrumadores, y en cambio se volverán tu "nueva normalidad". Este cambio en actitud y en tu visión de ti mismo es una parte importante del proceso de adaptación, así que asegúrate de darte suficiente tiempo para que esto suceda.

Analiza tu información subjetiva
para ver cómo vas

Tu cuerpo está dándote retroalimentación continuamente, la cual puede ayudar a guiarte hacia tu mejor momento quemagrasa. No hay un plan alimenticio que sea para todos y que te lleve ahí. Aunque sugerí lineamientos para la cantidad de proteína y carbohidratos netos que debes consumir en cada comida (ve el cuadro de la página 215 para un resumen), es posible que aprendas que necesitas hacer algunos cambios que se adapten mejor a tu situación personal. Por ejemplo, puedes bajar tu consumo de carbohidratos, al menos por ahora, para permanecer en una zona quemagrasa o terminar tu ayuno diario a las 13 horas en lugar de a las 18 después de tu última comida.

Periódicamente, analiza las siguientes áreas y utiliza esa retroalimentación para ajustar la TMM a tus necesidades y a tu cuerpo.

Hambre y antojos

Conforme te adaptas a la grasa, tu experiencia del hambre cambiará. Tu apetito no estará regulado exclusivamente por hormonas como la insulina y el glucagón, así que no querrás los alimentos que antes eran casi opioides para tus receptores. Y es mucho menos probable que tengas una sensación molesta de vacío en el estómago.

Aunque todavía tendrás alguna conciencia de la necesidad de comer, la señal no tendrá la urgencia que viene cuando todavía dependes de la glucosa como fuente primaria de energía. Recuerda: experimentas la necesidad de reabastecer tu combustible cuando los niveles de glucosa bajan y tu cerebro responde enviando señales hormonales que demandan tu atención. Esta falta de urgencia de ninguna manera interferirá con tu manera de disfrutar la comida. Todavía disfrutarás verdaderamente esa comida deliciosa, pero el impulso fisiológico por ella en cualquier momento en particular no controlará tus pensamientos ni tus actos.

Si experimentas esas viejas sensaciones familiares de hambre o debilidad en la TMM se debe probablemente a una de estas cuatro condiciones:

1. Estás pasando por un periodo en el que necesitas más combustible del que estás recibiendo. Tal vez, por ejemplo, seas agricultor

y sea temporada de siembra. Si éste es el caso, la solución puede ser tan simple como añadir unas cuantas colaciones altas en grasa. O quizá tu debilidad se relaciona con la fatiga por enfermedad, estrés, poco sueño o alguna actividad física excesiva.

2. Estás teniendo tu Máximo Ayuno durante demasiado tiempo en el día o no has integrado el ciclo de ayuno de vuelta a tu programa una vez que obtuviste la capacidad de quemar grasa como combustible principal. Esto desemboca en que los niveles de insulina estén demasiado bajos como para apagar la producción de glucosa (gluconeogénesis) de tu hígado. Sabrás si éste es el caso si tus niveles de glucosa han estado consistentemente más altos de lo que esperarías, y si tu azúcar en la sangre en realidad baja una hora después de comer 10 o 20 gramos de carbohidratos netos saludables.

3. La adaptación se da a un paso más lento porque tu metabolismo puede estar estropeado hasta el grado de que tarda varios meses o un año (o incluso más tiempo) que tus hormonas —y la respuesta de tu cuerpo a ellas— se normalicen. Si esto aplica a tu caso, puedes estar tentado a darte por vencido antes de experimentar los beneficios de la TMM, así que es todavía más importante que busques el consejo de un asesor, un médico metabólico o un nutriólogo certificado que tenga experiencia con la cetosis nutricional. Si has estado comiendo una dieta alta en carbohidratos y proteínas por años, las enzimas necesarias para quemar glucosa se manifiestan de más, mientras que las enzimas necesarias para quemar grasa inicialmente no están presentes en los niveles adecuados para una utilización eficiente de los ácidos grasos y las cetonas. Toma tiempo activar los genes que producen suficientes de estas enzimas quemagrasa. Si ésta es tu situación, deberás considerar seriamente un ayuno de agua, explicado en los capítulos 7 y 10.

4. Si eres mujer, hay otros cuantos factores que considerar. ¿Tus síntomas se asocian con un tiempo específico de tu ciclo, o experimentas una alteración hormonal común en la perimenopausia? ¿Cómo está la salud de tu tiroides? Sería mejor que atendieras estas cuestiones hormonales con tu médico.

Nivel de energía

Conforme te adaptas a quemar grasa como combustible, tu energía se nivelará en una base más alta de la que tenía cuando quemabas glucosa, la cual necesitaba reabastecerse después de un par de horas. Conforme tu cuerpo produce más enzimas y activa otros procesos necesarios para metabolizar las grasas dietéticas y las grasas acumuladas, tendrás un suministro impresionantemente constante de energía que no depende de tu consumo inmediato de comida. Por ese motivo, puedes asumir que la regularidad de tus niveles de energía es señal de que estás en una zona quemagrasa.

Si tus niveles de energía fluctúan, puede indicar que estás entrando y saliendo de la quema de grasa. Es posible que inadvertidamente reabastezcas tus reservas de glucógeno, así que revisa bien cuántos carbohidratos netos y cuántos gramos de proteína estás comiendo. Es posible que necesites reducirlos todavía más para lograr una quema de grasa consistente y a largo plazo.

Si tu fatiga es constante, consulta de nuevo el capítulo 8 para más información sobre un culpable común y cómo remediarlo.

Claridad mental

Si llegas a notar que la niebla mental regresa mientras estás en la TMM, revisa tu diario de alimentos. Puede estar relacionada con tus elecciones de comida; comer demasiados carbohidratos netos o una cantidad excesiva de proteína pudo haber provocado una respuesta insulínica que te sacó de la quema de grasa. Si no lo has estado monitoreando, registra unos cuantos días de tu consumo de alimentos en Cronometer.com y checa si estás cumpliendo tus metas de macronutrientes.

Dormir mal también es una causa habitual de mente nublada, al igual que el estrés elevado y la insuficiencia de actividad física. Otro factor que puede estar en juego es una deficiencia de tiamina. Una dieta alta en carbohidratos puede bajar los niveles cerebrales de esta vitamina B, la cual se utiliza cuando metabolizas glucosa. Tu cerebro es un glotón cuando se trata de la glucosa, utiliza alrededor de 20 por ciento de la energía corporal diaria, e incluso más si estás haciendo un trabajo mental extenuante. Los diabéticos y los alcohólicos en particular tienen una deficiencia común de tiamina. Los síntomas neurológicos de una deficiencia leve de tiamina incluyen fallos en la memoria, fatiga, ansiedad, apatía, irritabilidad, depresión y problemas de sueño.

También hay un vínculo cercano entre tu intestino y tu cerebro; así que, si experimentas niebla mental, busca cosas que puedan afectar el equilibrio de tu microbioma. Los antibióticos pueden matar las bacterias beneficiosas, provocando un sobrecrecimiento de las especies que provocan enfermedades, destruyendo tanto tu intestino como tu salud mental. Los medicamentos que afectan tu sistema digestivo, como los inhibidores de la bomba de protones que se prescriben comúnmente, también son responsables de alterar este delicado equilibrio. El cloro en el agua de la llave también puede afectar tu microbioma. La niebla mental también puede deberse a una falta de consumo de alimentos fermentados o de tus suplementos probióticos. O puede ser resultado de una sensibilidad o una alergia a algo en tu ambiente. Se me ocurre una intolerancia a la histamina. Incluso puede ser provocada por un virus o un síndrome posviral.

Los antibióticos y los inhibidores de la bomba de protones también pueden interferir con la absorción de nutrientes como las vitaminas B_1, B_6 y B_{12}, el ácido fólico, el calcio, el magnesio y el zinc. Todos estos nutrientes son necesarios para una función cerebral normal, y sus deficiencias pueden afectar la claridad mental.

Digestión

Es muy probable que notes una mejora significativa en tu digestión, con más evacuaciones regulares y menos inflamación y reflujo conforme sigas una dieta quemagrasa. Hay múltiples razones para estos fenómenos. La calidad de los alimentos que comes en la TMM es mucho mayor que la de los alimentos procesados que conforman la dieta habitual. Estos alimentos contienen más fibra, la cual actúa como alimento para las bacterias beneficiosas. Además, las bacterias patógenas, como la *H. pylori* y la levadura, se alimentan de glucosa, así que, cuando reduces dramáticamente tu consumo de azúcares, aumentas el crecimiento de bacterias beneficiosas. Esto a su vez suprime el crecimiento de bacterias causantes de enfermedad, limitando su combustible. De hecho, un estudio sobre autismo en 2016 confirmó que puedes notar una mejoría significativa en la salud de tu microbioma.[1]

Si notas que tus síntomas digestivos están empeorando al seguir la TMM, o experimentas constipación, revisa con mucho cuidado tus diarios de comida (o monitorea tu consumo de alimentos durante algunos días si no has seguido un registro constante). Busca la ayuda de tu asesor de salud o tu médico para solucionar este problema (y consulta de nuevo el capítulo 8) y analiza si hay otras explicaciones para lo que está pasando.

Condiciones crónicas

Los síntomas de muchas condiciones crónicas pueden calmarse o desaparecer por completo como resultado de los cambios que hagas con la TMM (consulta el Apéndice A para información más detallada). Esto es porque la TMM mejora el metabolismo mitocondrial y reduce la inflamación sistémica, y ambos están en el centro de muchas enfermedades crónicas. Asegúrate de trabajar con tu médico, pues quizá necesites reducir o eliminar tus medicamentos conforme mejore tu salud. Recuerda: el alimento es la medicina.

Masa muscular

Quemar grasa como combustible y darle a tu cuerpo todos sus nutrientes esenciales te ayudará a conservar tu masa muscular incluso perdiendo peso. Una situación ideal es cuando todo el peso que pierdes es grasa, en lugar de masa corporal magra. Sin embargo, si notas que no puedes crear músculo incluso con entrenamientos constantes, o que estás perdiendo tonicidad muscular a pesar de comer lo que consideras un equilibrio correcto de macronutrientes, puede ser señal de que necesitas aumentar tu consumo de proteína 25 por ciento o incluso más en los días que hagas entrenamiento de fuerza.

También considera la información objetiva

Equilibra la información que has recopilado sobre cómo te sientes con estas medidas cuantificables:

Niveles de glucosa en la sangre

Con el tiempo, debes ver que tus niveles de glucosa en ayunas tienden a bajar, una gran señal porque sugiere que le estás dando a tu cuerpo una oportunidad de recuperar su sensibilidad a la insulina, mientras también reduce la inflamación sistémica, dos elementos fundamentales para una buena salud.

Si tus niveles de glucosa no tienden a bajar o si experimentas inconsistencias sustanciales inexplicables de un día para otro, consulta la página 184 para una lista de posibles razones y remedios.

Cetonas

Recuerda que, a menos que estés atendiendo una enfermedad crónica en ese momento, realmente sólo necesitas monitorear tus niveles de cetonas en las primeras semanas o meses de tu programa, y luego ocasionalmente para verificar si tu plan te sigue funcionando. Idealmente, los niveles de cetonas en la sangre variarán entre 0.5 y 3.0 mmol/L.

Sugiero analizar tus niveles de cetonas ya sea con una prueba de cetonas casera o con un medidor de aliento como el Ketonix. Yo utilizo éste para revisar mis cetonas cada mañana y confirmar que sigo en cetosis, incluso después de días de banquetes de 150 gramos de carbohidratos netos. Recuerda que estar en cetosis es señal de que tu cuerpo está quemando grasa como combustible.

Como expliqué en el capítulo 2, las cetonas mismas no son la principal razón por la que una dieta alta en grasa tiene un impacto tan tremendo en la salud metabólica. Son los nutrientes que consumes en combinación con los tiempos en que los consumes lo que provoca múltiples reacciones beneficiosas en cadena. Las cetonas son meramente un resultado de este proceso; usarlas como tu medidor principal de éxito es un poco como calificar a un estudiante basándote en la cantidad de plumas y lápices usados que encuentras en la basura. Se trata de la contribución, no sólo de la producción, y de todo lo que sucede en medio.

Las cetonas no son las precursoras principales de los cambios promotores de la salud. Puedes producir un montón de cetonas sólo con ingerir aceite TCM, pero a menos de que hagas los cambios al resto de tu dieta, sólo experimentarás una pequeñísima fracción de los beneficios que puede darte una dieta alta en grasa, baja en carbohidratos y adecuada en proteína.

Tu peso, si es que la pérdida de peso es una meta

Después de ver una rápida pérdida de peso en agua al principio, la cual se da cuando disminuyes la insulina y vacías tus reservas de glucógeno (y liberas el agua que se guardaba en el glucógeno), verás que tu peso tiende a bajar hasta que alcances el ideal. Eso sucede porque, cuando estás quemando grasa, una caloría no es la misma caloría de cuando quemas glucosa.

Cuando quemas principalmente glucosa, tu cuerpo permanece más que nada en modalidad de reserva de grasa. Pero cuando estás quemando grasa como combustible principal, tu cuerpo convertirá algunas de esas grasas en cetonas y excretará las que no haya usado a través de la orina. La insulina es la hormona de reserva y en la TMM este mecanismo no se dispara tan seguido, así que se vuelve más fácil conservar e incluso perder peso.

Asimismo, conforme quemas más grasas en lugar de guardarlas, la sensación de hambre se calma y pierdes tus antojos de alimentos procesados y azucarados, haciendo que la pérdida de peso sea más fácil de lograr. Si ya tienes un peso corporal bajo, necesitarás asegurarte de obtener suficientes calorías de la grasa para estabilizarte donde estás, o incluso aumentar un par de kilos si es lo que necesitas.

Además de monitorear tu peso corporal total a lo largo del tiempo, sugiero que te peses cada ciertos días a la misma hora, después de evacuar en la mañana y antes de tomar tu primera comida o bebida. También querrás actualizar tu estimado de porcentaje de grasa corporal; ver cómo baja con el tiempo te ayudará a seguir motivado. (Consulta la página 131 para algunas formas de hacerlo.)

Esto también te ayudará a controlar tu masa corporal magra, la cual quieres que continúe estable o incluso aumente ligeramente. Si te embarcas en un régimen de entrenamiento para generar músculo, puedes esperar que tu masa corporal magra aumente; cuando eso suceda, necesitarás aumentar tu consumo de proteína ligeramente. Si estás comiendo una dieta alta en grasa, bien diseñada, pero tu masa corporal magra *declina* con el tiempo, sugiero que trabajes con un asesor de salud que sepa de cetosis para afinar tu programa o dieta mientras sigues el lineamiento de un gramo de proteína por kilogramo de masa corporal magra. (Es mejor trabajar con un asesor experto en dietas altas en grasas, bajas en carbohidratos y adecuadas en proteína porque la mayoría de los entrenadores tradicionales prescriben proteína de más.)

Registros de Cronometer

Progresivamente, registrar lo que comes en un día común se vuelve una de las herramientas más poderosas que tienes para mantener tu plan de TMM. Registrar tus lecturas biométricas es otra parte esencial de tu monitoreo.

Algunas personas abrazan el acercamiento más intensivo al pesar y registrar cada bocado de comida que ponen en su boca utilizando Cronometer.com/mercola, mientras que otras son mucho más reticentes a tomarse el tiempo de hacerlo. Para asegurar que te mantengas en buen curso con tu dieta, procura registrar al menos un día común de comida y ejercicio cada semana.

Utilizar Cronometer te ayudará a cumplir con la dieta porque la sola idea de registrar cada puñado de papas fritas o cada pedazo de pastel de cumpleaños puede influir en tu decisión de comerlo. También es una herramienta de aprendizaje continuo que puede ayudarte a identificar qué comidas y alimentos proveen el mejor provecho por tu presupuesto nutricional. Utilizar Cronometer cotidianamente evitará que te salgas del camino.

Cronometer también puede ayudarte a analizar tu consumo nutricional típico para que fácilmente puedas ver si hay algunos huecos que necesites llenar con elecciones diferentes o incluso suplementos.

Te darás cuenta de que, con el tiempo, necesitarás restringir la cantidad de carbohidratos sin fibra que comes para poder mejorar tu glucosa en ayunas, o que podrás añadir más carbohidratos sin fibra de acuerdo con tu programa de ayunos y alimentación (lo que explicaré en el capítulo 10), mientras sigues quemando grasa.

También es útil utilizar Cronometer para monitorear algunos índices de micronutrientes. En particular sería bueno que pusieras atención a los siguientes:

- **Omega-6 y omega-3.** Un margen ideal se encuentra en algún punto entre 5:1 y 1:1, pero esto puede ser muy difícil de alcanzar. Por supuesto, intenta mantener este margen en un máximo de 5:1, y sigue experimentando con tu dieta y con tus suplementos de omega-3 hasta que puedas asentarte en un margen más deseable de 3:1 o 2:1. Idealmente, sería mejor analizar tus niveles con un índice de omega-3 o un perfil completo de ácidos grasos.

Los ácidos grasos omega-3 son una de las mejores maneras de contrarrestar la inflamación porque le dan a tu cuerpo químicos como las resolvinas. Estas increíbles sustancias apagan la inflamación en tu cuerpo cuando ya no necesita combatir infecciones.

Una advertencia que tener en mente es que muchos han consumido aceite de pescado en exceso y han elevado sus niveles de ácido eicosapentaenoico (EPA, por sus siglas en inglés), un tipo de ácido graso omega-3 en particular. Cuando consumes grandes cantidades de EPA de suplementos como el aceite de pescado, el nivel del ácido araquidónico (AA) puede bajar, en relación con el EPA. Cuando el AA es bajo, puede contribuir a que las membranas celulares sean inestables y haya sangrado. La vida es un equilibrio, y necesitas un poco de AA para tener estructura celular, soporte y señalización. Por este motivo, es mejor obtener tu DHA de mariscos o de suplementos enteros de mariscos, como el aceite de krill, no suplementos aislados en extracto, como los aceites de pescado. Los mariscos saludables son una opción superior al aceite de krill, pero el aceite es útil cuando no hay mariscos disponibles. El aceite de krill también se absorbe mucho mejor, a diferencia del aceite de pescado, que es una forma fosfolípida emulsionada.

- **Potasio y sodio.** Aunque al sodio muchas veces se le sataniza como contribuyente de presión arterial alta y enfermedad cardiaca, el sodio en sí mismo no es malo. Es que por lo general se consume en cantidades mucho mayores a las de su contraparte natural, el potasio.

El potasio ayuda a compensar los efectos hipertensivos del sodio y ayuda a tu cuerpo a mantener niveles adecuados de pH. En un artículo publicado en el *New England Journal of Medicine*, en 1985, los autores evaluaron el consumo dietético de nuestros ancestros paleolíticos para descubrir que consumían naturalmente alrededor de 11 000 mg de potasio y 700 mg de sodio al día.[2] Esto equivale a casi 16 veces más potasio que sodio. Hoy en día, el margen está invertido: el consumo diario de potasio tiene un promedio de 2 500 mg, mientras que de sodio son 3 400 mg.

Para elevar más tu consumo de potasio que de sodio, prioriza los alimentos adecuados para la TMM que sean altos en potasio, como las espinacas, el brócoli, las coles de Bruselas, los aguacates, los espárragos, las nueces y las semillas. El margen ideal entre potasio y sodio que debes buscar es dos veces más potasio que sodio. Para la mayoría de la gente es de alrededor de cinco gramos de potasio al día. Por favor considera que el potasio necesita venir de fuentes como las verduras, no de sales de potasio, para dar sus beneficios de salud.

- **Calcio y magnesio.** El magnesio es el cuarto mineral más abundante en tu cuerpo. Se han detectado más de 3 750 sitios de adherencia de magnesio con proteínas humanas,[3] y es necesario para más de 300 enzimas diferentes en tu cuerpo, mismas que permiten que produzcas proteína, ADN, ARN y energía mitocondrial. El magnesio es vital para la optimización de tu mitocondria.

  El magnesio también funciona como contraparte del calcio, y demasiado calcio con muy poco magnesio puede llevar a ataques cardiacos, infartos y muertes repentinas. El margen que debes buscar entre magnesio y calcio es 1:1.

  Por fortuna, el magnesio se encuentra en buenas cantidades en muchos de los mismos alimentos que contienen potasio, como hojas verdes, nueces, semillas, brócoli y coles de Bruselas, así como cacao en polvo (buena noticia si eres fanático de las bombas de grasa de chocolate). El margen dietético recomendado para el magnesio[4] varía entre 310 y 420 mg al día, dependiendo de tu edad y sexo. Sin embargo, muchos investigadores y yo creemos que necesitamos entre 600 y 900 mg al día para tener una salud óptima.

- **Fibra y calorías.** Como expliqué en el capítulo 5, recomiendo que consumas al menos entre 35 y 50 gramos de fibra, idealmente de verduras, nueces y semillas orgánicas, frescas y de huertos locales. Si no obtienes la cantidad recomendada, tomar un suplemento con cáscara de *psyllium* orgánica puede ayudarte.

Si no llegas a tus metas para el consumo de estos nutrientes, busca resolver esta situación lo más pronto posible. Trabaja con alguien que pueda ser objetivo, como un asesor que pueda revisar tus diarios de consumo de alimentos y los resultados de tus análisis de sangre, y te ayude a señalar dónde puedes hacer algunas mejorías.

Niveles de colesterol

Tal vez entre 25 y 30 por ciento de la gente que adopta una dieta alta en grasa experimentará un aumento inicial en los niveles de triglicéridos y colesterol. En otros, los niveles seguirán igual o incluso descenderán. Hay algunos factores que considerar al decidir por ti mismo si esto debería preocuparte:

- El vínculo entre el colesterol y la enfermedad cardiovascular no es tan sólido como establece la medicina convencional. Una investigación publicada en 1996 encontró que 50 por ciento de las víctimas de ataque cardiaco y 80 por ciento de los pacientes con enfermedad coronaria tenían niveles normales de colesterol.
- El análisis más común para medir los niveles de las partículas de LDL en suero, LDL-C, en realidad es sólo un estimado del número de partículas y, como la mayoría de los estimados, está sujeto a error.
- Incluso cuando se eleva el colesterol LDL, las observaciones a largo plazo de niños en una dieta contra la epilepsia notaron que a veces, pero no siempre, regresaba a niveles casi iguales a los que tenían antes de la dieta entre 6 y 12 meses después. Este retroceso a los niveles iniciales parece ser el caso para los adultos también.
- El colesterol LDL usualmente se considera "malo". Como expliqué en el capítulo 1, está hecho de dos tipos de partículas: un tipo (patrón A) pequeño y denso, y que puede contribuir a la arterosclerosis, y otro tipo (patrón B), grande y ligero, y menos probable de tener efectos dañinos en tus arterias. Así que, incluso si el LDL se eleva, a menos de que el análisis sea uno de los paneles de lípidos nuevos y más sofisticados que calculan el número de ambos tipos de partículas, esta información por sí misma te dice muy poco.
- Los triglicéridos parecen ser un mejor indicador del verdadero riesgo de enfermedad cardiovascular. La mayoría de la gente experimenta una *caída* dramática en sus niveles de triglicéridos después de empezar una dieta alta en grasa, por lo general porque el exceso de carbohidratos es la causa principal de los niveles altos. Si los niveles sí se elevan, suele ser temporal, mientras tu cuerpo hace la transición hacia la quema de grasa. Una reducción en el consumo de carbohidratos es lo que provoca la liberación de los triglicéridos contenidos en la grasa, los cuales después pueden quemarse como combustible. Eso por eso que ayunar antes de tus análisis es tan importante; los triglicéridos

liberados el día anterior se utilizarán como combustible durante tu ayuno en la noche.

- Si hay un aumento en los triglicéridos, es probable que sea temporal, y la mayoría de la gente volverá a sus niveles previos a la dieta en uno o dos años, de acuerdo con *The Ketogenic and Modified Atkins Diets*, de Kossoff *et al.*, un libro basado en evidencia escrito por especialistas de la dieta cetogénica del Hospital Johns Hopkins.

- Como expuse en el capítulo 8, puedes estar bajo en carnitina, que transporta los ácidos grasos de cadena larga a través de las membranas mitocondriales. Dado que una dieta alta en grasa necesita más carnitina que una dieta tradicional, tus niveles tal vez bajen. Esto puede identificarse con un análisis de sangre para medir tus niveles de carnitina libre. Si en verdad son bajos y experimentas síntomas como fatiga o niveles bajos de cetonas, puedes elegir tomar un suplemento con carnitina, pero trabaja con tu médico u otro especialista antes de tomar esa decisión, pues la evidencia es contradictoria sobre la posible contribución del suplemento de carnitina a la progresión del cáncer. (Hay más información sobre suplementos con carnitina en el capítulo 11.)

- Ciertos medicamentos pueden afectar tus niveles de lípidos en la sangre y deberías considerar esto cuando decidas si la dieta está funcionando para ti o no. La falta de sueño, la enfermedad y los altos niveles de estrés pueden afectar tus cifras.

- Si enfrentas un diagnóstico extremo, como un cáncer agresivo, debes decidir qué es más importante, matar de hambre a la enfermedad que está amenazando tu vida o mantener tus niveles de lípidos dentro del rango determinado como normal, aun cuando esas normas se basen en una población no sana.

Si experimentas una elevación en los niveles de lípidos o si estás confundido o descorazonado por un cambio en tus niveles de lípidos, por favor busca un asesor de salud que se especialice en dietas altas en grasa y bajas en carbohidratos para que pueda darte una visión objetiva de tu situación antes de que dejes el plan.

LINEAMIENTOS BÁSICOS PARA UNA QUEMA ÓPTIMA DE GRASA A LARGO PLAZO

Estos lineamientos son un punto de partida y pueden variar ampliamente por tu estado de salud actual, tus metas de salud y tus circunstancias de vida. Deberás descubrir los estándares que funcionan mejor para ti.

- **Glucosa en ayunas:** menor a 80.
- **Cetonas:** por encima de 0.5 mmol/L o un tono color rosa consistente si estás utilizando las tiras reactivas de orina. Si utilizas el instrumento de aliento Ketonix y ves una luz roja brillar, estás en cetosis; entre más veces parpadee, mayor es el nivel de cetosis.
- **Fórmula para determinar la necesidad de proteína:** 1 gramo por kilogramo de masa corporal magra, a menos que estés embarazada o lactando, seas un atleta competitivo o una persona mayor, pues las personas en estos grupos pueden necesitar proteína adicional.
- **Máxima cantidad de proteína tanto animal como de fuentes vegetales en una sola comida:** entre 12 y 15 gramos para la mayoría de las mujeres (a menos que estén embarazadas o lactando; entonces es posible que necesiten más) y entre 15 y 20 gramos para la mayoría de los hombres.
- **Índices de macronutrientes en la TMM (puede variar):** entre 50 y 85 por ciento de grasa;* 4 a 32 por ciento de carbohidratos; 8 a 12 por ciento de proteína.†
- **Duración del Máximo Ayuno:** entre 13 y 18 horas.

---

* Una vez que seas capaz de generar cetonas, puedes bajar tu porcentaje de calorías de grasa a 50 por ciento y remplazarlas con carbohidratos netos de alimentos enteros —no granos—, siempre y cuando conserves tu capacidad de quemar grasa, medida por tu capacidad de mantener tus niveles de cetonas por encima de 0.5 mmol/L.

† El único momento en el que querrás considerar aumentar tus niveles de proteína por encima de los rangos sugeridos es si estás haciendo entrenamientos de fuerza o planeas incrementar tu masa muscular.

Capítulo 10

El poder del ayuno para optimizar la salud mitocondrial

En secciones anteriores de este libro expliqué detalladamente cómo los alimentos pueden apoyar óptimamente tu mitocondria y mejorar dramáticamente tu salud. Pero comer incluso los mejores alimentos para promover la salud es sólo la mitad de la ecuación en lo que se refiere a cuidar tu salud en general y tu mitocondria en particular.

Al enfocarnos demasiado en qué alimentos comer, nos olvidamos de que comer tiene una contraparte natural y poderosa, que es *no* comer. Todo en la naturaleza tiene dos lados: la oscuridad y la luz, la actividad y el descanso, el frío y el calor. Ayunar es el otro lado de la alimentación —como el doctor Jason Fung, coautor de *The Complete Guide to Fasting* y *El código de la obesidad*, lo llama—, y ayunar tiene un papel vital al permitir que tu cuerpo funcione en su mejor forma. ¿Por qué? Porque tu cuerpo simplemente no está diseñado para trabajar en óptimas condiciones cuando se le está alimentando continuamente.

Si no comer regularmente fuera en detrimento de la salud humana, está claro que no habríamos sobrevivido, mucho menos florecido como especie. Los humanos han evolucionado a no sólo soportar periodos largos en los que no hay alimentos disponibles, sino a desarrollarse *porque* no tenían un acceso constante a los alimentos, como muchos de nosotros tenemos ahora en el siglo XXI.

Sin embargo, esto no es lo que nos han dicho. Los medios, la medicina convencional y la industria alimentaria nos han taladrado con la necesidad de comer todo el día. Estos comentarios se han repetido tan seguido que los creemos: el desayuno es la comida más importante del día; necesitas consumir tres comidas completas más colaciones para mantener elevado tu metabolismo; comer una colación antes de acostarte te ayuda a dormir.

Pero no siempre hemos vivido con comida disponible 24/7. Como Fung lo describe en *The Complete Guide to Fasting*, "Ayunar es la intervención dietética más vieja en el mundo. No sólo es lo más novedoso y grandioso, sino lo probado y comprobado".

Ayuno de agua o de grasa

En el presente, más de dos de cada tres adultos en la población estadounidense tienen sobrepeso o son obesos,[1] y esa cifra aumenta constantemente. Esta tragedia también asola la salud de nuestros niños. Tiene sentido para quienes tienen sobrepeso considerar un ayuno extenso. Los periodos de ayuno pueden variar desde algunos días hasta algunas semanas. No sólo simplificará el programa para la mayoría de las personas, sino que acelerará la transición hacia la quema de grasa e inmediatamente empezará a mejorar las secuencias metabólicas que atienden las causas fundamentales de muchos problemas de salud. La sensación de hambre y los antojos pueden ser un reto en los primeros dos o tres días, pero después de eso, los antojos tienden a disminuir dramáticamente.

Adaptarte a quemar grasa incluso antes de empezar un plan nutricional de cetosis bien diseñado puede mejorar su implementación, pues para cuando comiences, ya habrás pasado el punto donde el hambre y los antojos pueden minar tu esfuerzo. Una alternativa interesante que puede hacer todavía más fácil el proceso es consumir grasas saludables mientras mantienes los carbohidratos y la proteína en menos de cinco gramos de cada uno al día. Dado que los carbohidratos y la proteína realmente son los únicos macronutrientes que activan el mTOR, la insulina, la leptina y el IGF-1, eliminarlos virtualmente puede darte la mayoría de los beneficios de un ayuno de agua sin experimentar la pérdida de energía común. Algunas de las grasas saludables que puedes utilizar son mantequilla pasteurizada, aceite de coco y aceite de TCM en una bebida caliente como té o café. Puedes añadir stevia procesada naturalmente para hacer más deleitable la bebida, aunque la mayoría de las personas que siguen este tipo de dieta ya no sienten el antojo de algo dulce. La mayoría considera esta alternativa mucho más fácil que el ayuno de agua.

Sin importar el tipo de ayuno que elijas, de agua o grasa, una vez que lo hayas completado, necesitarás pasar a alimentos bajos en carbohidratos, bajos en proteína y altos en grasas de calidad. Esta transición es por lo general mucho más fácil para quienes ya lograron un estado de quema de grasa y cetosis nutricional utilizando estas grasas.

Si estás interesado en implementar este acercamiento o incluso sólo lo suficientemente intrigado en aprender más, te recomiendo ampliamente conseguir un ejemplar de *The Complete Guide to Fasting*. Es una guía completa que servirá como una fuente valiosa para cualquiera que considere este acercamiento.

Ayunar es un ritual que es parte integral de casi cualquier tradición religiosa importante; Jesús, Buda y Mahoma ayunaban, y eso jugó un papel importante en sus transformaciones espirituales. Hipócrates fue el padre de la medicina y recomendaba que la gente con sobrepeso comiera sólo una vez al día. Benjamín Franklin escribió: "La mejor medicina de todas es descansar y ayunar". E incluso Mark Twain era un defensor del ayuno, al escribir: "Un poco de hambre realmente puede hacer más para el enfermo común de lo que pueden hacer las mejores medicinas y los mejores médicos".

Sólo recientemente hemos perdido el contacto con el poder del ayuno para sanar, en gran parte porque sólo dentro del último siglo los humanos aprendieron a manipular el abastecimiento de comida a través de la agricultura y la transportación a larga distancia, hasta el punto en que hay alimentos disponibles en abundancia 24/7 y durante todo el año. Aunque claramente hay excepciones, parece que gran parte de la humanidad pasaba largos periodos de hambruna o inanición.

Las investigaciones revelan que la gran mayoría de los estadounidenses come *todo el día*,[2] hasta 15.5 actos de alimentación separados en un día cualquiera. La mayoría también consume gran parte de sus calorías diarias en la noche, exactamente cuando tu cuerpo requiere la *menor* cantidad de energía como calorías de tus alimentos. Es por eso que te recomiendo evitar comer al menos tres horas antes de acostarte, y eso incluye a *todos*, sin importar qué clase de dieta sigas o no sigas. Este acceso continuo a los alimentos evita que tu cuerpo pase por los procesos de reparación y rejuvenecimiento que ocurren durante el ayuno.

Los sorprendentes beneficios del ayuno

Ayunar, parecido al ejercicio, es un estresor biológico que inicia procesos metabólicos que promueven la salud en general. Al reintroducir periodos de tiempo sin alimentos en tu vida diaria e imitar los hábitos alimenticios de tus ancestros, quienes no tenían acceso a alimentos todo el tiempo, puedes restaurar tu cuerpo a un estado más natural que permita que ocurra toda una serie de beneficios bioquímicos. Fisiológicamente, los beneficios de ayunar son:

- **Estabiliza el azúcar en la sangre.** Dado que no estás consumiendo calorías, los niveles de glucosa bajan hasta niveles normales de ayuno, menores a 100. También se estabilizan, pues el hígado empieza a producir glucosa a través del proceso de gluconeogénesis, al menos en las personas que no son diabéticas.
- **Los niveles de insulina bajan y se mejora la resistencia a la insulina.** Dado que los niveles de glucosa en la sangre caen, tu cuerpo no necesita liberar tanta insulina para transportar la glucosa fuera del torrente sanguíneo hacia las células, así que los niveles de insulina también bajan, permitiendo que tu cuerpo sane su resistencia a la insulina.
- **El intestino y el sistema inmunológico pueden descansar.** Ayunar permite que el tracto digestivo descanse y regenere la mucosa. Asimismo, el sistema inmunológico ya no está bajo el estrés constante de atender el flujo continuo de antígenos alimenticios, lo que permite que el sistema inmunológico participe en la regeneración de los órganos del cuerpo. Además, los ayunos cortos dispararán la activación de las células madre para producir nuevos glóbulos blancos, los cuales aumentan la inmunidad.
- **Se producen cetonas.** Dado que las cetonas proveen una fuente de energía alterna, también conservan la masa muscular. Por supuesto, también proveen una alternativa necesaria para la glucosa que requieren el cerebro y el sistema nervioso central.
- **Aumenta el índice metabólico.** Tus niveles de adrenalina se elevan para proveer energía en la ausencia de alimentos, lo que implica que tu índice metabólico general en realidad aumenta (en oposición al mito de que ayunar suprime el metabolismo y hace que el cuerpo entre en una "modalidad de inanición").

- **Se despejan las células dañadas.** Ayunar dispara la autofagia, una rutina de limpieza natural que tu cuerpo utiliza para limpiar los desechos celulares, incluyendo toxinas, mientras que también recicla los componentes de las células dañadas. La autofagia, que se traduce como "comerse a sí mismo", como leíste en el capítulo 2, contribuye a muchas funciones importantes al ayudar a que tus células madre conserven la habilidad de mantener y reparar tus tejidos,[3] apagando la inflamación, desacelerando el proceso de envejecimiento y el crecimiento del cáncer, y optimizando la función biológica.

- **Disminuye el hambre.** Contrario a la creencia popular, una vez que te ajustas a ayunar, tus sensaciones subjetivas de hambre disminuyen. ¿Por qué? En gran medida porque ayunar baja los niveles de insulina y leptina, y mejora la sensibilidad de los receptores tanto de una como de otra. Estas dos mejorías metabólicas importantes ayudan a movilizar la oxidación de las reservas de grasa y otras claves hormonales importantes de la obesidad y las enfermedades crónicas.

- **Se pierde el exceso de grasa.** En mis 30 años de práctica clínica, vi de primera mano que el ayuno intermitente era una de las formas más fáciles y efectivas de deshacerte del exceso de grasa corporal sin perder masa corporal magra. Cuando pasas un largo periodo sin alimento consumes menos calorías en general, implicando que la composición del cuerpo se regula naturalmente a proporciones óptimas. Puedes consumir una gran comida una vez que termines tu ayuno, pero los estudios muestran que esa primera comida sólo contiene 20 por ciento más de calorías que una comida promedio: no lo suficiente para invalidar las calorías que *no* comiste durante tu ayuno.[4]

  Un pequeño estudio piloto evaluó la eficacia del ayuno intermitente en la reducción del peso en humanos. En él, *el único* cambio en la dieta fue restringir comer en una ventana de 10 a 12 horas cada día. Durante las 12 o 14 horas restantes, los participantes ayunaban. Después de cuatro meses, quienes habían ayunado diario habían perdido un promedio de más de tres kilos. Y aunque que no se les dijo específicamente que redujeran su consumo de calorías, terminaron reduciendo sus calorías diarias a un promedio de 20 por ciento de todas maneras.[5]

- **Reduce los niveles de hormonas que se cree que promueven el cáncer.** Tomar descansos constantes del consumo alimenticio no sólo reduce los niveles de insulina y leptina, sino del factor de crecimiento similar a insulina (IGF-1), una hormona potente que actúa sobre tu glándula hipófisis para inducir efectos metabólicos y endocrinos poderosos, como el crecimiento celular y la duplicación.

Los niveles elevados de IGF-1 se asocian con muchos cánceres, por ejemplo, de mama y de próstata. Las células cancerígenas tienen más receptores para esta hormona que las células normales, y reducir los niveles de IGF-1 se asocia con la reducción de la proliferación de células en muchos cánceres. Ayunar también disminuye los niveles de citocinas proinflamatorias, pequeñas proteínas que también tienen un papel promotor del cáncer.

- **La velocidad del envejecimiento disminuye.** Además de impulsar los niveles de la hormona humana de crecimiento, ayunar disminuye la acumulación de radicales libres en tus células y, por tanto, previene el daño oxidativo a las proteínas celulares, los lípidos y el ADN. Este daño está asociado en gran medida con el envejecimiento y la mayoría de las enfermedades crónicas.

  Ayunar también inhibe el blanco de rapamicina en mamíferos (mTOR), el cual, como posiblemente recuerdes del capítulo 3, es una secuencia de señalización celular antigua que orquesta la insulina, la leptina y el IGF-1, y finalmente es responsable ya sea del crecimiento o la reparación, dependiendo de si se estimula o se inhibe. Inhibir el mTOR es precisamente tu meta si tu intención es un incremento regulado del mantenimiento y la reparación, estimular tu longevidad y reducir tu riesgo de cáncer. Esto significa que es una buena idea para casi todos, excepto para los fisicoculturistas o los atletas competitivos.

- **Estimula la quema de grasa.** Cuando comes todo el día, nunca necesitas acudir a tus reservas de glucógeno (glucosa guardada). Sin embargo, cuando pasas al menos 18 horas sin alimento, si no estás quemando grasa todavía como tu combustible principal, o 13 horas si sí, las reservas de glucógeno en tu hígado se merman radicalmente. En este punto, tu cuerpo se ve forzado a acudir a tus reservas de grasa para obtener energía, y aquí es donde comienza el estado quemagrasa en el que quieres permanecer siguiendo el plan alimenticio de la TMM.

- **Protege la función cerebral.** Ayunar también puede tener un impacto muy positivo en tu función cerebral, e incluso puede tener la clave para prevenir la enfermedad de Alzheimer y otros desórdenes cerebrales crónicos. El doctor Mark Mattson realizó estudios en animales, mostrando que los ratones genéticamente diseñados para desarrollar enfermedad de Alzheimer que entraban en un ayuno cada dos días no desarrollaron la enfermedad sino hasta la edad de 2 años, que en términos humanos es el equivalente de tener 90.[6]

Sin ninguna intervención, los ratones desarrollaron demencia en la mitad de ese tiempo, o alrededor de un año, el equivalente en edad a 40 o 50 en los humanos. ¡Y cuando Mattson los puso en una dieta de comida chatarra, desarrollaron Alzheimer alrededor de los nueve meses!

La investigación de Mattson sugiere que un ayuno cada dos días puede estimular una proteína conocida como factor neurotrófico derivado del cerebro (BDNF, por sus siglas en inglés) entre 50 y 400 por ciento, dependiendo de la región del cerebro. El BDNF activa las células madre cerebrales para convertirlas en nuevas neuronas. También dispara otros químicos que promueven la salud neural y se ha demostrado que protegen las células cerebrales de cambios adversos asociados con las enfermedades de Alzheimer y de Parkinson.[7]

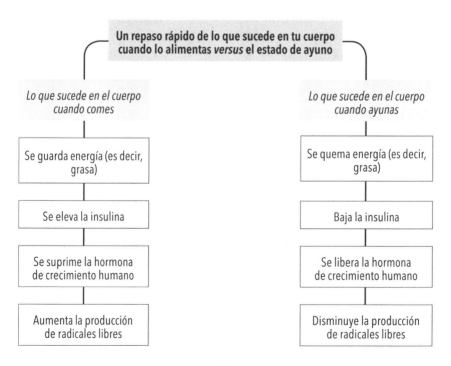

Un repaso rápido de lo que sucede en tu cuerpo cuando lo alimentas *versus* el estado de ayuno

Lo que sucede en el cuerpo cuando comes	*Lo que sucede en el cuerpo cuando ayunas*
Se guarda energía (es decir, grasa)	Se quema energía (es decir, grasa)
Se eleva la insulina	Baja la insulina
Se suprime la hormona de crecimiento humano	Se libera la hormona de crecimiento humano
Aumenta la producción de radicales libres	Disminuye la producción de radicales libres

La única otra estrategia sustentada en investigaciones que tiene tantos beneficios para la longevidad es la restricción calórica a largo plazo, la cual requiere una reducción significativa a largo plazo de la cantidad de alimento que comes, para que esencialmente vivas al borde de la inanición. Como probablemente sabes, cumplir con una dieta de restricción calórica es desastroso. La buena noticia es que hay muchas maneras de ayunar y seguramente hay una forma de ayuno que tú puedas tolerar e incorporar a tu vida sin mucho esfuerzo. Mencionaré estas opciones en un momento. Es importante que recuerdes que ayunar puede darte beneficios casi idénticos sin el dolor, el sufrimiento y los problemas de la restricción calórica.

En lugar de regular *cuánto* comes, como sucede con la restricción calórica a largo plazo, sólo necesitas modificar *cuándo* comes, y por supuesto elegir sabiamente los alimentos. Crear un ciclo sencillo entre periodos de alimentación y ayuno en un programa diario, semanal o mensual ha demostrado dar muchos de los mismos beneficios que la restricción calórica a largo plazo. Elegir cuándo comes y cuándo ayunas es la forma conocida como "ayuno intermitente". Como el doctor Dan Pompa, mi colega y defensor del ayuno, menciona: "No comas menos, sólo no comas tan seguido".

Un paseo por los distintos tipos de ayuno intermitente

El ayuno intermitente está adquiriendo popularidad rápidamente por la sencilla razón de que funciona. Sucede, ya sea que estés intentando perder el exceso de peso o mejorar tus biomarcadores para una salud óptima. Como regla general, el ayuno intermitente involucra limitar calorías, total o parcialmente, ya sea un par de días al mes o a la semana, cada cierto tiempo o incluso diario, como es el caso del régimen de Máximo Ayuno, la forma de alimentación programada que yo prefiero utilizar.

Hay muchas formas de ayunar, desde no consumir nada más que agua durante dos o tres días cada mes hasta comer una cantidad normal de calorías cada día, pero durante una ventana restringida de tiempo para que todavía tengas un periodo largo sin alimento durante cada lapso de 24 horas. El ayuno "correcto" para ti es con el que realmente te comprometerás. Éstas son las distintas opciones:

Ayuno de agua de dos o tres días

Para una persona sana, no recomiendo pasar más de 18 horas sin alimento. Sin embargo, si tienes sobrepeso y serios problemas de salud, un ayuno de agua con supervisión médica puede ser adecuado.

Un ayuno de agua es justamente eso; no consumes nada más que agua y algunos minerales durante un periodo de tiempo finito. Este tipo de ayuno puede darte una transición más corta hacia la quema de grasa porque quemarás rápidamente tus reservas de glucógeno y presionarás a tu cuerpo para que empiece a utilizar la grasa como energía.

Esto puede ser apropiado para ti si acabas de recibir un diagnóstico grave, como cáncer cerebral. Pero si no estás limitado por ninguna de las siguientes condiciones, consulta con tu equipo médico antes de embarcarte en esta clase de ayuno:

* Bajo de peso
* Comprometido nutricionalmente
* Tomas diuréticos o medicamentos para la presión
* Tienes presión arterial baja
* Tienes diabetes, enfermedad tiroidea, niveles de sodio crónicamente bajos o enfermedad cardiovascular

Ayuno de cinco días

Éste es el acercamiento propuesto por el doctor Michael Mosley, autor de *The Fast Diet*. Él recomienda que pases cinco días consecutivos de cada mes en un ayuno modificado. No te abstienes de comer enteramente durante estos días. En el primero, comes alrededor de 1 000 o 1 100 calorías, seguido de 725 calorías durante los siguientes cuatro días. Como sucede con todas las opciones de ayuno, los alimentos que sí comes deben ser bajos en carbohidratos netos y proteínas, y altos en grasas saludables.

En un experimento de 2015,[8] las personas que ayunaron durante cinco días consecutivos al mes por tres meses consecutivos vieron mejorías en los biomarcadores de la regeneración celular. Los factores de riesgo para diabetes, cáncer, enfermedad cardiovascular y envejecimiento también bajaron.

Ten cuidado porque puede ser todo un reto pasar cinco días con muy poca comida, especialmente si nunca has ayunado, así que quizá quieras practicar un poco antes de realizar esta clase de ayuno.

Ayuno de un día

En este caso dejas de comer durante un día a la semana, consumiendo sólo agua durante ese día. Tu ayuno debe terminar con una porción normal de comida (es decir, consume una comida que sea máximo 20 por ciento más grande de tu porción habitual fuera del ayuno), y puedes continuar con tu programa normal de ejercicio sin ninguna recomendación de dieta especial para los días de entrenamiento.

Ayunar durante 24 horas puede ser pesado para algunas personas, pero comer una dieta alta en grasa y baja en carbohidratos puede hacer que ese ayuno de 24 horas sea más fácil, pues una dieta más alta en grasa tenderá a normalizar tus hormonas del hambre y a mejorar tu saciedad durante periodos de tiempo más largos. También puedes ayunar de cena a cena, saltándote 24 horas de alimentación, mientras que sí comes una vez al día.

Ayuno cada dos días

Este programa es exactamente lo que indica: un día ayunas y otro no. En los días de ayuno restringes tu alimentación a una comida de alrededor de 500 calorías. En los días que no ayunes, puedes comer normalmente.

Cuando incluyes el tiempo dormido, tu ayuno puede acabar siendo hasta de 32 o 36 horas. De acuerdo con la doctora Krista Varady, autora de *The Every-Other-Day Diet*, el ayuno cada dos días puede ayudarte a perder hasta casi un kilo de grasa corporal a la semana.

Otro beneficio del ayuno cada dos días es que tu cuerpo tiende a adaptarse a la regularidad del programa, mientras que el carácter aleatorio de un plan de 5:2 puede ser más difícil de ajustar.[9] En estudios clínicos, alrededor de 90 por ciento de los participantes fue capaz de continuar con un ayuno cada dos días, mientras que el otro 10 por ciento lo dejó después de las primeras dos semanas.

Debo decir que no soy fanático de esta clase de ayuno. Creo que hay acercamientos mucho mejores con un índice de tolerancia mayor. El ayuno cada dos días también puede reducir la reserva diastólica en el corazón, como se descubrió en otro estudio en roedores[10] cuando se les mantuvo en esta clase de ayuno durante mucho tiempo.

Ayunos de 5:2

Otro plan de ayuno que apoya el doctor Michael Mosley en su libro *The Fast Diet* es el plan de 5:2, donde reduces tus alimentos a un cuarto de sus calorías diarias normales —alrededor de 600 para los hombres y 500 para las mujeres— dos días de tu elección a la semana. Los otros cinco días comes normalmente.

Una cosa con la que debes tener cuidado es cierta evidencia de que la irregularidad del plan de 5:2 puede alterar el ritmo circadiano de tu cuerpo. Estos ritmos automáticos orquestan tu ciclo de sueño y vigilia, y varias funciones de tu sistema hormonal.

Máximo Ayuno, mi forma favorita de ayuno intermitente

Como regla general, recomiendo un tipo específico de ayuno intermitente que llamo Máximo Ayuno. Sin ninguna duda, es mi forma favorita de ayuno y la que utilizo. Es por mucho la forma más fácil de continuar una vez que tu cuerpo ha hecho el cambio de quemar azúcar hacia quemar grasa como combustible principal, y también parece apoyar los ritmos circadianos estables.

El Máximo Ayuno se hace cada día en lugar de sólo algunos días a la semana o al mes. Sin embargo, por supuesto puedes cambiar el ciclo brincándote días para ajustarlo a tu agenda o a tus compromisos sociales; esta flexibilidad es otro gran beneficio del Máximo Ayuno. Si las circunstancias lo permiten, recomiendo hacer este tipo de ayuno alrededor de cinco días a la semana. El proceso es muy simple.

Lo difícil del Máximo Ayuno es restringir tu alimentación diaria a una ventana de entre 6 y 11 horas. Como resultado, evitarás comer entre 13 y 18 horas cada día. La forma más sencilla de implementarlo es dejar de comer al menos tres horas antes de acostarte y luego retrasar tu primera comida del día siguiente hasta que hayan transcurrido 13 horas desde la última vez que comiste. Un ejemplo poderoso de su valor es un estudio reciente mostrando que las mujeres que ayunan durante 13 horas o más después de una cena pueden reducir el riesgo de que reaparezca el cáncer de mama en etapas tempranas.[11] Es importante considerar que si has entrenado tu cuerpo para quemar grasa como combustible principal, tienes más acceso a esta clase de beneficio con un ayuno intermitente de sólo 13 horas. Si todavía estás quemando carbohidratos como tu combustible principal, se necesitará un ayuno de casi 18 horas para lograr este beneficio.

Esto puede parecer muchísimo tiempo sin comer en un día normal, pero una vez que hayas terminado la transición hacia la quema de grasa como tu principal fuente de alimentación, no experimentarás esas sensaciones frecuentes de hambre. Otro beneficio del Máximo Ayuno es que te permite pasar horas sin que baje la energía porque la grasa provee una fuente continua de combustible. Distinto a la glucosa, que provoca aumentos de glucosa e insulina, sensaciones frecuentes de hambre y bajones de energía como señales de consumir más alimentos altos en carbohidratos.

Consejo para la transición:

Si te parece difícil pasar 13 o más horas sin comer, intenta añadir una o dos cucharaditas de aceite de coco o aceite de TCM a una taza de café o té. La grasa te ayudará a mantener a raya el hambre sin provocar una elevación en el azúcar en la sangre. Esencialmente te permite extender tu ayuno mientras minimiza tu hambre.

Los beneficios de evitar comer horas antes de acostarte

Sin importar qué programa de ayuno elijas, o incluso si eliges no adoptar ningún tipo formal de ayuno, es mejor si dejas de comer al menos tres horas antes de ir a la cama. Recientemente me he dado cuenta de qué tan importante es este sencillo cambio para ayudar a optimizar tu función mitocondrial y prevenir el daño celular. Son muchos los factores que influyen en por qué obtendrás beneficios de salud si desarrollas este hábito:

- Cuando estás durmiendo, tu energía necesita estar en su punto más bajo, y dar un exceso de combustible en este momento provocará la producción de cantidades excesivas de radicales libres dañinos.
- El sueño es el tiempo de desintoxicación y reparación de tu cuerpo, y necesitar digerir una comida durante el sueño entorpecerá estos procesos importantes.
- La noche es el tiempo normal en que tu cuerpo utiliza las cetonas como energía, dado que las reservas de glucógeno están por

lo general vacías después de 18 horas (13 horas si estás comiendo pocos carbohidratos), y comer muy cerca de tu hora de descanso puede reabastecer las reservas de glucógeno y evitar que el cuerpo queme grasa para su combustible nocturno.

* No comer al menos tres horas antes de ir a la cama te permite extender ese periodo de tiempo sin alimentación, haciendo que el Máximo Ayuno sea una forma de vida fácil y provechosa.

Un artículo publicado en 2011[12] aborda mucho del trabajo experimental que apoya la recomendación de evitar comer muy cerca de la hora de dormir. La moraleja es clara: dado que tu cuerpo utiliza menos calorías cuando duerme que en todo el resto del día, querrás evitar comer cerca de tu hora de dormir porque añadir más combustible durante este tiempo generará radicales libres en exceso que dañarán tus tejidos, acelerarán el envejecimiento y contribuirán a las enfermedades crónicas.

Por este motivo, creo que una de las mejores estrategias para reducir la producción mitocondrial de radicales libres es limitar la cantidad de combustible que le das a tu cuerpo cuando requiere la menor cantidad, que es al dormir. Es por eso que yo dejo de comer entre cuatro y seis horas antes de dormir, aunque una ventana de tres horas también es beneficiosa y probablemente más aceptable para la mayoría de la gente.

Contraindicaciones del ayuno

Aunque creo que el ayuno intermitente, particularmente el Máximo Ayuno, es una forma poderosa de mejorar tu función fisiológica hasta el nivel mitocondrial, no es para todos. Las personas que toman medicamentos, especialmente los diabéticos, necesitan supervisión médica; de lo contrario, hay un riesgo de hipoglucemia.

Si tienes serios problemas suprarrenales o una enfermedad renal crónica, estás viviendo con estrés crónico (fatiga suprarrenal) o tienes mala regulación de cortisol, será mejor que resuelvas estos problemas antes de implementar un ayuno intermitente. Asimismo, si tienes una enfermedad llamada porfiria, no deberías ayunar.

Si tu meta es construir músculos grandes o realizar deportes competitivos como carreras de velocidad, que requieran glucosa para fibras musculares de contracción rápida, el ayuno intermitente no será tu mejor estrategia.

Las mujeres embarazadas y lactando tampoco deberían practicar un ayuno intermitente, pues el bebé necesita un rango más amplio de nutrientes durante el embarazo y después de nacer, y no hay investigación que apoye la seguridad de ayunar durante este tiempo tan importante.

Los niños menores de 18 años tampoco deberían ayunar durante periodos largos de tiempo, así como nadie, a ninguna edad, con problemas de desnutrición, que estén bajos de peso (con un índice de masa corporal, o IMC, menor de 18.5) o con desórdenes alimenticios como la anorexia nerviosa.

Cuando implementes un ayuno intermitente, observa cualquier señal de hipoglucemia, o azúcar bajo, como:

* Mareo
* Temblores
* Confusión
* Desmayo
* Exceso de sudoración
* Visión borrosa
* Arrastrar las palabras
* Sensaciones de un ritmo cardiaco atípico
* Sensación de agujas en las yemas de los dedos

Si sospechas que tu azúcar en sangre es bajo, asegúrate de comer algo que no impacte tus niveles de glucosa, como aceite de coco en café negro o té.

Paradójicamente, el Máximo Ayuno es parte de la solución para normalizar la función suprarrenal, pero puedes requerir un guía profesional para ayudarte a recorrer ese trayecto si estás lidiando con este problema.

Consejos para adaptarte a un programa regular de ayuno

La parte más difícil de cualquier plan de ayuno intermitente es pasar la transición inicial, que puede ser de una semana o hasta dos meses. En algunas personas, esta transición incluso puede tomar más tiempo, dependiendo de qué tan resistentes son a la insulina y de otros factores, como el peso, la presión sanguínea y qué tan consistentes son con el régimen de ayuno.

Alrededor de 10 por ciento de las personas comenta tener dolores de cabeza como efecto secundario cuando empieza a ayunar, pero la queja más común es el hambre. Por ello es tan importante permanecer hidratado, especialmente añadiendo más magnesio. También puede ser de ayuda recordar que una razón por la que quieres comer es que tu cuerpo todavía no hace el cambio hacia la quema de grasa en lugar de azúcar como combustible. Mientras estés funcionando con azúcar, la sensación frecuente de hambre será la norma. La grasa es mucho más satisfactoria, pues es un combustible de quema mucho más lenta.

Otro factor que puede hacerte tropezar durante el periodo de transición es meramente psicológico. Si estás acostumbrado a picar algo en las noches, puede tomar un poco de tiempo romper el hábito. Un truco para facilitar que pases más tiempo sin comer es beber más agua. Muchas veces la gente confunde la sed con hambre.

Por lo general toma unos cuantos días llegar hasta 13 horas, pero una vez que empiezas a activar tu sistema quemagrasa, lo lograrás fácilmente. La forma más efectiva es mantener tu plan de quema de grasa al limitar tus carbohidratos netos a menos de 40 gramos al día y no exceder más de un gramo de proteína por kilogramo de masa corporal magra.

Una vez que logres quemar grasa como combustible, deberás añadir un poco de variedad a este régimen, como discutiré en la siguiente sección del ciclo de alimentación y ayuno.

Utiliza el ciclo de alimentación y hambre para aprovechar los beneficios de la quema de grasa a largo plazo sin sentirte privado

Como he explicado a lo largo de este libro, cambiar hacia la quema de grasa como tu combustible principal es una poderosa intervención que puede mejorar la salud de tu mitocondria, que a su vez mejora tu salud en general. Pero puedes estarte preguntando: ¿cuánto tiempo tendré que seguir este plan?

Muchos aspectos de la TMM son parte importante de un compromiso de por vida para tener una mejor salud, como elegir grasas de alta calidad, evitar los alimentos OGM y comer productos orgánicos y locales cuando sea posible. Ésta es una forma de alimentación que podrías adoptar para el resto de tu vida, y para algunos puede ser lo mejor. Pero pienso que no es el caso para casi todos.

Después de implementar este plan durante más de seis meses, aprendí que algunos de los cambios metabólicos que provoca pueden no ser beneficiosos durante toda la vida. Esto se relaciona sobre todo con la hormona insulina y la forma en que ésta trabaja.

A la mayoría de los profesionales de la salud se les ha enseñado que la insulina funciona llevando la glucosa a la célula. Resulta que éste no es el mecanismo principal de la insulina; en realidad, *saca* la glucosa de la célula.

¿Cómo puede ser que, cuando inyectas a alguien con insulina, especialmente a alguien que nunca ha recibido inyecciones de insulina, su azúcar en la sangre baje?[13]

Resulta que la forma en que realmente trabaja la insulina es suprimiendo la gluconeogénesis, el proceso por el cual tu hígado produce glucosa. La razón de que esto no se considere ampliamente es que muy pocas personas en realidad tienen niveles de insulina lo suficientemente bajos para evitar la producción de glucosa en el hígado. Las únicas veces en que esto sucede es durante ayunos prolongados y cetosis nutricional con un consumo bajo de carbohidratos netos.

Cuando tus niveles de insulina están muy bajos, tu azúcar en la sangre empezará a elevarse porque tu hígado empieza a crear glucosa. Lo que es en verdad sorprendente es que, cuando te encuentras en este estado y comes una pequeña cantidad de carbohidratos, ¡tu azúcar en la sangre baja! Esto se da porque el hígado está produciendo más glucosa de la que estás consumiendo y los carbohidratos que comiste fueron suficientes para elevar los niveles de insulina, que entonces detuvieron el proceso de gluconeogénesis.

He desgastado un monitor de glucosa continuamente durante los seis meses que llevo escribiendo esto. Aprendí que, cuando como una dieta baja en carbohidratos netos y mi azúcar en la sangre empieza a elevarse entre 10 y 30 puntos por ninguna razón aparente, se relaciona con niveles bajos de insulina, y es tiempo de que coma más carbohidratos. Cuando lo hago, mi azúcar en la sangre empieza a bajar dramáticamente.

¿Por qué sucede esto?

Una de las razones, como hemos visto, es que mientras tu cerebro puede funcionar principalmente con cetonas y grasas, requiere una cierta cantidad de glucosa para funcionar adecuadamente. Si no provees glucosa directamente a través de tu dieta, tu cuerpo le indica al hígado que la produzca.

Una explicación alterna es simplemente que tu cuerpo se está adaptando constantemente para asegurarse de que sigas vivo. Durante un ayuno extenso o durante periodos extensos de cetosis, tu cuerpo simplemente está buscando conservar su combustible de grasa. Recuerda que tus células sólo pueden usar la glucosa como combustible. Cuando te encuentras en un estado de cetosis, la mayor parte de tu energía celular se toma de la grasa. Cuando tu cuerpo siente que el alimento es escaso, está programado para asegurar que tengas suficiente glucosa para alimentar las funciones.

Como resultado, tu metabolismo se ajustará y desacelerará la quema de grasa, aumentando la gluconeogénesis al quemar músculo en lugar de grasa. Tu cuerpo quiere aferrarse a tus preciadas reservas de grasa para que tengas acceso a ellas en el futuro. Es como aferrarte al tronco que se quema más lento antes de un invierno crudo, especialmente cuando no sabes qué tan frío va a ser o cuándo terminará.

Muchos de los médicos clínicos que entrevisté para este libro, quienes emplean la cetosis como estrategia terapéutica, encuentran que varios de sus pacientes pierden músculo y ganan grasa después de un largo periodo en cetosis. La cantidad de tiempo es distinta para todos, pero las diferencias genéticas y mitocondriales parecen ser los factores determinantes. Quienes tengan problemas hormonales, como hipotiroidismo, pueden caer víctimas de esta adaptación natural antes que la mayoría. Las quejas comunes durante este fenómeno son la falta de energía y el aumento de peso que es difícil de perder.

La variedad puede ser la clave en la vida (no sólo el condimento)

Creo firmemente que la variedad es un principio biológico importante. Usar una forma de ejercicio o dieta exclusivamente durante largos periodos de tiempo probablemente causará consecuencias negativas involuntarias, sin importar qué tan útil sea. Así que después de que hayas recuperado tu habilidad de quemar grasa como tu combustible principal, es recomendable incorporar variedad en tu plan alimenticio.

Entonces, ¿cuánto tiempo deberás permanecer en cetosis nutricional? Los detalles de qué tipos y cantidades de variedad dietética funcionarán mejor claramente son individuales y dependen de qué tan severamente dañado estaba tu metabolismo antes de recuperar la capacidad de quemar grasa. Mi mejor consejo es continuar el protocolo de quema de grasa descrito en este libro durante el tiempo que le tome a tu cuerpo adaptarse a quemar grasa como combustible principal. Después de eso, puedes conservar tus beneficios a largo plazo usando lo que llamo el ciclo de alimentación y hambre, el cual describiré con detalle en seguida.

Si estás luchando contra el cáncer, consulta con tu médico antes de hacer cualquier cambio en tu dieta, pero puede tener sentido continuar en la modalidad quemagrasa hasta que el problema se resuelva.

Antes de delinear el ciclo de alimentación y hambre, éstas son algunas premisas básicas detrás de esta teoría que deberías saber:

- La reproducción es la prioridad número uno de tu inteligencia innata. Esto puede funcionar a tu favor o en contra.
- Cambios periódicos importantes en la dieta parecen estimular distintos mecanismos que aumentan tus probabilidades de supervivencia.[14]
- Las culturas antiguas fortalecían sus mecanismos de supervivencia naturalmente a través de cambios temporales en la dieta y factores ambientales que influían en su abastecimiento de comida.[15]
- Al requerir constantemente que tu metabolismo se adapte a patrones dietéticos nuevos, aumentas la sensibilidad hormonal, optimizas el crecimiento y otros niveles hormonales importantes, apoyas la función cerebral[16] y fortaleces tu microbioma.

Cómo utilizar el ciclo de alimentación y hambre

Una vez que hayas obtenido la capacidad de quemar grasa como combustible principal, es momento de escuchar a tu cuerpo y aumentar la flexibilidad en tu dieta. Si lo haces con prudencia, no afectarás la capacidad de tu cuerpo de quemar grasa. Lo que recomiendo es hacerlo a través del ciclo de alimentación y hambre, el cual se acerca al patrón de alimentación de muchos de nuestros ancestros.

Hasta donde sé, no hay estudios controlados que hayan examinado los detalles de esta estrategia, aunque muchos en la comunidad del fisicoculturismo han utilizado variaciones de esta modalidad para optimizar su desempeño.

El doctor Dan Pompa utilizó un acercamiento muy estructurado e interesante con su grupo de médicos entrenados que implementan la cetosis nutricional en sus pacientes. Empiezan con cuatro o cinco días a la semana de Máximo Ayuno, uno o dos días a la semana de ayuno de agua, y uno o dos días a la semana de comer mucho. Si haces esto, necesitarás escuchar con mucho cuidado a tu cuerpo e idealmente monitorear tus lecturas biométricas, como el porcentaje de grasa en tu cuerpo, tu peso y tus niveles de cetonas y glucosa, para determinar la mejor estrategia para ti.

Una forma más holística de llegar a esto es hacer cambios por temporada en tu consumo dietético, muy parecido a lo que nuestros ancestros estaban obligados a hacer en respuesta a los estresores ambientales, la escasez de comida o los patrones de crecimiento. Puedes lograrlo pasando tus inviernos siguiendo la TMM y manteniendo un estado de quema de grasa, implementando un ayuno de cuatro a siete días en la primavera (consumiendo sólo agua o caldo de huesos) y luego disfrutando más verduras, moras, pescado y comidas ligeras durante el verano.

A algunas personas les va bien cambiar de una TMM estricta a una más flexible, pero aun así basada en alimentos enteros, cada tres o cuatro meses porque ofrece más cambios y parece reavivar la pérdida de peso y la motivación cada vez que hay un cambio en su dieta.

Sin importar qué estrategia elijas, he descubierto que una variación periódica en la dieta ayuda a fomentar el seguimiento a largo plazo de un estilo de vida sano porque el cambio ayuda a alejar los sentimientos de frustración, privación e incluso aburrimiento por comer continuamente los mismos alimentos.

Condiciones que sugieren que necesitas implementar una dieta variada

- No adaptarte a la grasa (es decir, no entrar en cetosis).
- No perder peso.
- Perder peso, pero perdiendo tejido magro en lugar de grasa y volverte "un gordo delgado", lo que significa que técnicamente tienes sobrepeso, pero por lo general tienes poca tonicidad muscular, una concentración de grasa alrededor de tu abdomen y marcadores negativos de salud, como azúcar alto, triglicéridos elevados y presión arterial alta.

- Quemar grasa, pero experimentar todavía niveles bajos de energía.
- Condiciones hormonales, en especial una tiroides baja.

Principios generales que debes considerar al implementar el ciclo

Tiene sentido no restringirte a una agenda rígida, como ayunar cada viernes. Recuerda: la variedad es la clave. Entonces, aun cuando podrías utilizar el margen semanal de 5-1-1 (Máximo Ayuno durante cinco días, ayuno de agua durante un día y alimentación abundante durante un día) o de 4-2-1 aproximadamente que recomienda el doctor Pompa, podrías mezclar esos días a lo largo del mes. El propósito de los días de ayuno es recordarle a tu cuerpo que no se está muriendo de hambre, que deje de descomponer músculo y encienda de nuevo la quema de grasa. Los días de ayuno estimulan tu eficiencia en la quema de grasa.

Durante la alimentación abundante disminuyes la cantidad de grasa que estás consumiendo y aumentas los carbohidratos sanos y la proteína. ¡Una alimentación abundante no te da permiso de comer comida chatarra! (Aunque pequeñas cantidades en ciertos momentos probablemente no contribuirán a serios problemas metabólicos, tampoco promoverán la salud.) Busca aumentar tu consumo de carbohidratos netos entre 100 y 150 gramos de carbohidratos saludables, como camote, yuca, moras, betabel u otro tubérculo. Incluso puedes tolerar pequeñas cantidades de granos saludables, como arroz integral y quinoa.

También puedes aumentar tu consumo de proteína, pero sería bueno sincronizarlo con los días que tengas entrenamiento de fuerza para que puedas sacar ventaja del estímulo anabólico que da esa proteína adicional al activar la secuencia mTOR. Sería recomendable limitar el aumento al doble de tu consumo normal de proteína, pero puedes jugar un poco incrementándolo hasta tres veces.

Es importante recordar que en ningún caso debes exceder los 25 gramos de proteína en una comida, pues eso excederá la capacidad de tu cuerpo de utilizar efectivamente estos aminoácidos y simplemente pondrá una carga extra en tus riñones. Así que ten cuidado de distribuir tu proteína a lo largo del día.

Durante los días de alimentación abundante sería mejor seguir la estrategia de no comer algunas horas antes de acostarte, y si lo haces, cenar algo ligero para optimizar tu función mitocondrial.

TRATAR LOS PROBLEMAS DE SUEÑO, LAS MIGRAÑAS Y LA FATIGA CRÓNICA CON UN CICLO DE ALIMENTACIÓN Y HAMBRE

Gina, una de mis asistentes adoradas en la casa y el jardín, tiene 48 años. Aunque siempre ha llevado un estilo de vida saludable y tiene un montón de energía, ha tenido algunos problemas de salud. Cuando estaba a mediados de sus treinta, sus desórdenes de sueño de toda la vida —pesadillas y apretar severamente la mandíbula— estaban teniendo un efecto terrible en su salud.

Fue a un centro para desórdenes de sueño y el médico que la vio le prescribió Clonazepam (también conocido como Klonopin). Como el medicamento no alivió sus síntomas, el médico incrementó la dosis y prometió que la cura estaba cerca. En lugar de curarse, Gina desarrolló una reacción tóxica.

Sus síntomas fueron brutales y extensos, llevándola a años de diagnósticos errados, como fibromialgia, ansiedad, depresión, hipomanía, desorden de estrés postraumático, desorden de estrés disociativo, severa insuficiencia suprarrenal, dominancia de adrenalina, infección parasitaria, infección sanguínea, síndrome de fatiga crónica, lupus, artritis reumatoide y enfermedad de Lyme.

Después de años de luchar contra la inflamación, urticaria crónica, migrañas, aumento excesivo de peso, niebla mental, insomnio, sangre espesa, problemas nerviosos extensos, pérdida del gusto y el olfato, y cansancio extremo, estaba frustrada, con sobrepeso y cansada.

Le pedí que registrara su consumo nutricional durante una semana y lo revisé con ella. En ese punto decidimos implementar la dieta alta en grasa, baja en carbohidratos y adecuada en proteína. Las primeras dos semanas fueron difíciles, pero después descubrió que seguir el programa era muy fácil y muy satisfactorio. "Encontrarme en un estado quemagrasa me daba una claridad y una energía fantásticas", recuerda Gina. Además, bajó de peso y algunos síntomas se calmaron un poco.

Después de un año más o menos de comer así, Gina se estancó. Aunque estaba mejor que como había empezado, todavía tenía muchos problemas y su peso seguía siendo excesivo, especialmente considerando que tenía un estilo de vida activo, para nada sedentario. En ese punto, revisamos su dieta. Le pedí que registrara todo lo que comía en Cronometer para estar consciente de lo que estaba comiendo y en qué porciones. Entonces implementamos una estrategia severa para resetear su sistema.

Hizo un ayuno de agua de cuatro días y luego siguió una dieta baja en carbohidratos y baja en proteína, limitando su consumo a 5 gramos de cada uno, con grasas buenas ilimitadas, durante 23 días más. Gina me dijo que fue muy difícil seguir el plan, pero lo hizo.

En ese momento lo cambiamos a 20 gramos de carbohidratos y 20 gramos de proteína, todavía con grasas ilimitadas, durante 21 días. Sobra decir que le pareció más fácil y experimentó más pérdida de peso y una disminución lenta pero constante de sus síntomas. Luego se estancó otra vez. En ese punto implementamos un ciclo de alimentación abundante y hambre, con cuatro días de grasas ilimitadas, un consumo bajo o moderado de proteína (20 gramos) y bajo en carbohidratos (20 gramos); un día de ayuno de agua, y dos días de carbohidratos altos (entre 100 y 150 gramos), proteína alta (50 gramos) y no tanta grasa. Le dije que jugara con la cantidad de días, la frecuencia y el orden para descubrir lo que mejor le sirviera tanto física como mentalmente.

En los últimos tres meses Gina ha perdido 9 kilos. Dice que se siente mejor de lo que se ha sentido en la última década. Su sueño ha mejorado significativamente, su nivel de energía está elevándose y la inflamación excesiva de sus manos se está disipando. Sus migrañas han disminuido 90 por ciento, ya no le arden los músculos, rechina menos los dientes, sus pesadillas han disminuido marcadamente, tanto en intensidad como en episodios y su niebla mental se está disipando. Es un trabajo en progreso, pero finalmente se siente optimista de que puede tomar el control y recuperar su salud, su energía, su capacidad mental y su meta de un peso sano.

Capítulo 11

Otras formas de mejorar tu salud mitocondrial

Sin duda, cambiar tu dieta es la cosa más poderosa que puedes hacer para mejorar la salud de tu mitocondria. Ayunar es la segunda, así que asegúrate de consultar el capítulo 10 para encontrar una forma que se adecue a ti para introducir el ayuno en tu vida. Hay otras estrategias complementarias que puedes utilizar para ayudar a tu mitocondria todavía más. Este capítulo se trata de esas herramientas.

Una nota sobre el envejecimiento: la biogénesis mitocondrial (la creación de nuevas mitocondrias) por lo general disminuye con la edad, resultando en un volumen menor de mitocondrias. Así que, entre más grande seas, más te beneficiarás de estas estrategias adicionales.

Conectarte con la tierra

A lo largo de este libro expliqué cómo la producción excesiva de especies de oxígeno reactivas (ROS) y radicales libres secundarios que ocurre como resultado del uso de glucosa en lugar de grasa como tu combustible principal afecta tu función mitocondrial.

Hasta ahora, me concentré en reducir la amenaza del daño de ROS al optar por la grasa saludable como tu combustible porque quema más limpiamente y produce menos radicales libres en el proceso. Pero hay otro lado en esta ecuación, que es darle a tu cuerpo un excedente de electrones para neutralizar el exceso de radicales libres. Tocar la tierra es una gran forma de lograr esta protección. Simplemente significa conectarte con la tierra directamente, descalzo o con zapatos de suela de cuero (que es conductor).

La superficie de la tierra es conductora de electricidad y se mantiene en un potencial negativo por una serie de factores:

- El viento solar entrando en la magnetosfera; vientos ionosféricos
- Tormentas
- Magnetita derretida que rota en el centro de la tierra, una fuente potente de electrones libres que escapan hacia la superficie de la tierra

Así que la superficie de la tierra es una enorme reserva de electrones libres, y estar en contacto directo con ella ayuda a transferir electrones beneficiosos para tu cuerpo. Desafortunadamente, la mayoría de la gente que vive en el mundo desarrollado nunca tiene acceso a este abastecimiento abundante de electrones porque utiliza zapatos con suelas sintéticas si camina en tierra, los cuales aíslan sus pies de la capacidad de conectarse con la tierra. Además de estos efectos antioxidantes, tocar la tierra tiene muchos otros beneficios,[1, 2] como:

- Ayuda a aminorar el efecto de los campos electromagnéticos no naturales de aparatos electrónicos como celulares, computadoras y wifi
- Acelera la curación de heridas
- Alivia el dolor
- Promueve un mejor sueño
- Reduce la inflamación
- Provee una sensación generalizada de bienestar
- Mejora la variabilidad del ritmo cardiaco

La imagenología médica infrarroja muestra que la inflamación comienza a disminuir después de 30 minutos de tocar la tierra. Después de 40 minutos, la producción de energía aumenta, así como el consumo de oxígeno, el pulso y la respiración.

Aún más, tocar la tierra también ayuda a calmar tu sistema nervioso simpático, que a su vez apoya tu variabilidad del ritmo cardiaco y promueve la homeostasis, o el equilibrio, en tu sistema nervioso autónomo. Esto es importante porque en cualquier momento que mejores tu variabilidad del ritmo cardiaco, mejoras todo tu cuerpo y sus funciones. Rara vez se habla de esta variabilidad, pero es un marcador potente de una buena salud general.

Formas simples de tocar la tierra

Muchas personas pasan la mayoría del tiempo de pie, usando zapatos con suelas de goma o de plástico. Estos materiales son aislantes muy efectivos, que es precisamente por lo que se utilizan para aislar los cables eléctricos. Sin embargo, también te desconectan efectivamente del flujo natural de electrones de la tierra. Usar zapatos con suela de cuero te permitirá permanecer vinculado con la tierra, como si caminaras descalzo, pero deberás hacerlo en las superficies adecuadas. Algunas buenas superficies para conectarte con la tierra son:

- Arena (playa)
- Pasto (de preferencia húmedo)
- Tierra
- Concreto y ladrillo (mientras no estén pintados o sellados)
- Azulejos de cerámica

Las siguientes superficies no te ayudarán a conectarte con la tierra:

- Asfalto
- Madera
- Goma y plástico
- Vinil
- Chapopote

La locación ideal para caminar descalzo es la playa, cerca o en el agua, pues el agua salada es un gran conductor. Lo siguiente sería en el pasto, especialmente si está cubierto de rocío, que es lo que encontrarás temprano en la mañana.

Incluso si no puedes caminar en la playa o sobre pasto húmedo, es importante conectarte con la tierra cuando sea posible, con el sol brillando directamente sobre tu piel, pues crea un circuito biológico entre el sol, tú y la tierra, para aumentar tu producción de energía celular. Por favor lee la siguiente sección para una explicación más detallada de esto.

Es una de las razones por las que camino descalzo entre una y tres horas en la playa casi todos los días. Así como me ayuda a cumplir con mis requerimientos de movimiento, también me conecta con la tierra y me provee las longitudes de onda beneficiosas que es virtualmente imposible obtener si paso todo el día en interiores.

Aunque el movimiento es ideal, no necesitas moverte para conectarte. Por ejemplo, podrías poner una silla afuera y dejar que tus pies estén en el suelo mientras lees el periódico de la mañana.

Si vives en una zona urbana, donde no hay un acceso fácil a la tierra, o simplemente no puedes salir regularmente por cualquier motivo, puedes comprar tapetes y sábanas que conectas a una pica de toma de tierra. Puedes comprarlas en Amazon o en una ferretería local. Pasas el cable por una ventana o un agujero en la pared y llenas el hueco con silicona. Es la forma ideal de conectarte a la tierra en interiores. Puedes conectarte con un circuito eléctrico, aunque a muchos les preocupa que las frecuencias electromagnéticas no naturales de la electricidad sucia se transfieran a tu cuerpo. Recuerda que conectarte en interiores es inferior a conectarte en exteriores, con el sol brillando sobre tu piel, por razones que explicaré en la siguiente sección.

Exposición moderada al sol

Una de las estrategias más importantes que puedes implementar es estar afuera bajo la luz del sol cada día que puedas, con tanto de tu piel expuesto como sea posible. Si me has seguido durante algún tiempo, sabes que soy un gran defensor de la exposición prolongada al sol porque ayuda a aumentar los niveles de vitamina D. Lo que ahora empiezo a ver es que el poder curativo del sol va mucho más allá de su papel en la producción de vitamina D.

Eso es porque, de muchas maneras, somos similares a las plantas, considerando que estamos diseñados para recolectar todas las longitudes de onda de la radiación solar y usarlas para regular e incluso alimentar una cantidad de procesos fisiológicos muy importantes. Y sólo estamos empezando a reconocer y comprender todas las maneras en que nos afecta el sol. Este tema, también conocido como fotobiología, me fascina tanto que probablemente será el tema de mi siguiente libro.

La luz del sol se compone de todas las longitudes de onda de la luz en una forma equilibrada dentro de la proporción ideal. Es a lo que nuestros ancestros estaban expuestos regularmente y, como resultado, nuestra biología se optimizó para recibir nutrición del sol.

Cuando pasas la mayor parte de tu tiempo en interiores, te niegas a ti mismo frecuencias vitales como los rayos UV e infrarrojos, que por lo general no están presentes en la mayoría de las luces artificiales.

Incluso, durante el día, las ventanas tienden a filtrar muchas de las ondas beneficiosas.

Históricamente, nuestros ancestros pasaron mucho de su tiempo, sino es que casi todo, en exteriores, y estaban conectados con la tierra. Una gran parte de por qué la luz del sol tiene beneficios curativos es que es una fuente potente de fotones, los cuales son partículas elementales de la radiación electromagnética, que incluye a la luz. Pueden ser onda y partícula, como dedujo Einstein, y son contenedores de energía. La razón de que el sol pueda producir electricidad a través de paneles solares es que sus fotones interactúan con los átomos en el panel y sacan algunos electrones de los átomos, creando electricidad.

De cierta manera, eres similar a un panel solar. Cuando estás afuera (de preferencia en contacto directo con la tierra) y el sol brilla sobre tu piel, ocurre una poderosa reacción en cadena que puede proveer energía para mejorar tu función mitocondrial. Esta reacción en cadena es particularmente potente cuando estás conectado con la tierra, pues ayuda a crear un circuito donde el flujo de energía a través de tu cuerpo puede mejorarse de forma significativa.

Esto es especialmente cierto si tienes niveles suficientes de ácido graso omega-3 DHA incorporados a tus membranas celulares y mitocondriales. El DHA es la única grasa que conocemos capaz de aceptar los fotones del sol y convertirlos en una corriente eléctrica continua. Esto se llama efecto fotoeléctrico y Einstein recibió un Premio Nobel en 1921 por su descubrimiento.

La corriente creada ayuda a estructurar el agua en tus células en un proceso que hace que las moléculas se organicen mejor y así sean más capaces de penetrar tus células. Esto provee una hidratación superior y ayuda a que las moléculas de agua guarden una carga que proveerá combustible para tu mitocondria.

Una de las otras funciones de la radiación ultravioleta es que estimula la producción de óxido nítrico en tu piel, el cual puede dilatar los vasos sanguíneos y desviar hasta 60 por ciento del flujo sanguíneo hacia la superficie de la piel, donde la radiación solar puede transferirse más fácilmente a la sangre.

La radiación ultravioleta B es la que influye en la producción de vitamina D, pero las otras longitudes de onda proveen funciones importantes también. Comentaré el poder de la luz roja e infrarroja a continuación.

Sauna infrarroja

Para optimizar este circuito biológico que acabo de describir, sería ideal pasar varias horas al día con exposición al sol en tu piel mientras te conectas con la tierra. Obviamente, es impráctico para la mayoría de la gente, pero si estás seriamente debilitado por un problema de salud, te puede motivar crear la oportunidad de implementar una intervención como ésta.

Puede involucrar hacer un cambio en tu residencia hacia un ambiente más tropical o subtropical. Combinar una mudanza con la TMM podría resultar en una sinergia poderosa que ayude a revertir los problemas de salud con los que estás lidiando ahora.

Quienes no tengan serios problemas de salud y no puedan pasar tiempo significativo afuera todos los días a lo largo del año podrían beneficiarse de la terapia de sauna infrarroja de espectro completo, con poco campo electromagnético.

La luz roja e infrarroja penetran profundamente en tus tejidos, llevando energía a tu mitocondria, la cual se utiliza en la producción de trifosfato de adenosina (ATP). Además de este papel tan importante en mejorar tu función mitocondrial, una sauna infrarroja puede ser muy valiosa para ayudar a eliminar las toxinas que hayas acumulado a lo largo de tu vida.

Supongo que casi todos se beneficiarían de sesiones regulares (dos o tres veces a la semana) de terapia de sauna infrarroja para eliminar las toxinas acumuladas. Yo lo hago casi diario cuando estoy en casa.

Si vas a utilizar una sauna infrarroja regularmente, asegúrate de que sea una con poco campo electromagnético; la mayoría de los modelos emiten altos niveles de frecuencias electromagnéticas no naturales. Puedes medir esto fácilmente encendiendo la sauna y usando un medidor barato de electricidad para medir el campo dentro de ella. El nivel debe ser menor a un miligauss y de preferencia menor a 0.3.

Muchas empresas publicitan sus saunas como si fueran de espectro completo, pero no lo son. La mayoría de las saunas son infrarrojas y, aunque eso es útil, especialmente para la desintoxicación, es incompleta. La longitud de onda casi infrarroja, especialmente 800 a 850 nanómetros, es con la que resuena la proteína citocromo-c oxidasa, la cuarta en la cadena de transporte de electrones en tu mitocondria. Esto es importante si esperas optimizar tu producción de ATP y energía celular.

Si vas a comprar una sauna, asegúrate de que el fabricante te dé un análisis externo para mostrar que tus niveles de casi infrarrojo en un rango entre 800 y 850 nm sean tan altos como el muy infrarrojo. La mayoría de las saunas tienen niveles de muy infrarrojo que son 20 veces más altos que el casi infrarrojo, así que ten cuidado e investiga antes de hacer una inversión importante para tu salud como una sauna infrarroja de espectro completo y poco campo electromagnético.

El calor de la sauna también tiene otros beneficios metabólicos adicionales porque exponer tu cuerpo al calor ayuda a activar los genes importantes para optimizar las proteínas de choque térmico (PCT) dentro de tus células. Esto es importante porque estas proteínas se dañan con el tiempo y necesitan renovarse. La acumulación de PCT puede llevar a la formación de placa en tu cerebro y tu sistema vascular, y el estrés del calor ayuda a prevenir esta cadena adversa de eventos.

Las PCT también están involucradas con la longevidad, así que es realmente bueno tener muchas de ellas. Son igualmente importantes en la prevención de atrofia en tus músculos esqueléticos porque protegen a las proteínas para que no se degraden.

El calor también promueve la biogénesis mitocondrial porque es un estrés que dispara la liberación de ROS, y las ROS en este escenario hacen que crezcan más mitocondrias. Para dejarlo claro, si tu salud está seriamente comprometida, es esencial consultar con tu médico antes de utilizar una terapia de sauna.

Luz artificial

Los ingenieros electricistas han hecho un magnífico trabajo al producir luz eficiente en la forma de LED. Producen una brillante luz azul que parece replicar la luz del sol. Pero las apariencias pueden engañar, y ciertamente me pasó cuando cambié mi iluminación a LED en 2010.

De lo que no me di cuenta es que los LED producen una luz que es muy alta en azul y muy baja en roja. Mientras que la luz azul no es inherentemente peligrosa, sí lo es cuando se le saca de su contexto biológico adecuado. De hecho, estamos diseñados para tener exposición a la luz azul en las primeras horas de la mañana, pero no en la noche. Y la luz azul que estamos diseñados para recibir proviene del sol, no de focos de LED.

La luz del sol se equilibra perfectamente. Contiene cantidades iguales de luz roja y azul, y también está balanceada con luz infrarroja, casi infrarroja y ultravioleta, complementando todavía más sus beneficios de salud. Cuando estás expuesto a los LED, la gran concentración de luz azul puede provocar serios problemas.

Es sabido que la exposición a la luz azul después del atardecer puede interrumpir los ritmos circadianos y disminuir la producción natural de melatonina, lo que podría aumentar tu riesgo de cáncer.[3] Es por esto que utilizar lentes bloqueadores de luz azul después del atardecer es una estrategia profundamente útil para limitar esta exposición.

Muy pocos comprenden que esta exposición a la luz azul no natural también es problemática durante el día. Los estudios claramente muestran que la exposición azul de los LED o los fluorescentes aumenta las ROS en la retina, pero esto es sólo problemático (es decir, potencialmente dañino) cuando la luz azul proviene de una fuente artificial. Es especialmente cierto cuando estás en interiores y no tienes acceso a la luz natural de una ventana. La luz azul del sol está equilibrada con frecuencias roja e infrarroja que también están presentes en la luz solar, y éstas estimulan la reparación y la recuperación de secuencias que ayudan a la retina y a tu cuerpo a recuperarse de la exposición de la luz azul.

Muchos estudios demuestran que la exposición a la luz azul de los LED contribuye a la degeneración macular, pues la luz azul penetra más profundamente en el ojo que la luz ultravioleta y puede llegar a la retina, donde se encuentra la mácula oval. Aun si se puede detener el progreso de la degeneración macular, si se diagnostica pronto, la pérdida de visión que provoca es por lo general irreversible, y si se deja desatendida se volverá severa.

La degeneración macular es actualmente la causa más común de pérdida de visión. Supongo que, aun cuando el mensaje sobre los peligros de la luz azul artificial no térmica de los LED y los fluorescentes se comunica al público, probablemente habrá una epidemia de degeneración macular en la siguiente década o dos. Algunos estimados proyectan que 90 por ciento de nuestra luz artificial vendrá de los LED para el año 2020.[4] Mientras que nadie puede discutir el ahorro de energía que se obtiene de la luz digital, virtualmente nadie está explorando las consecuencias biológicas del cambio. De nueva cuenta, es posible que estemos lidiando con una dosis masiva de consecuencias involuntarias al cambiar el ahorro de energía por la pérdida de visión.

Para comprender con mayor claridad el peligro que representa la luz azul para tus ojos, ayuda mirar el índice de representación cromática (IRC). El IRC describe cómo una fuente de luz hace que el color de un objeto se vea para el ojo humano y qué tan bien se muestran las variaciones de tonalidad. Al usar una escala de 0 a 100, indica qué tan precisa es una fuente de luz "dada" para representar el color cuando se compara con una fuente de luz de "referencia".

Entre mayor sea el IRC, mejor será la capacidad de representar el color. Las fuentes de luz con un IRC entre 85 y 90 se consideran buenas fuentes de representación de color. Las fuentes de luz con un IRC de 90 o más son excelentes. La luz del sol tiene un IRC de 100.

La mayoría de los focos incandescentes tiene un IRC de 99, mientras que la mayoría de los LED tiene un IRC alrededor de 70. Los focos incandescentes son "ineficientes" porque menos de 5 por ciento de la energía que consumen se utiliza para producir luz visible, el resto se convierte en calor, otro término para la luz infrarroja. Mientras que definitivamente no podemos usar esa energía "desperdiciada" de los focos incandescentes para ver, son una fuente térmica de luz y producen una distribución de longitud de onda similar a la del sol. Las longitudes de onda invisibles "desperdiciadas" parecen tener un gran valor biológico.

Se necesita hacer muchos estudios con humanos para confirmar los efectos biológicos de la exposición a la luz de los LED, pero eso no significa que debas esperar décadas para el resultado y sufrir esta exposición hasta que todos se pongan de acuerdo sobre fuentes de luz más equilibradas.

Además, las luces LED son digitales y, por tanto, titilan o se apagan y se prenden, y en una frecuencia muy alta que puede tener algunas consecuencias biológicas negativas. Por el contrario, las luces incandescentes son fuentes de luz térmicas análogas, virtualmente idénticas a la luz que nuestros ancestros utilizaron durante milenios. Como tal, nuestra biología está bien adaptada a ellas.

Creo que hay algunas estrategias simples que puedes implementar ahora para proteger tu salud de la exposición de luz azul de los LED. Idealmente, deberías utilizar la menor cantidad de focos que sea posible en la noche. Los que sí utilices deben ser incandescentes claros, que no tengan una capa para crear luz más blanca. Sería también adecuado utilizar lentes para bloquear la luz azul, incluso con los incandescentes. Sería muy bueno evitar el uso de cualquier luz de LED después del atardecer. Los halógenos son otra forma de luz incandescente aceptable.

La luz de LED durante el día es potencialmente menos problemática, pues es menos probable que la luz azul perturbe los ciclos de la melatonina y el ritmo circadiano. Pero ten cuidado: si no hay luz afuera para equilibrar el exceso de luz azul de los LED, es mejor utilizar lentes bloqueadores de luz azul durante el día también.

Aunque la luz es la fuente principal de exposición a los LED, muchos no aprecian el peligro de su televisión, monitores de computadora, tabletas y teléfonos. En esto aplican las mismas precauciones. Son menos problemáticos durante el día, pero realmente no deben verse sin lentes para bloquear la luz azul después del atardecer.

Por fortuna, el peligro nocturno de la luz azul finalmente ha empezado a apreciarse y la industria de electrónicos ofrece una serie de soluciones. Apple sacó Night Shift en la versión iOS 9 y la versión 6 de Android tiene un filtro de luz azul. Para los monitores de escritorio hay un programa llamado f.lux que bloquea mucha de la luz azul. Pero Iris es incluso mejor que f.lux, además de ser más fácil de utilizar y provee un mejor filtro de luz azul; puedes conseguirlo en http://iristech.co/irismini. Yo utilizo esta aplicación en todas mis computadoras para eliminar toda la luz azul que f.lux no puede.

Recuerda que es importante bloquear la luz azul al nivel más bajo mientras todavía puedas leer la pantalla. En la luz del sol no podrás ver la pantalla a menos que no bloquees nada de la luz azul. Esto está bien; las frecuencias de la luz solar bloquearán cualquier daño de la luz azul.

También considera que, si despiertas antes del amanecer, utilizar lentes para bloquear la luz azul es una buena estrategia. Úsalos hasta que salga el sol. Esto ayudará a conservar tu ritmo circadiano. Esto es especialmente importante durante el invierno cuando no hay mucha luz.

Ejercicio

El ejercicio es un método probado para mejorar la función de tu mitocondria y estimular la producción de mitocondrias adicionales a través del proceso de biogénesis mitocondrial, que a su vez provee todavía más ATP para tus células. El ejercicio aumenta la biogénesis mitocondrial activando el receptor gamma activado por el proliferador de peroxisomas (PGC-1alfa), todo un trabalenguas para el estímulo más importante de la biogénesis mitocondrial.

El ejercicio también activa un poderoso mecanismo de señalización llamado proteína quinasa activada por monofosfato de adenosina (AMPK, por sus siglas en inglés) el cual promueve la biogénesis mitocondrial a través de la regulación incremental del PGC-1alfa y simultáneamente provoca la destrucción de las mitocondrias defectuosas a través de la mitofagia.

Cuando haces ejercicio, tu cuerpo responde creando más mitocondrias para cubrir el aumento en el requerimiento de energía. Cuando se trata de mantener un funcionamiento biológico óptimo y una buena salud, entre más sana esté tu mitocondria, mejor estarás tú. El ejercicio es también una forma de estrés térmico beneficioso porque provoca una elevación en tu temperatura corporal.

Soy un gran devoto del ejercicio y tengo mucho más que decir sobre el tema. Puedes visitar el sitio http://fitness.mercola.com o buscar en mi página web mi pequeño libro *Dr. Mercola's Guide to Optimal Fitness* para más información práctica sobre cómo incorporar más ejercicio y movimiento a tu vida.

Termogénesis inducida por el frío

La termogénesis inducida por el frío es otro estresor similar al estrés térmico en tanto que estimula las adaptaciones biológicas beneficiosas. El estrés frío ayuda a tu cuerpo a quemar grasa como combustible principal porque regular la exposición al frío aumenta tus reservas de grasa parda, un tipo de tejido adiposo particular que se utiliza más efectivamente como combustible que la grasa blanca predominante. Cuando estás expuesto al frío, tu cerebro aumenta la producción de norepinefrina y dopamina, ambas involucradas en la atención. Estos neurotransmisores también mejoran el estado de ánimo y alivian el dolor parcialmente porque reducen la inflamación. Puedes duplicar la norepinefrina sólo metiéndote al agua a −6 °C durante 20 segundos o a 14 °C durante algunos minutos.

Mientras que se conoce mejor como un neurotransmisor, la norepinefrina también actúa como hormona. Una de sus funciones es provocar la vasoconstricción, lo que ayuda a tu cuerpo a conservar el calor. La norepinefrina también actúa como molécula de señalización para crear más mitocondrias en tu tejido adiposo (tus principales reservas de energía), y el calor es un resultado de la producción de energía.

Esto también ayuda a prepararte para la siguiente ocasión en que estés expuesto al frío. Entre más veces te expongas al frío, más mitocondrias crearás en tus células adiposas y podrás soportar mejor las temperaturas bajas.

Así que, sí, con el tiempo puedes aclimatarte a las bajas temperaturas. Esto es porque esa exposición previa al frío le ha indicado a tu grasa que cree más mitocondrias. Esto significa que eres capaz de quemar más grasa como combustible, cuyo resultado es el calor, y el calor hace que sea posible tolerar condiciones más frías durante un periodo de tiempo mayor.

Así como al exponerte al calor produces proteína de choque térmico, cuando te expones al frío produces una proteína de choque térmico conocida como fijadora de ARN 3, o RBM3, en tu cerebro. Estudios en animales han demostrado que la RBM3 puede ayudar a evitar la enfermedad de Alzheimer,[5] sugiriendo que la terapia fría también puede tener efectos neuroprotectores además de estimular tu mitocondria, ayudar en la pérdida de grasa y resolver la resistencia a la leptina.

Hay una advertencia importante que vale la pena mencionar: cuando haces ejercicio de fuerza generas ROS que ayudan a incrementar la masa muscular. Si te expones al frío durante la primera hora después del entrenamiento de fuerza suprimes ese proceso beneficioso, así que evita una inmersión en frío —eso incluye sumergirte en hielo o un baño con agua fría en la regadera— inmediatamente después de terminar tu entrenamiento de fuerza.

Mientras que los baños en sauna y las inmersiones en agua fría son por lo general seguros, si tienes cualquier problema médico, platica con tu doctor antes, dado que el frío y el calor estresan tu corazón y tu sistema cardiovascular. Asimismo, escucha a tu cuerpo. La tolerancia individual para las temperaturas frías y calientes varía mucho, y si te presionas demasiado puedes hacerte daño.

Puedes empezar a implementar la termogénesis en frío al llenar un pequeño lavabo con agua y hielo. Mide la temperatura del agua para que permanezca entre 10 y 13 °C. Antes de empezar, limpia perfectamente tu rostro y consume una comida alta en grasa. Cuando estés listo, sumerge tu rostro en el agua y quédate ahí tanto como puedas, aumentando gradualmente la duración hasta que debas sacar la cara del agua para recuperar el aliento.

A partir de ahí, puedes seguir con duchas frías y eventualmente tomar baños de tina fríos, utilizando varias bolsas de hielo. Si en algún momento experimentas mareos o piel blanca o rosa claro, detén el tratamiento e inténtalo en otro momento durante menos tiempo.

Suplementos

Tu mitocondria requiere muchos elementos para funcionar adecuadamente. Obtendrás la mayoría de ellos de los alimentos en el plan de la TMM, pero hay algunos que sería mejor tomar en forma de suplemento para asegurar un abastecimiento más que adecuado.

Berberina

La berberina es un compuesto alcaloide amarillo encontrado en varias plantas, como el espino europeo, la hidrastis, el hilo de oro, la uva de Oregon, el felodendron y la cúrcuma de árbol. Tiene propiedades antimicrobianas, antiinflamatorias y estimulantes para la inmunidad, y es efectiva contra una gran variedad de bacterias, protozoarios y hongos. Puede usarse tópicamente en cortadas y otras heridas, y quizá se utiliza más comúnmente para tratar problemas gastrointestinales, como la diarrea de viajero y el envenenamiento con comida.

Para comprender el verdadero poder de la berberina —y por qué ahora se disputa el lugar como uno de los suplementos más potentes— es importante comprender la AMPK. Los componentes activos en la berberina tienen como resultado los mismos beneficios que mejorar tu dieta y hacer más ejercicio, y lo hacen principalmente activando la AMPK, uno de los pocos compuestos no fármacos conocidos que lo hacen.

La AMPK es una secuencia detectora de nutrientes importante que se asocia inversamente con los niveles de mTOR. Así que, cuando tienes niveles altos de insulina, leptina o IGF-1, aumenta el mTOR y en correspondencia disminuye la AMPK. Si se hace crónicamente, no es bueno para tu salud. Por el contrario, cuando tienes niveles bajos de insulina, IGF-1 y leptina, inhibes el mTOR y activas la AMPK, la cual lleva a tu biología en dirección de la salud.

La AMPK también tiene un papel importante en la regulación del metabolismo al normalizar los desequilibrios de lípidos, glucosa y energía, además de tener un papel activo en la reparación y el mantenimiento celular. Cuando se activa la AMPK, ayuda a que quemes grasa más efectivamente.

La berberina también estimula la actividad de la grasa parda. Éste es un tipo de tejido adiposo que *quema* energía en lugar de guardarla. Está cargado con mitocondrias (por lo que es café) y éstas son las responsables de convertir la grasa directamente en energía para producir calor. La berberina también:

- Actúa como un antioxidante poderoso, devorando radicales libres
- Estimula la salida de glucosa de tu torrente sanguíneo
- Inhibe la producción de glucosa en tu hígado
- Mejora la sensibilidad a la insulina
- Muestra una actividad anticancerígena significativa contra múltiples tipos de células cancerígenas en diversas secuencias de señalización

La berberina tiene una vida corta, así que, si te interesa utilizar este suplemento, generalmente necesitas tomarlo tres veces al día para mantener los niveles estables. Muchos estudios han revisado dosis entre 900 y 1 500 mg al día, lo que podrías dividir en 300 a 500 mg tres veces al día, antes de las comidas.

Ubiquinol

Es la versión totalmente reducida de la coenzima Q10 (CoQ10). Es un elemento importante en las reacciones que ocurren en los cinco citocromos de la cadena de transportación de electrones dentro de tu mitocondria. Ahí, facilita la conversión de sustratos de energía y oxígeno en energía.

El ubiquinol es uno de los pocos antioxidantes solubles en grasa, lo que significa que trabaja en porciones de grasa en tu cuerpo, como tus membranas celulares, para limpiar las ROS, esos productores potencialmente dañinos del proceso metabólico. Tomar este suplemento puede proteger tus membranas celulares del daño oxidativo.

La dosis varía dependiendo de tu situación personal y tus necesidades, pero como regla general, entre más enfermo estés, más necesitarás tomar. Si estás severamente enfermo, 600 mg al día pueden ser adecuados, pero si recién empiezas a tomar ubiquinol, toma entre 200 y 300 mg al día.

Después de tres semanas, tu nivel de plasma se estancará en su punto óptimo. Después de eso, puedes reducir tu dosis a 100 mg al día, una dosis de mantenimiento razonable. Esta cantidad es por lo general suficiente para una persona sana. Si tienes un estilo de vida activo, haces mucho ejercicio o estás bajo mucho estrés por tu trabajo o tu vida en general, podrías aumentar tu dosis a 200 o 300 mg al día.

Si estás tomando estatinas —y la gran mayoría de las personas mayores de 40 años lo hacen—, debes tomar al menos 100 o 200 mg porque las estatinas trabajan inhibiendo la enzima HMG-CoA reductasa, que no sólo facilita la producción endógena de colesterol en tu cuerpo, sino afecta la producción de CoQ10, el precursor del ubiquinol. La merma subsecuente puede tener severas consecuencias.

Idealmente, trabaja con tu médico para determinar la mejor dosis para ti. Él puede hacer un análisis de sangre para medir tus niveles de CoQ10 o hacer un análisis de ácido orgánico, el cual te dirá si tu dosis es lo suficientemente alta para mantenerte dentro de un rango saludable.

Una advertencia sobre las estatinas y la TMM: si estás tomando estatinas y siguiendo la TMM, es importante saber que la HMG-CoA reductasa, la enzima que reducen las estatinas, también tiene un papel en la producción de cetonas. Así que, si tomas estatinas, interferirás severa y profundamente en la capacidad de tu hígado de producir cetonas también. Incluso si empiezas a tomar ubiquinol, deberás resolver el hecho de que tu capacidad para convertir las grasas en cetonas está seriamente afectada. Si eres dedicado al probar la TMM, podrías trabajar con tu médico para que te quite las estatinas.

Otra advertencia importante: dado que tanto los antioxidantes mitocondriales, el ubiquinol y la CoQ10 pueden trabajar en contra de los medicamentos de quimioterapia, por favor tenlo presente si buscas tratar el cáncer con cetosis nutricional. El aumento de actividad de la CoQ10 dentro de la cadena de transportación de electrones puede aumentar la producción de energía mitocondrial de las células cancerígenas, contribuyendo a la probabilidad de inducir el reciclaje intrínseco (apoptosis) de este tipo de células. La intervención anticancerígena es para evitar los antioxidantes orales, como la vitamina C, la mayoría de las formas de vitamina E, la mayoría de las formas de selenio y, muy importante, la N-acetilcisteína, pues añadir este antioxidante produce más fuerza mitocondrial en las células cancerígenas y confiere ventajas de supervivencia a la mitocondria de la célula cancerígena. Sin embargo, como mencioné en el capítulo 1, muchos oncólogos integrales utilizan una dosis alta de vitamina C IV o liposomal C oral para matar células cancerígenas, así que por favor consulta con tu médico para personalizar esta recomendación a tus circunstancias específicas.

Las estrategias para el manejo de la mitocondria en pacientes con cáncer son fundamentalmente diferentes de las estrategias para el manejo de la mitocondria en pacientes con otras enfermedades crónicas. El tratamiento que es bueno para las mitocondrias de células no cancerígenas enfermas puede ser muy peligroso para pacientes con cáncer porque ese mismo tratamiento puede fortalecer las células cancerígenas y volverlas resistentes a los daños de tratamientos anticancerígenos específicos.

Éste es un serio problema entre los practicantes de medicina natural que, sin saber, administran antioxidantes fortalecedores del cáncer a sus pacientes por no comprender la biología molecular de la mitocondria en la célula cancerígena, comparada con las mitocondrias en otras células.

Magnesio

El magnesio es un mineral que cada órgano de tu cuerpo necesita, especialmente tu corazón, tus músculos y tus riñones, pero la mayoría de nosotros tenemos una deficiencia de este nutriente vital y ni siquiera lo sabemos. Es por eso que la deficiencia de magnesio se ha apodado la "deficiencia invisible".

Hace un siglo la gente recibía un estimado de 500 mg de magnesio de su dieta, cortesía de los suelos ricos en nutrientes en los que cultivaba su comida. Hoy, los estimados sugieren que sólo obtenemos entre 150 y 300 mg al día de nuestros alimentos. La cantidad diaria recomendada (DDR) se encuentra entre 310 y 420 mg, dependiendo de tu edad y tu sexo, aunque algunos investi-gadores creemos que debería ser entre 600 y 900 mg al día para una salud óptima.

El magnesio es un componente importante del éxito de la TMM porque participa en el proceso de creación de energía al activar los ATP. Así, el magnesio es vital para la optimización de tu mitocondria.

Si muestras cualquier síntoma temprano de deficiencia de magnesio, como calambres, dolores de cabeza, pérdida de apetito, náusea y vómito, fatiga o debilidad, considera añadir magnesio como suplemento. Mi preferencia personal es treonato de magnesio porque parece ser el más efectivo para penetrar las membranas celulares, incluyendo las membranas mitocondriales, y ayudar a aumentar el nivel de energía.

También cruza la barrera hematoencefálica y puede ayudar a mejorar la circulación y la memoria.

Carnitina

La L-carnitina, que se deriva de aminoácidos, se encuentra en la carne roja, los huevos y otros alimentos adecuados para la TMM. La carnitina transporta grasas de cadena larga a través de tus membranas mitocondriales para que puedan oxidarse para producir energía. Cuando quemes grasas como combustible, como te ayuda a hacer la TMM, usarás más carnitina que al quemar glucosa como combustible, así que podrías tener una deficencia temporal. Puede tomar un tiempo para que tus niveles de carnitina se estabilicen en un nivel adecuado, lo que generalmente pasará en la TMM. Para dejarlo claro, tu mitocondria todavía será capaz de usar cetonas y grasas de cadena media, pero si tu nivel de carnitina es bajo, será más difícil oxidar las grasas de cadena larga.

Como expliqué en el capítulo 8 sobre la carnitina y su papel, la mejor manera de determinar tu nivel de carnitina es con un análisis de sangre. Si el resultado muestra que tus niveles son realmente bajos y estás experimentando síntomas como poca energía o fatiga, o si no produces suficientes cetonas para adaptarte totalmente a la quema de grasa, deberías tomar un suplemento de carnitina. Si lo haces, tal vez sólo necesites tomar durante un tiempo, entre 500 y 1 500 mg al día; tu cuerpo puede producir su propia carnitina y sólo puede necesitar un poco de tiempo para ajustar su equilibrio interno.

Ten en mente que hay evidencia mezclada sobre si el suplemento de carnitina puede contribuir a la progresión del cáncer, así que, si tienes cáncer, incluso si tus niveles están bajos, es mejor que no tomes el suplemento.

Agua estructurada

Una fuente de agua limpia es uno de los factores más importantes para optimizar tu salud. Si consideramos que está en todas partes, es de sorprender que el agua no haya tenido más análisis científicos.

El doctor Gerald Pollack es un biofísico de la Universidad de Washington y uno de los líderes del análisis de cómo el agua enciende nuestra biología. Escribió un libro titulado *The Fourth Phase of Water*, el cual recomiendo ampliamente para cualquiera que busque comprender más sobre la magnífica función y el papel que tiene el agua en la biología y en nuestra salud.

Pollack detalla cómo el agua puede transformarse en agua estructurada (la cuarta fase del agua), que él llama agua ZE (zona de exclusión). La ZE es el término científico para lo que sucede físicamente al agua una vez que se transforma en agua estructurada, que en realidad tiene una estructura química diferente al agua corriente H_2O. El agua estructurada tiene diferentes enlaces de hidrógeno, y en realidad es H_3O.

Una de las mejores maneras en que puedes facilitar este proceso de ayudar a tu cuerpo a crear más agua estructurada intracelular es asegurándote de que tu piel tenga una exposición regular al sol. La luz del sol contiene alrededor de 40 por ciento de luz infrarroja (especialmente casi infrarroja), lo que ayuda a catalizar la transformación de agua celular en agua estructurada. También puedes lograr esto a través del uso de sauna infrarroja de poco campo electromagnético, lo que también ayudará a tu cuerpo a liberar las toxinas guardadas en la grasa.

Si por alguna razón no tienes la oportunidad de tener acceso constante a la luz del sol o a una sauna infrarroja de espectro completo con poco campo electromagnético, sería de ayuda beber agua estructurada, creada por presión, movimiento (particularmente remolinos), exposición a bajas temperaturas, campos electromagnéticos beneficiosos, campos magnéticos estáticos unipolares o luz infrarroja o ultravioleta. Como tal, las mejores formas de obtenerla son:

- Manantiales naturales profundos
- Enfriándola hasta 4 °C
- Moviendo el agua con una cuchara en una jarra circular para crear un remolino, o comprando una máquina para crearlo
- Comiendo verduras crudas o tomando jugos de verduras (pues éstas están cargadas con agua estructurada, pero tienden a perderla una vez que se cocinan o se calientan)

En conclusión

En resumen, es hora de revertir la demonización de las grasas saludables y nuestra adicción a los carbohidratos procesados y refinados como el centro de nuestra dieta, los cuales han provocado que la mayoría de la gente pierda la capacidad de quemar grasa como combustible principal.

Enseñarle a tu cuerpo cómo quemar grasa otra vez es una de las estrategias más importantes y fundacionales que puedes implementar para perder peso, calmar la inflamación, aliviar síntomas molestos y prevenir enfermedades crónicas.

Te recomiendo ampliamente que seas gentil con tu cuerpo y le permitas empezar a quemar el combustible que necesita para que puedas tener una mejor salud. Persevera y serás recompensado y sorprendido en el mejor sentido al ver cómo tus antojos de comida disminuyen y tu nivel de energía aumenta.

Sin embargo, recuerda que mejorar la función mitocondrial es una ciencia en evolución. Probablemente pasen muchos años antes de que este acercamiento se adopte ampliamente. Si quieres seguir dependiendo de tu comprensión sobre cómo cuidar de tu mitocondria y continuar mejorando tu salud aun antes de que la ciencia haya solidificado enteramente este tema, tengo dos sugerencias para ti:

• Busca la orientación de profesionales entrenados y certificados que puedan ayudarte a implementar el programa con éxito. También te ayudarán a desarrollar una comprensión mayor sobre la mejor forma de darle a tu cuerpo el combustible que necesita para sobrevivir.

- Mantente actualizado sobre las últimas investigaciones de la TMM y sus perfeccionamientos subsecuentes en mi página web, www. mercola.com. Reviso regularmente los estudios publicados sobre este tema y si ocurre algún cambio o desarrollo importante en el programa que describo en este libro, lo comentaré ahí. No se cobra nada por revisar ninguno de estos artículos y siempre puedes utilizar el buscador en la parte superior de cada página en el sitio para encontrar más detalles sobre cualquier tema de salud.

Quiero felicitarte por terminar este libro. Sé que es científicamente pesado y que los cambios dietéticos que sugiero pueden parecer abrumadores al principio, pero ojalá que encuentres esta guía útil y valiosa para tener una mejor salud en el futuro. Te deseo lo mejor en tu esfuerzo por tomar el control de tu salud.

Recursos

Libros

The Art and Science of Low Carbohydrate Living, por Stephen D. Phinney y Jeff S. Volek

The Art and Science of Low Carbohydrate Performance, por Stephen D. Phinney y Jeff S. Volek

La grasa no es como la pintan: mitos, historia y realidades del alimento que tu cuerpo necesita, por Nina Teicholz

Cancer as a Metabolic Disease: On the Origin, Management, and Prevention of Cancer, por el doctor Thomas Seyfried, profesor de biología del Boston College. Puedes aprender más sobre la investigación cetogénica realizada en el laboratorio del doctor Seyfried en su página web, http://www.bc.edu/schools/cas/biology/facadmin/seyfried.html

The Complete Guide to Fasting: Heal Your Body By Intermittent, Alternate-Day, and Extended Fasting, por Jimmy Moore y el doctor Jason Fung

Doctoring Data: How to Sort Out Medical Advice from Medical Nonsense, por el doctor Malcolm Kendrick

Dumping Iron: How to Ditch This Secret Killer and Reclaim Your Health, por el doctor Mangan

Good Calories, Bad Calories: Fats, Carbs, and the Controversial Science of Diet and Health, por Gary Taubes

Cerebro de pan: la devastadora verdad sobre los efectos del trigo, el azúcar y los carbohidratos en el cerebro (y un plan de 30 días para remediarlo), por el doctor David Perlmutter y Kristin Loberg

Keto Clarity: Your Definitive Guide to the Benefits of a Low-Carb, High-Fat Diet, por Jimmy Moore y el doctor Eric Westman

Keto for Cancer: The Ketogenic Diet as a Targeted Nutritional Strategy, A Guide for Patients and Practitioners based on the Metabolic Theory of Cancer, por Miriam Kalamian

Power, Sex, Suicide: Mitochondria and the Meaning of Life, por Nick Lane

El código de la obesidad: descifrando los secretos de la pérdida de peso, por el doctor Jason Fung y Timothy Noakes

The Obesity Epidemic: What Caused It? How Can We Stop It?, por Zoe Harcombe

Tripping over the Truth: How the Metabolic Theory of Cancer Is Overturning One of Medicine's Most Entrenched Paradigms, por Travis Christofferson

Libros de cocina

200 Low-Carb, High-Fat Recipes: Easy Recipes to Jumpstart Your Low-Carb Weight Loss, por Dana Carpender, es un acercamiento muy directo a la incorporación de más grasa en nuestras comidas. Sin embargo, considero que esta autora no se preocupa por la calidad de los alimentos. En otras palabras, no hay ninguna mención sobre alimentos de libre pastoreo *versus* hacinamiento, ni crudo *versus* cocido. Aun así, el libro es una fuente práctica, especialmente para quienes son nuevos en cualquier clase de cocina con alimentos enteros.

The Ketogenic Cookbook: Nutritious Low-Carb, High-Fat Paleo Meals to Heal Your Body, por Jimmy Moore y María Emmerich, es una visión elegante sobre la comida gourmet alta en grasa, con hermosas imágenes. Es un libro más para ocasiones especiales que para la cocina diaria, pero es genial para quienes le temen a la monotonía.

The Ketogenic Kitchen: Low Carb. High Fat. Extraordinary Health, por Patricia Daly y Domini Kemp, ambos sobrevivientes de cáncer que han entrelazado su historia, así como muchos consejos de su lucha contra el cáncer, en este libro. Incluye planes de alimentación y recetas que pueden ayudarte si eres nuevo en la cocina baja en carbohidratos y alta en grasa.

Recursos en línea

La Fundación Charlie para Terapias Cetogénicas se fundó para proveer información, divulgación y apoyo para familias con niños que sufren de epilepsia intratable. Con los años, se ha extendido su misión para incluir la dieta para cáncer, autismo, esclerosis amiotrófica lateral, Parkinson, Alzheimer y lesiones cerebrales por traumatismo. Es un centro de información de investigaciones científicas, recetas y productos relacionados con los beneficios terapéuticos de la dieta cetogénica. http://www.charliefoundation.org

Cronometer es una herramienta gratuita en línea que puedes utilizar para personalizar tu plan de la TMM. Monitorea el consumo de alimentos, añade tus niveles biométricos y registra tu ejercicio, luego ve de inmediato si cumples tus metas para la distribución de macronutrientes, tu consumo de nutrientes y otros parámetros que quieras rastrear. Cronometer también está disponible como aplicación, haciendo que sea conveniente para el registro de tus alimentos fuera de casa. Estoy emocionado por haber colaborado con los fundadores para crear una versión "Mercola" personalizada del software, que se diseñó para apoyar tu esfuerzo. Puedes encontrarlo en http://www. cronometer.com/mercola

Dietary Therapies, la página web de Miriam Kalamian, maestra en educación, maestra en ciencias, enfermera clínica especializada, consultora nutricional y educadora, quien se especializa en la dieta cetogénica para el cáncer. Ofrece un libro en su página web que podrías utilizar como guía de implementación. http://www.dietarytherapies.com

Ketogenic Diet Resource, la página web de Ellen Davis, maestra en ciencias. Este sitio es de particular ayuda por su información general y de condiciones específicas, así como sus recetas y sus planes de alimentación altos en grasa, moderados en proteína y bajos en carbohidratos (aunque es posible que necesites modificarlos porque pueden ser demasiado altos en proteína para ti, dependiendo de cuál sea tu masa corporal magra, así que, por favor, tenlo presente). http://www. ketogenic-diet-resource.com

KetoNutrition: *Practical Information on Ketogenic Diets and Metabolic Therapies*, el blog del principal investigador de cetonas, Dominic D'Agostino, profesor asociado en el Departamento de Farmacología Molecular y Fisiología en el Colegio Morsani de Medicina, de la Universidad del Sur de Florida: http://ketonutrition.blogspot.com y http://ketonutrition.org

"Insulin and Its Metabolic Effects", una plática con el doctor Ron Rosedale. Para ver la transcripción, ve a http://articles.mercola.com/sites/ articles/archive/2001/07/14/insulin-part-one.aspx

KetoDiet Blog, el blog de Martina Slajerova, autora de *The KetoDiet Cookbook* y *Sweet and Savory Fat Bombs*, es una gran fuente de recetas gratuitas, altas en grasa y bajas en carbohidratos. http://www.ketodietapp.com/blog

Mercola.com, mi página web, donde publico artículos diariamente sobre los últimos descubrimientos científicos y actualizaciones sobre mis ideas y recomendaciones. www.mercola.com

"Reconsidering the Role of Mitochondria in Aging", un artículo de investigación publicado en 2015 en *Journals of Gerontology: Medical Sciences*, es el mejor artículo que he revisado para este libro y está disponible para descarga gratuita en www.pubmed.gov (el centro de información de estudios científicos de los Institutos Nacionales de Salud; puedes encontrarlo buscando "PMID: 25995290"). No ahondé mucho en las secuencias moleculares en este libro, pues no está dirigido para profesionales, pero si tienes una educación extensa en bioquímica y mitocondria, te recomiendo descargar este estudio. Al momento de escribir esto, ya lo leí cuatro veces y aprendí algo nuevo en cada ocasión.

Ruled.me, una página web con recetas y planes de alimentación cetogénica altos en grasa, que también tiene un foro activo: http://www.ruled.me

Productos

Sistemas de monitoreo de glucosa y cetonas Precision Xtra de Abbott o Freestyle Optium Neo, monitores que usan tiras reactivas (por lo general se venden por separado) para medir los índices de betahidroxibutirato y glucosa en la sangre. Puedes conseguirlos en Amazon.

Sistema de monitoreo de glucosa Bayer Contour, la forma más económica de analizar tus niveles de glucosa en la sangre.

Ketostix de Bayer, tiras reactivas de orina para detectar cuerpos cetónicos acetoacetatos en la orina. Es mejor utilizarlas en los primeros meses de la dieta.

Báscula de grasa corporal digital EatSmart, una báscula para el baño que utiliza la bioimpedancia para medir tu porcentaje de grasa corporal.

Medidor de cetonas en el aliento Ketonix, mide los niveles de cuerpos cetónicos en el aliento. Es particularmente útil para los atletas.

Barras Pure Power: estas barras, que necesitaron 17 revisiones para perfeccionarse, proveen un alto nivel de nutrientes, gran sabor y un espectro de macronutrientes adecuado para la TMM en un práctico empaque para llevar. Contienen mantequilla de almendras, *psyllium*, coco, semillas de calabaza, nueces de macadamia, cacao en polvo, semillas de chía, semillas de cáñamo, mantequilla de coco, eritritol y stevia, con una cubierta de chocolate (http://shop.mercola.com).

Skulpt Aim o *Skulpt Chisel*, aparato de miografía de impedancia eléctrica (MIE) para medir tu porcentaje de grasa corporal.

Apéndice A

Desde el acné hasta la enfermedad cardiaca, cómo la Terapia Metabólica Mitocondrial ayuda con muchas enfermedades

Sanar tu mitocondria sucede en un nivel celular, pero los beneficios se extienden por todo tu cuerpo para incluir todos los aspectos de tu salud; quizá más dramáticamente en las enfermedades crónicas o las condiciones que puedan estar amenazando tu calidad de vida.

La comunidad científica ha reconocido que una dieta cetogénica alta en grasa es beneficiosa para la epilepsia desde la década de 1920. Pero ha sido un camino lento para que la investigación pueda analizar los posibles beneficios de esta dieta en una gran variedad de otras condiciones. Éste es un resumen de las últimas investigaciones en la larga lista de malestares que la dieta quemagrasa puede ayudar a tratar, si no revertir totalmente.

Acné

Casi 85 por ciento de la gente tiene acné en algún punto de su vida; incluso es el desorden dérmico más común en Estados Unidos.[1] Aunque el acné por lo general comienza durante la pubertad, no se limita a los adolescentes y puede atacar a cualquier edad, incluso después de los 50.

Aunque no es físicamente peligroso, el acné puede tener un peso psicológico considerable para quienes lo padecen. Algunas de las personas afectadas se vuelven autoconscientes y se avergüenzan de que su vida personal y profesional sufra, llevándolos a la alienación, la depresión y el aislamiento social.

Muchos creen equivocadamente que el acné es sobre todo un problema estético, pero en realidad es señal de un desequilibrio más profundo en tu sistema, por lo general originado en tu intestino. La mayoría de los médicos no hacen esta conexión y prescriben medicamentos para acné y otros tratamientos tópicos.

Los estadounidenses gastan más de 2 mil millones de dólares al año en tratamientos para el acné, lo que incluye productos que requieran o no prescripción,[2] pero muchos de éstos terminarán siendo inútiles si ignoras la causa fundamental de la mayoría del acné: una dieta inadecuada.

Las dietas altas en azúcar y carbohidratos refinados son una de las causas principales de acné. De hecho, el acné es un problema menor en las sociedades no occidentalizadas, donde los carbohidratos refinados y el azúcar se consumen en cantidades mucho más pequeñas.[3]

El vínculo entre los carbohidratos y el acné existe porque los granos, las verduras altas en carbohidratos netos, las frutas, el azúcar y la fructosa causan un aumento en la insulina y el factor de crecimiento similar a insulina (IGF-1) en tu cuerpo. El exceso de proteína también aumentará el IGF-1. Esto puede llevar a un exceso de hormonas masculinas, como la testosterona, lo que causa que tus poros secreten sebo, una sustancia grasosa que atrae bacterias promotoras del acné. El IGF-1 además provoca que las células de la piel, conocidas como queratinocitos, se multipliquen, un proceso también asociado con el acné. Además, estos mismos alimentos —los carbohidratos refinados— también aumentan la inflamación en tu cuerpo, lo que provoca o exacerba el acné.

Hay suficiente evidencia de que cambiar tu dieta puede aliviar el acné. La mayoría de los investigadores no consideran las dietas altas en grasa, sino señalan los beneficios de las dietas bajas en glucosa. El índice glucémico se refiere a la capacidad de un alimento de aumentar los niveles de azúcares en la sangre, así que los alimentos que sean más altos en carbohidratos que en fibra (la cual ayuda a estabilizar el azúcar en la sangre) también tienen un índice glucémico mayor. Así que, aun cuando estos estudios no son un indicador absoluto de los efectos de la dieta alta en grasa en el acné, la dieta de la TMM también es baja en azúcares, así que hay un fuerte paralelismo.

Un estudio de 2007, publicado en el *American Journal of Clinical Nutrition*, descubrió que los hombres jóvenes (de 15 a 25 años) con problemas de acné que empezaban una dieta de carga glucémica baja durante 12 semanas —en otras palabras, dietas bajas en la clase de carbohidratos que elevan la glucosa y la insulina— mostraron mejorías significativas en el acné y la sensibilidad a la glucosa.[4] Un estudio controlado al azar en 2012, hecho por investigadores coreanos, encontró que los pacientes con acné que seguían una dieta con carga glucémica baja durante 10 semanas experimentaban una reducción significativa en la inflamación y en la cantidad de lesiones.[5] Y un artículo de 2014, publicado por investigadores del Centro Médico Downstate de la Universidad de Nueva York, examinó la evidencia de un vínculo entre el consumo de carbohidratos refinados y el acné, concluyendo que los dermatólogos deberían aconsejar a sus pacientes con acné que evitaran los alimentos altos en carbohidratos,[6] lo que haces naturalmente cuando sigues la dieta alta en grasa y sin sensaciones de privación.

Enfermedad de Alzheimer

Desde el año 2015, 5.3 millones de estadounidenses han sido diagnosticados con enfermedad de Alzheimer,[7] y esa cifra ha seguido elevándose constantemente desde entonces. Se proyecta que el diagnóstico de Alzheimer se triplique para el año 2050.[8] Más de medio millón de estadounidenses muere al año por esta enfermedad, haciendo que sea la tercera causa de muerte en Estados Unidos, justo detrás de la enfermedad cardiaca y el cáncer.[9]

Las evidencias sustanciales sugieren que nuestra dieta moderna tiene un papel significativo en la prevalencia creciente de Alzheimer. Los alimentos procesados tienden a estar casi desprovistos de grasa saludable, pero cargados de azúcares refinados: una combinación perniciosa para el funcionamiento mitocondrial. Como expliqué en la sección de "claridad mental" del capítulo 2, el Alzheimer se ha considerado la "diabetes tipo 3" desde 2005, cuando los investigadores descubrieron que los diabéticos tienen un doble riesgo de desarrollar enfermedad de Alzheimer.

Desde entonces, los investigadores han empezado a descubrir cómo se vinculan intricadamente la resistencia a la insulina y el Alzheimer. Los receptores de insulina están presentes por todo tu cerebro y tienen un papel en el aprendizaje y la memoria, así como la regulación del consumo de alimentos y el peso corporal.

Cuando la señalización de insulina fracasa, pavimenta el camino para el declive cognitivo y el desarrollo de Alzheimer de dos maneras:

primero, aumenta las moléculas clave de señalización que, al estimularse, llevan al desarrollo de proteínas que contribuyen a las placas y los nudos que ocurren en el cerebro, los sellos distintivos de la enfermedad.[10] La otra forma no inicia en el cerebro, sino en el hígado, el cual, en presencia de resistencia a la insulina, produce grasas tóxicas conocidas como ceramidas, que luego cruzan la barrera hematoencefálica y provocan resistencia insulínica, estrés oxidativo, inflamación y muerte celular en el cerebro.[11]

La Clínica Mayo publicó en 2012 una investigación probando la dieta específicamente para Alzheimer, revelando que las dietas ricas en carbohidratos se asocian con 89 por ciento de aumento del riesgo para demencia, mientras que las dietas altas en grasa se asocian con una reducción de 44 por ciento del riesgo.[12]

La TMM tiene un gran potencial de apoyo para la función cerebral sana porque mejora la sensibilidad a los receptores de insulina que a su vez mejoran la señalización metabólica en general. También cataliza tu cuerpo para quemar grasa como combustible, aumentando radicalmente entonces la cantidad de cetonas que quema limpiamente y tu cuerpo produce como combustible. También disminuye la inflamación crónica y modera los niveles de glucosa alta, ambos asociados con el Alzheimer.

Ha habido un puñado de estudios sobre los efectos de un alimento funcional llamado Axona, que se forma de triglicéridos de cadena media (TCM), grasas saturadas similares a las del coco. Un estudio controlado al azar, de doble ciego (considerado el estándar de oro en la investigación), en 2009, descubrió que Axona mejoraba significativamente la función cognitiva de los pacientes con enfermedad de Alzheimer comparado con un placebo.[13] Es importante mencionar que incluso si las cetonas exógenas pueden ser útiles y probablemente son altamente beneficiosas para la enfermedad de Alzheimer, el primer paso es hacer que tu cuerpo produzca sus propias cetonas.

Otra avenida por la que la dieta alta en grasa podría mitigar los factores de riesgo del Alzheimer es mejorando la salud mitocondrial. Imágenes cerebrales de pacientes de Alzheimer vivos y autopsias han demostrado que una mitocondria dañada acompaña la enfermedad.[14] Dado que la TMM protege la mitocondria del daño oxidativo, es probable que tenga un efecto protector contra el Alzheimer.

Ayunar, sobre lo que hablé en el capítulo 10, promueve aún más los efectos beneficiosos de la TMM en la enfermedad de Alzheimer porque puede acelerar el desdoblamiento de placas amiloides o fragmentos de proteínas, que son el sello de las anomalías cerebrales del Alzheimer. Cuando mantienes bajos tus niveles de proteína y carbohidratos netos, aumentas la capacidad de tu cerebro de eliminar y reciclar estos fragmentos de proteína dañados.

Mientras que la ciencia todavía está evolucionando en lo que respecta a la correlación directa entre una dieta alta en grasa y la enfermedad de Alzheimer, dado que no se conoce una forma de revertir la enfermedad una vez detectada, la prevención es la clave, y la TMM tiene todos los fundamentos para ser una defensa efectiva. Aún mejor, es una defensa que está 100 por ciento bajo tu control, un factor clave que la enfermedad de Alzheimer rápidamente elimina una vez que comienza.

Artritis

Más de 21 millones de estadounidenses tienen problemas para subir las escaleras, vestirse y permanecer activos debido a la artritis, y esa cifra subió de 19 millones hace sólo unos años. Si tienes osteoartritis, el cartílago dentro de tus articulaciones está sufriendo un daño progresivo constante y hay una reducción común en la cantidad de líquido sinovial que mantiene tus articulaciones lubricadas y acolchonadas. La osteoartritis también tiene un componente inflamatorio.

Para el año 2040 se espera que un estimado de 78 millones de estadounidenses mayores de 18 años se diagnostiquen con osteoartritis, con más de la mitad de los casos nuevos en gente joven de entre 45 y 64 años.[15]

¿Por qué tantas personas jóvenes están sufriendo esta dolorosa enfermedad degenerativa, que históricamente se asociaba con la edad y el deterioro articulatorio que ocurría a lo largo de la vida?

Los índices elevados de sobrepeso y obesidad probablemente tienen un papel en ello. Los índices de artritis son más de dos veces tan elevados en las personas obesas como en quienes tienen peso normal, debido a que el sobrepeso pone más presión en sus articulaciones y aumenta la inflamación en su cuerpo.

Si eres uno de los millones que luchan contra la osteoartritis o quieres evitar convertirte en parte de esa estadística, cambiar tu dieta es uno de los pasos más sencillos y poderosos que puedes dar.

Hay muchas investigaciones que muestran que mejorar tu margen de omega-6 a omega-3 —una parte integral de la TMM— tiene un potencial maravilloso para prevenir y tratar la artritis. De acuerdo con un estudio en animales de 2011, una dieta enriquecida con grasas omega-3 reducía la mayoría de los indicadores[16] de la enfermedad entre los conejillos de Indias diseñados para desarrollar osteoartritis. Éstos incluyen tanto cambios en cartílago como en hueso subcondral, y el investigador principal notó que era muy fuerte la evidencia de que las grasas omega-3 podían ayudar a prevenir la enfermedad y desacelerar su progresión en quienes ya tenían un diagnóstico. Un estudio de 2013, publicado en la revista *Cartilage*, también mostró que los aceites de omega-6, cuando se inyectaban a las células cartilaginosas, provocaban una respuesta inflamatoria, mientras que las grasas saturadas y monoinsaturadas parecían inhibir la destrucción del cartílago.[17]

Una dieta cetogénica alta en grasa en particular también ha demostrado reducir el dolor y la inflamación en estudios con animales.[18, 19] Esto significa que adoptar una dieta sana alta en grasas (la cual incluye comer más grasas omega-3 y menos omega-6) es un camino viable y muy prometedor a seguir para aliviar del dolor y la discapacidad que llegan con la osteoartritis. Como beneficio añadido, perderás parte del sobrepeso que puede contribuir a tu molestia y evitar la inactividad física.

Enfermedad cardiovascular

Aun cuando el índice de muerte por enfermedades cardiovasculares —las cuales incluyen ataque cardiaco e infarto— bajó 29 por ciento entre 2001 y 2010, todavía es la causa de muerte número uno en Estados Unidos, a pesar de los avances en tecnología médica que deberían reducir radicalmente este índice. De acuerdo con los Centros para el Control y la Prevención de Enfermedades (CDC, por sus siglas en inglés), alrededor de 800 mil estadounidenses mueren de enfermedad cardiovascular al año.[20]

La cuarta parte de esas muertes —o alrededor de 200 mil— podría haberse prevenido a través de simples cambios de estilo de vida, y más de la mitad (6 de cada 10) de las personas que murieron por enfermedad cardiaca e infarto que pudieron prevenirse eran menores de 65 años.

Si quieres comprender las causas de la enfermedad cardiaca debes ver cómo tus arterias se dañan y qué factores contribuyen a los coágulos. Contrario a la creencia popular, no hay una grasa (colesterol) "tapando" todo.

El colesterol total no te dirá virtualmente nada sobre tu riesgo de enfermedad (a menos que sea excepcionalmente elevado, arriba de 330 más o menos, lo que sugeriría una hipercolesterolemia familiar, la única circunstancia en que un medicamento para bajar el colesterol fuera apropiado en mi opinión). Dos márgenes son mucho mejores indicadores de la enfermedad cardiaca:

- **Tu margen de HDL en el colesterol total:** entre más alto sea este número, mejor, pues un margen de HDL bajo es un factor de riesgo de enfermedad cardiaca muy potente. Sólo divide tu nivel de HDL por tu colesterol total. Este porcentaje debe estar idealmente por encima de 24 por ciento. Menos de 10 por ciento es un indicador significativo de riesgo de enfermedad cardiaca.
- **Tu margen de triglicéridos y HDL:** este margen debe ser idealmente menos de 2.

Otros factores de riesgo para enfermedad cardiaca incluyen:

- **Tu nivel de insulina en ayunas:** cualquier comida o colación alta en carbohidratos, como fructosa y granos refinados, genera un aumento rápido en la glucosa y luego en la insulina para compensar el aumento en el azúcar en la sangre. La insulina liberada por comer demasiados carbohidratos promueve la acumulación de grasa y hace que sea más difícil que tu cuerpo pierda el exceso de peso; y el exceso de grasa, en particular alrededor de tu vientre, es uno de los mayores contribuyentes de la enfermedad cardiaca. Generalmente se necesita una prescripción médica para este análisis, pero es relativamente barato.
- **Tu nivel de azúcar en la sangre en ayunas:** los estudios han demostrado que la gente con un nivel de azúcar en la sangre en ayunas entre 100 y 125 mg/dl tiene un riesgo 300 por ciento más elevado de tener enfermedad coronaria que la gente con un nivel menor de 79 mg/dl.[21] Personalmente creo que deberías hacer los cambios necesarios para que tu azúcar en sangre, en ayunas, se mantenga por debajo de 80, y esto se monitorea fácilmente en casa utilizando un medidor de glucosa (ve el capítulo 6 para más información sobre cómo hacerlo).
- **Tu nivel de hierro:** el hierro puede ser un motivador potente de estrés oxidativo; así que, si tienes niveles excesivos de hierro, puedes dañar tus vasos sanguíneos e incrementar tu riesgo de enfermedad cardiaca. Los niveles de hierro pueden monitorearse con

un análisis de ferritina; idealmente, tu nivel debe estar entre 60 y 80 ng/nl. Para información sobre este análisis y otras formas que te ayudarán a monitorear tus niveles de hierro, consulta el capítulo 4.

En pocas palabras, prevenir la enfermedad cardiovascular comprende *reducir la inflamación crónica* en tu cuerpo, y una dieta adecuada es la pieza clave en esto. Aunque, durante las últimas décadas, la grasa saturada ha sido señalada como la causante de provocar enfermedad cardiaca, incluso la medicina general está llegando a la conclusión de que el principal culpable de este tipo de enfermedades es el *consumo de azúcar*.

Un estudio de 2015, publicado en el *Journal of the American Medical Association*, concluyó que hay "una relación significativa entre el consumo de azúcares añadidos y el aumento de riesgo de mortalidad por enfermedad cardiovascular". El estudio de 15 años, que incluyó información de 31 mil personas, encontró que quienes consumían 25 por ciento o más de sus calorías diarias como azúcares añadidos eran más de dos veces propensos a morir de enfermedad cardiaca que quienes obtenían menos de 10 por ciento de sus calorías del azúcar. En conjunto, las probabilidades de morir de enfermedad cardiaca se elevaron en paralelo con el porcentaje de azúcares añadidos en la dieta, sin importar la edad, el sexo, el nivel de actividad física y el índice de masa corporal.[22]

Un estudio de 2014 llegó a conclusiones similares. En él, quienes consumían más azúcar —alrededor de 25 por ciento de sus calorías diarias— tenían doble probabilidad de morir de enfermedad cardiaca que quienes limitaron su consumo a 7 por ciento del total de calorías.[23]

Una dieta alta en grasa reduce dramáticamente la cantidad de azúcar que consumes y mitiga los factores de riesgo de enfermedad cardiovascular de otras formas importantes relacionadas con la insulina. Como explica el doctor Rosedale, la insulina guarda magnesio. Si tus células se vuelven resistentes a la insulina, el magnesio pasa por tu cuerpo y sale por tu orina, en lugar de guardarse en tus células.

Varios metaanálisis han confirmado el papel de una dieta alta en grasa para reducir los múltiples factores de riesgo de enfermedad cardiovascular. Un estudio, publicado en el *Journal of the Academy of Nutrition and Dietetics*, en 2013, observó los diferentes efectos de las dietas altas en grasa contra las dietas bajas en grasa en los niveles de lípidos en la sangre. Incluyó 32 estudios y descubrió que las dietas altas en grasa resultaron en mejoras significativamente mayores en la reducción del colesterol total, el colesterol LDL y los triglicéridos, e incrementos beneficiosos en el colesterol HDL.[24]

En cuanto al infarto, un artículo de 2012 de estudios en animales, publicado en el *Journal of Neurochemistry*,[25] descubrió que tanto la dieta cetogénica como los suplementos de cuerpos cetónicos protegían del infarto isquémico (debido a un bloqueo arterial) y tenían beneficios neuroprotectores después de ocurrido el infarto. Como indicaron los investigadores, había una "mejoría notable en la función mitocondrial, un descenso en la inflamación y un aumento en la expresión de neurotrofinas como el BDNF" en animales en un estado cetogénico.

Trastornos convulsivos

En Estados Unidos, los trastornos convulsivos afectan un estimado de 4.3 millones de adultos y casi 750 mil niños menores de 17 años.[26] Es una condición neurológica crónica caracterizada por ataques recurrentes que puede tener un impacto significativo en la calidad de vida de la persona, dado el riesgo de accidentes y lesiones.

El tratamiento básico para la epilepsia incluye medicamentos antiepilépticos, los cuales tienden a controlar el problema entre 60 y 65 por ciento de los pacientes —aunque los medicamentos contra los ataques incrementan el riesgo de pensamientos y comportamientos suicidas, y se asocian con pérdida de memoria y de cabello. Para el otro 35 a 40 por ciento de pacientes epilépticos los medicamentos no funcionan, pero muchas veces una dieta cetogénica sí.

La dieta alta en grasa se reconoció por primera vez en 1920[27] como la mejor opción en el tratamiento del trastorno convulsivo, hasta la introducción de Dilantin, el cual, como sucede con otros medicamentos para los ataques, muchas veces no controla la convulsión. Incluso hay un grupo con interés especial en la dieta cetogénica en la Sociedad Americana de Epilepsia. Lo organizó el doctor Thomas Seyfried, quien hoy es el investigador académico líder en la investigación del uso de la dieta cetogénica como tratamiento para el cáncer.

Dada su investigación y otras más, así como los esfuerzos de promoción de la Fundación Charlie para Terapias Cetogénicas, la dieta cetogénica es ampliamente aceptada como una terapia dietética para el manejo de ataques refractarios (resistentes a los medicamentos), especialmente en niños.

La Evaluación Cochrane[28] de 2016 analizó siete estudios controlados al azar en niños con ataques y encontró que la dieta cetogénica clásica alta en grasa (con 90 por ciento de calorías de grasa) reportaba índices de libertad de los ataques de hasta 55 por ciento y una reducción de la frecuencia de ataques de hasta 85 por ciento después de tres meses. Para la Dieta Modificada Atkins, los estudios indicaron una libertad de ataques de sólo 10 por ciento y una reducción en los índices de ataques de sólo 60 por ciento, sugiriendo que la dieta clásica alta en grasa daba significativamente mejores resultados.

Los investigadores concluyeron: "Para las personas que tienen epilepsia médicamente intratable o la gente que no es candidata para la intervención quirúrgica, una dieta cetogénica sigue siendo una opción válida".

Fibromialgia, síndrome de fatiga crónica y dolor crónico

Cuando comencé mi práctica médica hace más de tres décadas, la fibromialgia pasaba desapercibida tantas veces que, para cuando una persona común finalmente recibía un diagnóstico, había sido evaluada por varios médicos durante 9 o 10 años. Hoy, el péndulo parece inclinarse hacia el otro lado y se está volviendo un nombre común para una variedad de molestias. Sin embargo, no hay duda de que la fibromialgia es una condición de salud muy real, dolorosa y algunas veces debilitante.

Se estima que 5 millones de personas en Estados Unidos tienen fibromialgia, y 9 de cada 10 son mujeres.[29] Desafortunadamente, todavía no hay un análisis de diagnóstico específico para esta condición. En cambio, los pacientes deben cumplir ciertos criterios clínicos, siendo el más común la hipersensibilidad al dolor en áreas específicas del cuerpo, por ejemplo:

* Interior de los codos
* Clavículas
* Interior de las rodillas
* Caderas

La gente también reportaba tener dolor por todo el cuerpo, incluyendo músculos, ligamentos y tendones, junto con una sensación de extenuación. Por estos motivos, combino esta discusión de la fibromialgia con referencias al síndrome de fatiga crónica y al dolor crónico también.

Los médicos convencionales suelen ofrecer alguna forma de medicamento para el dolor, y quizá medicamentos psicotrópicos, como antidepresivos. No recomiendo el uso de ninguno porque no atacan la causa del problema.

Información reciente sugiere que la sensibilización central, en la que las neuronas en tu médula espinal se sensibilizan por la inflamación o el daño celular, puede estar involucrada en la forma en que los pacientes de fibromialgia experimentan el dolor.[30]

El problema es que la fibromialgia involucra un cúmulo complejo de síntomas que incluyen dolor extenso y fatiga, y tienen múltiples factores causales. Ningún tratamiento es efectivo para todos.

Si tienes fibromialgia, síndrome de fatiga crónica o dolor crónico, ya sabes lo frustrante que es manejarlo y cuánta confusión enfrentas al querer hallar sentido entre todas las recomendaciones nutricionales que encuentras. El hecho es que hay poca evidencia científica para apoyar cualquier plan de alimentación que funcione con todas las personas en estas condiciones.

Creo que una dieta alta en grasa ayudará mucho para reducir dramáticamente tus síntomas y mejorar tu calidad de vida. Lo hace mejorando la capacidad de tu cuerpo de producir energía al mejorar el funcionamiento de tu mitocondria.

Hay cierta evidencia de que la gente con fibromialgia experimenta menos síntomas si elimina uno o más alimentos que frecuentemente provocan alergias o sensibilidades alimentarias. Los agresores más comunes son el maíz, el trigo, la soya, los lácteos (la mayoría está probablemente muy contaminada con glifosato), los cítricos y el azúcar. Los tres principales son la leche pasteurizada, la soya y el gluten (trigos y granos similares). En un estudio con 17 pacientes de fibromialgia, casi la mitad experimentó una "reducción significativa del dolor" después de eliminar el maíz, el trigo, los lácteos, los cítricos y el azúcar.[31]

La ciencia también está empezando a reconocer un vínculo entre el estrés oxidativo y la disfunción mitocondrial y los problemas de salud como la fatiga crónica y la fibromialgia,[32] dos condiciones que la dieta alta en grasa ataca de lleno al equilibrar de nuevo el cuerpo.

Aunque ha habido muy pocos estudios que observen específicamente el efecto de una dieta alta en grasa en el síndrome de fatiga crónica, la fibromialgia y el dolor crónico, hubo un estudio prometedor en el número de diciembre de 2013 del *Journal of Musculoskeletal Pain*.[33] La dieta de este estudio fue expresamente no cetogénica (lo que significa que no se diseñó para promover la producción de cetonas, ya fuera a través de un contenido alto de grasa o a través de un ayuno regular), sino baja en carbohidratos. Las 33 mujeres de mediana edad que siguieron la dieta reportaron un aumento de energía, menos dolor y una mejoría en sus síntomas en el Cuestionario de Impacto de la Fibromialgia.

Si estás lidiando con alguna de estas condiciones generalizadas y difíciles de tratar, espero que te sientas empoderado con el conocimiento de que tienes el potencial para mejorar dramáticamente tu salud y calidad de vida al cambiar la composición nutricional de lo que comes, alejándote de los carbohidratos hacia las grasas de alta calidad.

Enfermedad de reflujo gastroesofágico (ERGE)

La Asociación Americana de Gastroenterología estima que 15 millones de estadounidenses experimentan dolor y molestias diario por reflujo ácido, y 60 millones sufren de ello cada mes.[34] La ERGE es responsable de aproximadamente 9 millones de visitas al médico y 5 millones de hospitalizaciones al año. En 2014 se gastaron 5.9 mil millones de dólares sólo en Nexium[35] (uno de los medicamentos más populares para tratar los síntomas del reflujo).

El síntoma principal del reflujo es la "acidez", una sensación de ardor detrás de tu esternón que algunas veces viaja hacia tu garganta. En algunos casos, este dolor puede ser tan severo que se confunde con un ataque cardiaco. El reflujo ocurre cuando el esfínter esofágico bajo se relaja inapropiadamente, permitiendo que el ácido de tu estomago fluya (refluya) de vuelta a tu esófago.

Erróneamente se cree que el reflujo es provocado por exceso de ácido en el estómago, que es por lo que se prescriben o recomiendan comúnmente los medicamentos supresores de ácido, como Nexium. Es un error médico serio, pues el problema usualmente se presenta por tener *muy poco* ácido en el estómago, y estas prescripciones sólo reducen aún más la acidez. De hecho, hay más de 16 mil artículos en la literatura médica que muestran que la supresión del ácido estomacal no soluciona el problema. Sólo trata temporalmente los síntomas. Lo que es peor, estos medicamentos tienen efectos secundarios, como disminución de magnesio, mala absorción de vitamina B^{12} y osteoporosis.

La forma más efectiva de tratar la ERGE es restaurar el equilibrio del sistema digestivo a través de la dieta. La dieta occidental común de alimentos procesados y azúcares es una forma segura de exacerbar el reflujo, pues alterará el equilibrio bacteriano en tu estómago e intestino, lo que afecta directamente tu función gástrica. La TMM es un acercamiento ideal para remediar la ERGE porque incluye suficientes verduras y otros alimentos no procesados de alta calidad que promueven un microbioma sano y reducen el exceso de peso, que comúnmente acompaña al reflujo (37 por ciento de las personas obesas también padece ERGE).[36]

Las investigaciones han demostrado que adoptar una dieta alta en grasa y baja en carbohidratos puede ser altamente efectiva en la reducción de la cantidad de ácido que se mueve por el esófago. Un estudio de 2006, publicado en la revista *Digestive Diseases and Sciences*,[37] midió la acidez estomacal en ocho personas con ERGE antes y después de cambiar a una dieta alta en grasa y baja en carbohidratos. Después de sólo unos cuantos días de comer la dieta de intervención, experimentaron menos síntomas y una reducción en la acidez del esófago bajo. La mejoría se dio muy rápido, lo que siempre es motivador cuando se hacen cambios.

Dado que la dieta alta en grasa también ha demostrado ser un tratamiento de pérdida de peso efectivo (ve la sección en la página 283 para más información sobre esto), también puede ayudar a eliminar o reducir enormemente un factor que contribuye a la ERGE, la obesidad. Un estudio de 2013 demostró que perder peso puede reducir significativamente los síntomas de ERGE o incluso resolverlos completamente. En el estudio, publicado en la revista *Obesity*, 332 adultos obesos —tanto hombres como mujeres— comieron una dieta de restricción calórica.[38] Después de seis meses, los participantes habían perdido un promedio de 6 kilos; 65 por ciento habían resuelto completamente su ERGE y 15 por ciento resolvió parcialmente sus síntomas de reflujo.

Síndrome de intestino irritable (SII)

El síndrome de intestino irritable se caracteriza por síntomas digestivos, tales como molestia o dolor abdominal, inflamación y gas. Algunas personas con SII experimentan constipación. Otras desarrollan diarrea. Aun así, otras tienen ambas simultáneamente o vacilan entre ellas. El SII suele asociarse con la ansiedad y tiende a afectar a familias enteras.

Dado que no hay un análisis específico para el sɪɪ, muchas veces no se diagnostica, pero los expertos estiman que hasta 11 por ciento de la población global tiene síntomas. Aproximadamente el doble de mujeres que de hombres están afectadas.

La dieta tiene un papel importante en el sɪɪ, pues los granos y los alimentos altos en azúcares alimentan las bacterias que causan la enfermedad —las cuales pueden provocar gas y molestias gástricas— y también provocan inflamación intestinal grave. En mi experiencia, usualmente hay un estrés emocional subyacente o una ansiedad asociada con los pacientes de sɪɪ, que puede ir de la mano con un desequilibrio de las bacterias intestinales, pues hay una conexión científicamente reconocida entre la salud intestinal y la salud mental.

Adoptar una dieta baja en carbohidratos ha demostrado reducir los síntomas y mejorar la calidad de vida de personas con sɪɪ. Un estudio de 2009[39] puso a 13 personas con sɪɪ con diarrea predominante en una dieta de cuatro semanas de menos de 20 gramos de carbohidratos al día. Los participantes reportaron reducciones significativas en el dolor abdominal y la frecuencia de evacuación, así como una mejora en la consistencia del excremento, y perdieron un promedio de 3 kilos. Aún mejor, 10 de los 13 reportaron estas reducciones en sus síntomas durante las cuatro semanas completas de la prueba, mostrando que los cambios dietéticos otorgaban un alivio inmediato.

Más recientemente, un estudio japonés publicado en la revista *PLoS One*, en 2015, observó la correlación entre el consumo regular de alimentos ricos en carbohidratos y el sɪɪ. Este estudio cruzado de 1 082 adultos japoneses demostró que el consumo de alimentos como arroz, pan, pasta y tallarines de trigo sarraceno se asociaba con una prevalencia mayor de sɪɪ.[40] En una dieta alta en grasa naturalmente se consumen menos carbohidratos, remplazándolos con suficientes verduras altas en fibra, nueces y semillas, lo que a su vez alimenta las bacterias buenas en tu intestino. Así que por lógica estos cambios también serán de ayuda para rectificar el sɪɪ.

Migrañas

Más de 37 millones de estadounidenses sufren de migrañas; casi 5 millones de ellos experimentan al menos un ataque de migraña al mes.[41] En general, un estimado de 13 por ciento de la población mundial sufre de migrañas a cierto nivel mayor o menor. La condición es más prevaleciente entre las mujeres: entre 15 y 18 por ciento de las mujeres del mundo padece esta condición, comparado con 6 o 7 por ciento de los hombres.

A pesar de su prevalencia, las migrañas todavía son uno de los desórdenes médicos menos comprendidos que hay. Parte del problema ha sido que las experiencias de quienes padecen migrañas varían enormemente. Aparte de dolor punzante y agudo, que puede o no ser de un solo lado, algunos experimentan perturbaciones visuales antes del ataque, mientras que otros no. También pueden tener náusea, vómito, fiebre, calosfríos, sudoraciones y sensibilidad a la luz, al sonido y a los olores. Los síntomas también se confunden comúnmente con un infarto, pues uno puede perder la visión y experimentar sensaciones nerviosas inusuales.

La dieta parece jugar un papel también en las migrañas: busca en la literatura médica en www.pubmed.gov utilizando los términos "migraña" y "alergias alimentarias" y verás más de 160 estudios diferentes.[42] Un estudio cruzado de doble ciego, al azar, publicado en 2010,[43] encontró que una dieta de seis semanas que excluía alérgenos alimentarios conocidos produjo una reducción estadísticamente significativa en la cantidad de ataques de migraña y la cantidad de días con dolor de cabeza.

Estudios más recientes han notado una asociación entre las dietas altas en grasa y bajas en carbohidratos, y reducciones dramáticas en los ataques de migraña. Un estudio de 2015, publicado en el *European Journal of Neurology*,[44] asignó a 45 mujeres que experimentaban migrañas constantes una dieta cetogénica durante un mes, y luego se les cambió a una dieta básica de restricción calórica durante cinco meses. El grupo de control en el estudio comió una dieta estándar de restricción calórica durante los seis meses completos. Las mujeres que comieron la dieta alta en grasa y baja en carbohidratos experimentaron una reducción significativa en el número de ataques, el número de días con dolor de cabeza y el consumo de medicinas durante su primer mes, mientras que las mujeres en la dieta estándar baja en calorías no lo hicieron. Una vez que cambiaron a una dieta estándar baja en calorías, sus síntomas empeoraron, aunque siguieron mejorando en comparación con el principio. El grupo que no empezó con la dieta cetogénica sí experimentó una reducción en el número de días con dolor de cabeza, pero hasta el tercer mes, y no vio una reducción en la frecuencia de los ataques sino hasta el sexto mes. ¿Cuál preferirías, un alivio notable en un mes, o esperar tres o seis meses?

Un fascinante estudio italiano de 2013, publicado en *Functional Neurology*,[45] reportó un caso donde dos hermanas gemelas de 47 años adoptaron una dieta baja en carbohidratos y alta en grasas para perder peso. Después de tres días en la dieta, sus frecuentes migrañas también "desaparecieron inesperadamente". Las hermanas comieron una dieta cetogénica durante cuatro semanas y luego pasaron a una dieta baja en calorías no cetogénica durante dos meses antes de empezar el ciclo de dieta cetogénica otra vez.

Antes de empezar la dieta, las hermanas sufrían cinco o siete ataques de migraña al mes. No experimentaron ningún ataque mientras estuvieron en el ciclo alto en grasa de cuatro semanas. Sus migrañas sí volvieron durante los dos meses de intervalo no cetogénico, aunque con menor frecuencia, duración e intensidad. Los investigadores postularon la teoría de que la dieta redujo la inflamación y el estrés oxidativo en las neuronas de las pacientes, y mejoró la genética mitocondrial, lo que provocó una reducción dramática de los ataques de migraña.

Esclerosis múltiple

La esclerosis múltiple (EM) es una enfermedad cronicodegenerativa que involucra el cerebro y la columna vertebral, provocada por la desmielinización de los nervios. La mielina es la sustancia cerosa aislada que rodea los nervios en tu sistema nervioso central. Cuando la mielina se daña por procesos autodestructivos, la función de esos nervios se deteriora con el tiempo, lo que conlleva una serie de síntomas, como:

- Debilidad muscular
- Perturbaciones sensoriales
- Problemas cognitivos y de memoria
- Falta de equilibrio o pérdida de coordinación
- Astigmatismo y pérdida de visión
- Temblores

La EM puede progresar pausadamente o presentarse en ataques agudos seguidos de una remisión temporal de los síntomas. Estudios anteriores han mostrado que la vitamina D puede afectar positivamente la EM al alterar los químicos llamados citocinas, que modulan tu sistema inmunológico. Por tanto, una de las mejores estrategias que puedes implementar para tu salud en general es también una de las estrategias preventivas contra enfermedades autoinmunes como la EM: obtener suficiente exposición al sol con regularidad, para que tu cuerpo pueda producir cantidades óptimas de vitamina D.

Algunos estudios han encontrado que niveles más elevados de vitamina D ayudan a proteger contra el desarrollo de EM; así que, si no tienes acceso regular a una exposición prudente al sol o una cama de bronceado segura, sería mejor que consideraras seriamente tomar suplementos orales con vitamina D_3.

Un estudio similar, publicado en 2004, encontró que las mujeres que tomaban suplementos multivitamínicos con vitamina D eran 40 por ciento menos propensas a desarrollar EM que las mujeres que no lo tomaban.[46] Ten en mente que este estudio se basó en dosis *mucho* menores de vitamina D de las que ahora sabemos que se necesitan; así que, si necesitas optimizar tus niveles, probablemente reducirás tu riesgo en más de 40 por ciento.

Aunque la investigación sobre las dietas altas en grasa y la esclerosis múltiple todavía está en ciernes, promete mucho. Un estudio con animales en 2012 observó los efectos de una dieta cetogénica en los problemas de memoria y la neuroinflamación, dos sellos distintivos de la EM. Los ratones que alimentaron con una dieta alta en grasa tuvieron menos marcadores de inflamación y niveles más bajos de especies reactivas de oxígeno (las cuales, como sabes, dañan las células a través de la oxidación). También mejoraron su rendimiento en pruebas de aprendizaje espacial, memoria y habilidad motora.[47]

Hay una creciente evidencia que sugiere que la disfunción mitocondrial se encuentra en la raíz de las enfermedades neurodegenerativas, incluyendo la EM,[48] lo que sugiere que una dieta que mejore la salud mitocondrial, como la TMM, también ayudará a manejar y tratar los síntomas de EM.[49]

Enfermedad de hígado graso no alcohólico (EHGNA)

La EHGNA se define como una acumulación excesiva de grasas en tu hígado —más de 5 o 10 por ciento del peso total del hígado— en la ausencia de consumo significativo de alcohol. Mientras que es normal que tu hígado contenga cierta cantidad de grasa, cuando los niveles se elevan demasiado tu hígado ya no puede regular la azúcar en la sangre, lo que lleva a una cascada de serios problemas de salud. Si se deja desatendida, la EHGNA puede provocar que tu hígado se hinche o incluso contribuir a que se desarrolle un cáncer de hígado o una falla hepática.

Es interesante que la grasa que se guarda en tu hígado en la forma de triglicéridos *no* provenga de comer alimentos grasosos, sino de una dieta rica en carbohidratos. Es por esto que se obliga a los patos y gansos a comer maíz para producir *foie gras* ("hígado graso" en francés). La dieta común rica en azúcar es probablemente lo que contribuye a la actual epidemia de EHGNA; 25 por ciento de los adultos[50] y 10 por ciento de los niños en Estados Unidos tiene esta enfermedad,[51] de la cual casi no se escuchaba en un pasado no muy lejano. La fructosa, que es el azúcar que se encuentra en la mayoría de los alimentos procesados (muchas veces en la forma de jarabe de maíz de alta fructosa), sólo puede metabolizarse en tu hígado.

Casi toda la fructosa se transporta a tu hígado, y si comes una dieta común occidental, consumes grandes cantidades de ella. La sobrecarga de fructosa termina cobrándole el precio a tu hígado y dañándolo de la misma manera en que el alcohol y otras toxinas lo hacen. Ni siquiera necesitas comer muchísima fructosa para poner en riesgo tu hígado: un estudio de 2015 de la Universidad Tufts reveló que los que consumen al menos una bebida azucarada al día tenían un mayor riesgo de dañar su hígado y desarrollar EHGNA.[52]

La buena noticia es que reducir dramáticamente la cantidad de carbohidratos que comes ha demostrado tener poderosos beneficios en la EHGNA. Un estudio publicado en 2011, en el *American Journal of Clinical Nutrition*,[53] asignó a dos grupos de pacientes con EHGNA que comieran ya fuera una dieta baja en calorías o baja en carbohidratos durante dos semanas. Al final de la intervención, ambos grupos habían perdido peso y bajado sus triglicéridos, pero el grupo bajo en carbohidratos había reducido significativamente su grasa en el hígado. *En sólo dos semanas.*

Un estudio piloto español en 2011, publicado en el *Journal of Medicinal Food*, colocó a 14 hombres con EHGNA en una dieta mediterránea cetogénica durante 12 semanas. Después de esos tres meses, 100 por ciento de los hombres tenía niveles normales de triglicéridos y colesterol HDL, 21 por ciento había resuelto por completo su EHGNA y 92 por ciento tenía una reducción general de la grasa guardada en su hígado.[54] Un estudio anterior, de 2007,[55] encontró resultados similares cuando cinco hombres con EHGNA empezaron una dieta cetogénica baja en carbohidratos y la siguieron durante seis meses. De los cuatro que siguieron con el régimen, sus biopsias de seguimiento revelaron una reducción significativa en el porcentaje de grasa del hígado. También tuvieron mejorías en las laceraciones en el hígado —conocidas como fibrosis— que pueden acompañar la EHGNA, y perdieron una media de 13 kilos.

Obesidad

Dos de cada tres estadounidenses tienen sobrepeso o están obesos. Como indicó un artículo de 2014 del *New York Times*,[56] el peso del estadounidense promedio aumentó 11 kilos en las últimas décadas, entre 1960 y 2002.

Pero no sólo es un problema de tamaño: en Estados Unidos, sólo ocho enfermedades relacionadas con la obesidad —como diabetes tipo 2, hipertensión, enfermedad cardiaca, enfermedad de hígado graso no alcohólico, demencia y cáncer— ¡suman 75 por ciento de todos los costos de atención médica!

Ten en mente, sin embargo, que aun si la obesidad se asocia con estas enfermedades, no es su *causa*. La obesidad es un *marcador*. El problema subyacente, vinculando la obesidad con todos estos problemas de salud, es la *disfunción metabólica*. Y el principal precursor de la disfunción metabólica es la resistencia insulínica, que a su vez es comúnmente provocada por un consumo excesivo de carbohidratos. Esto significa que tu sobrepeso puede ser señal de que tu salud en general está en riesgo. Contrario a la creencia popular, la obesidad no es simplemente el resultado de comer demasiadas calorías y no hacer suficiente ejercicio.

Como el doctor Malcolm Kendrick, autor de *Doctoring Data: How to Sort Out Medical Advice from Medical Nonsense*, comenta, muchas de las recomendaciones médicas que tomamos como verdades absolutas son *inventadas*. No hay ningún apoyo ni ninguna ciencia detrás de ellas, y la "teoría calórica" parece caer dentro de esta categoría.

Mientras que la ciencia puede mostrar la cantidad real de calorías en medio kilo de grasa, es un fallo importante decir que todo lo que tienes que hacer para *perder* ese medio kilo de grasa es crear un déficit calórico igual. (El libro de Zoë Harcombe, *The Obesity Epidemic: What Caused It? How Can We Stop It?*, es el documento más completo sobre este tema que me he encontrado, y expone este fallo de la ciencia. Si te gustaría indagar más acerca de este tema, su libro y el del doctor Kendrick son dos buenas fuentes donde empezar.)

Sé que puede ser difícil dejar ir la idea de que lo que necesitas hacer para perder peso es comer menos calorías y hacer más ejercicio, pero la buena noticia en todo esto es que *puedes* perder los kilos de más eligiendo fuentes *diferentes* de calorías. Cuando alejas tu dieta de un torrente constante de carbohidratos sin fibra e integras periodos de ayuno y alimentación regulares, permites que tu cuerpo recalibre su sensibilidad a la insulina. Y cuando remplazas esos carbohidratos sin fibra con grasas de alta calidad, le das poder a tu cuerpo para empezar a quemar sus reservas de grasa como combustible, lo que ayuda a eliminar el peso. Aún mejor, las grasas te ayudan a sentirte lleno y satisfecho, haciendo que seguir esta dieta sea mucho más fácil que las dietas bajas en calorías o bajas en grasa.

Traumatismo cerebral

De acuerdo con los cdc, en Estados Unidos ocurren cerca de 1.7 millones de lesiones de traumatismo cerebral cada año, muchos de los cuales resultan de lesiones deportivas o accidentes automovilísticos.

Una vez que una persona con traumatismo cerebral se estabiliza, no hay un tratamiento estándar para ayudar a que su cerebro se recupere; la mayoría de los médicos, en cambio, adopta un acercamiento de "esperemos a ver qué pasa" para determinar si la persona recuperará su función neurológica.

Sesenta por ciento de tu cerebro está hecho de grasa. El dha solo representa alrededor de 15 a 20 por ciento de tu corteza cerebral. Se encuentra en niveles elevados en tus neuronas —las células de tu sistema nervioso central—, donde provee apoyo estructural.

Dado que tu cerebro está construido literalmente de grasas, tiene sentido que dosis altas de las más beneficiosas después de una lesión pudieran apoyar el proceso curativo natural de tu cerebro. En particular, la ciencia ha evaluado el efecto de dos sustancias relacionadas con la grasa específicamente:

- Grasas omega-3
- Cetonas, que tu cuerpo produce cuando consumes una dieta alta en grasa, baja en carbohidratos netos y moderada en proteína

¿Cómo podrían las grasas omega-3 ayudar a sanar el cerebro de un traumatismo? Se sabe que:

- Inhiben la muerte celular[57]
- Ayudan a reconectar las neuronas dañadas[58]
- Activan los genes que ayudan a lidiar con el daño cerebral mientras apagan los que promueven la inflamación cerebral[59]

Ha habido casos documentados de pacientes que tienen recuperaciones impresionantes de lesiones cerebrales después de tomar suplementos con grasas omega-3.[60, 61] Desafortunadamente, esto todavía se considera un tratamiento "poco ortodoxo" para las lesiones cerebrales y no se ordena rutinariamente como un cuidado estándar, principalmente porque las pruebas humanas a gran escala todavía no se han hecho, y lo más seguro es que no se hagan, dado que las grasas omega-3 están disponibles comercialmente y, por ende, no pueden ser patentadas fácilmente por las compañías farmacéuticas. Pero a pesar de la indiferencia de la industria farmacéutica, esto es lo que sí sabemos:

- Las lesiones cerebrales afectan el metabolismo de glucosa en el cerebro,[62] mientras que comiendo una dieta alta en grasa y baja en carbohidratos netos produces cetonas que el cerebro puede usar como fuente alternativa de combustible, en lugar de la glucosa.
- Las lesiones cerebrales provocan neuroinflamación (la inflamación de tu sistema nervioso);[63] las cetonas y la dieta alta en grasa son antiinflamatorias.
- Con el tiempo, las lesiones cerebrales pueden provocar ataques epilépticos,[64] y las dietas cetogénicas han demostrado reducir dramáticamente la frecuencia de los ataques.
- Las ratas alimentadas con una dieta cetogénica después de lesiones cerebrales experimentaron una reducción en el volumen de la contusión (área lesionada).[65]
- También experimentaron una disminución en la inflamación y la muerte celular.[66]

Si restaurar la salud cerebral es un reto que tú o un ser querido están enfrentando después de un traumatismo, la dieta alta en grasa puede proveer los componentes vitales que el cerebro necesita para repararse a sí mismo.

Diabetes tipo 2

En Estados Unidos, 115 millones de personas —o casi una de cada tres—[67] tienen alguna clase de diabetes o prediabetes. Casi 28 por ciento de las personas con diabetes no sabe que la tiene,[68] lo que aumenta las probabilidades de desarrollar potencialmente complicaciones mortales.

La información más reciente, compartida en 2014, revela que entre 2001 y 2009 la incidencia de diabetes tipo 2 entre los niños de 10 a 19 años ¡aumentó 30 por ciento![69] Utilizo signos de exclamación porque la diabetes tipo 2 siempre se había considerado una enfermedad de adultos. Ahora la epidemia incluso está afectando a nuestros niños.

Estadísticas como estas señalan dos hechos muy importantes. Primero, nos dicen que la diabetes no puede ser causada principalmente por la genética, y segundo, gritan que algo estamos haciendo, consistentemente y en masa, que está terriblemente mal, y necesitamos enfrentar ese problema de inmediato.

La medicina convencional ha catalogado la diabetes tipo 2 como un problema con el control del azúcar en la sangre, pero esto es una mala interpretación. La realidad es que la diabetes es una enfermedad cuya raíz es la *resistencia insulínica*, la cual por lo general es provocada por una dieta demasiado alta en azúcares y carbohidratos. Cuando tienes resistencia a la insulina, hay suficiente insulina circulando por tu sangre, al grado de que sus receptores se desensibilizan.

Incluso la ciencia está empezando a comprender que la insulina no es la forma de tratar la diabetes tipo 2:

Un estudio publicado en el número de *JAMA Internal Medicine*, del 30 de junio de 2014,[70] concluyó que la terapia de insulina en los pacientes con diabetes tipo 2 podía de hecho hacer más daño que bien. Sin embargo, la medicina convencional continúa prescribiendo insulina para tratar los niveles altos de glucosa. Encima de eso, los médicos con un entrenamiento convencional comparten esta información nutricional seriamente fallida a sus pacientes, permitiendo que la enfermedad se extienda hasta adquirir proporciones epidémicas.

Aunque muchas recomendaciones convencionales se centran en la insulina, la *leptina* es otra hormona que tiene un papel integral en el desarrollo de la diabetes tipo 2. La leptina se produce principalmente en tus células grasas, y uno de sus papeles principales es regular tu apetito y tu peso corporal. La leptina le dice a tu cerebro cuándo comer, qué tanto comer y, lo más importante, cuándo dejar de comer. La leptina también le dice a tu cerebro qué hacer con la energía disponible.

Cuando tu azúcar en la sangre se eleva, se libera *insulina* para dirigir esa energía extra hacia el almacenamiento, el cual es *grasa* en su mayoría, y la *leptina* se produce en estas células de grasa. Entre más grasa tienes, más leptina se produce. Es por esto que hablo generalmente de la resistencia a la insulina y la leptina, pues trabajan en paralelo. Aún más, la *leptina es en gran medida la responsable de la precisión en la señalización de insulina y si te vuelves o no resistente a la insulina.* Si eres resistente a la insulina, lo más probable es que seas resistente a la leptina también, especialmente si tienes sobrepeso o eres obeso. Así como sucede con la insulina, la única forma conocida de restablecer la señalización de leptina es a través de una dieta adecuada.

El consumo elevado de carbohidratos, especialmente fructosa, es el primer culpable tanto en la resistencia de insulina como de leptina, lo que significa que cambiar tu dieta tiene un enorme potencial para corregir ambos precursores de la diabetes tipo 2. Una dieta alta en grasa parece ser particularmente prometedora para tratar la diabetes.

El doctor Charles Mobbs, un investigador de animales de la Escuela de Medicina Icahn, en el Hospital Monte Sinaí, en la ciudad de Nueva York, publicó un estudio en la revista *PLoS One*, en 2011,[71] diciendo que descubrió que los ratones con diabetes tipo 1 y tipo 2 con enfermedad renal en la primera etapa experimentaron la reversión total de su enfermedad real después de ocho semanas en una dieta cetogénica alta en grasa (87 por ciento de grasa). Una reversión similar en los humanos podría implicar evitar la diálisis.

Una revisión crítica de estudios anteriores publicada en la revista *Nutrition*,[72] en 2015, reunió evidencia de las formas en que la dieta baja en carbohidratos y alta en grasa mejora la diabetes. Entre éstas, las cruciales eran dos: primero, limitar los carbohidratos es una forma ya demostrada de reducir significativamente el azúcar en la sangre, incluso más efectiva que simplemente limitar las calorías; segundo, seguir una dieta alta en grasa ha demostrado múltiples veces resultar en una necesidad menor de medicamentos en la diabetes tipo 2. Por supuesto, también se sabe que una dieta alta en grasa es muy efectiva para reducir el exceso de peso, un precursor conocido de la diabetes tipo 2.

A pesar de las recomendaciones fallidas de la Asociación Americana de Diabetes, que todavía recomienda que los diabéticos coman entre ¾ y una taza de carbohidratos netos *en cada comida*,[73] tu mejor opción para manejar —o incluso revertir— tu diabetes tipo 2 es adoptar una dieta alta en grasa y baja en carbohidratos.

Apéndice B

Una guía sobre nueces y semillas

Cacao en polvo, trozos y mantequilla

La mayoría de nosotros ama el chocolate, pero pocos saben que se deriva del fruto de un árbol de nombre raro llamado cacao. El cacao puede comprarse en trozos, polvo o mantequilla. El polvo de cacao crudo tiene casi cuatro veces los antioxidantes del chocolate oscuro normal, volviéndolo una de las fuentes más concentradas de antioxidantes disponibles. Además, contiene proteína, calcio, carotenos, tiamina, riboflavina, magnesio, sulfuro y más de 380 fitoquímicos.

Una de las mejores formas de consumir cacao en polvo es comprar los trozos de cacao y luego molerlos en un pequeño molino para café justo antes de usarlo. O puedes comprar mantequilla de cacao crudo, que es mucho menos amarga y más fácil de tolerar, aunque tiene menos antioxidantes que los trozos o el polvo. Idealmente, ambos deben ser orgánicos.

Cómo comerlo: el polvo de cacao y la mantequilla saben muy bien si se añaden a un licuado con una pequeña cantidad de endulzante natural; puedes utilizar alguno o ambos. Me parece que la stevia funciona mejor para convertir el polvo de cacao en algo delicioso, y tomo tres licuados pequeños con él al día. No contiene grasa poliinsaturada en lo absoluto, así que no te preocupes de que el cacao en polvo eleve demasiado tu consumo de grasas omega-6, como debes hacer con la mayoría de las demás nueces y semillas en esta lista. La mantequilla de cacao también se puede usar como la mantequilla normal.

Ajonjolí negro

Es posible que hayas comido semillas de ajonjolí en un bagel, pero el ajonjolí negro es un alimento completamente distinto. A diferencia de las semillas blancas, las semillas de ajonjolí negro no están mondadas, dándoles un sabor más complejo y compartiendo un cúmulo de beneficios nutricionales adicionales.

El texto clásico de la medicina tradicional china, *Compendium of Materia Medica*, escrito durante la dinastía Ming, dice: "Tomar semillas de ajonjolí negro puede sanar todas las enfermedades crónicas después de 100 días, mejorar la tonicidad de la piel del cuerpo y el rostro después de un año, revertir las canas después de dos años y regenerar los dientes después de tres años".

Las semillas de ajonjolí negro tienen más calcio por gramo que ningún otro alimento, y son fuentes excelentes de magnesio, cobre y zinc, volviéndolas uno de los multivitamínicos de la naturaleza. También son ricas en lignanos, un tipo de compuesto vegetal rico en polifenoles y fibra insoluble. Una vez digeridos, los lignanos se convierten en formas débiles de estrógeno que ayudan a regular el equilibrio hormonal en el cuerpo y pueden ayudar potencialmente a reducir el riesgo de cánceres asociados con hormonas (mama, útero, ovarios y próstata). Hay una investigación que sugiere que las mujeres posmenopáusicas con un consumo alto de lignanos en su dieta tienen 17 por ciento menos riesgo de desarrollar cáncer de mama, comparado con las que tienen un consumo bajo.[1]

Cómo comerlas: agrega 30 gramos de semillas en un guisado de verduras salteadas bajas en carbohidratos, esparce un puñado pequeño sobre una ensalada o incluso cómelas directas, asegurándote de masticarlas bien y no sólo tragarlas. O puedes añadir una cucharada a un licuado junto con algunas otras semillas de la lista.

Semillas de linaza

Desde hace mucho tiempo los humanos han cultivado linaza y la han utilizado para hacer lino, pero su utilidad aplica tanto para el interior del cuerpo como para el exterior. Las propiedades beneficiosas de las semillas de linaza entran dentro de tres grandes categorías:

- Las semillas de linaza son fuentes ricas de grasas omega-3 en la forma de ácido alfalinolénico antiinflamatorio.
- Los lignanos, comentados en la entrada del ajonjolí negro, son fibras insolubles y polifenoles que tu cuerpo convierte en formas débiles de fitoestrógenos. Las semillas de linaza proveen sustancialmente más lignanos que las semillas de ajonjolí negro; aproximadamente 10 veces esa cantidad.
- Las semillas de linaza son una fuente excelente de fibra, tanto soluble como insoluble.

Cómo comerlas: se pueden moler (en un molino barato de café o especias) justo antes de comer. Incluso es mejor si las remojas durante la noche y las añades a la licuadora cuando prepares tu licuado. Puedes utilizar alrededor de una cucharada en tu licuado, o esparcir linaza recién molida en licuados, jugos de verduras o sopas; añadirlas a huevos o guacamole (su sabor sutil a nueces no opacará a los demás ingredientes), y utilizarla en lugar de pan molido en albóndigas o tortitas de cangrejo.

Una advertencia importante es evitar utilizar las semillas de linaza premolidas o, incluso peor, el aceite de linaza (que se promueve en el Protocolo Budwig contra el Cáncer). Por favor, comprende que casi todo el aceite de linaza está seriamente oxidado y debería descartarse. Se remplaza fácilmente con la cantidad equivalente de semillas de linaza remojadas.

Recuerda: uno de los principios más importantes de la TMM es utilizar ingredientes de la mejor calidad y frescura posible, lo cual maximizará los beneficios de salud al utilizar esta terapia.

Semillas de chía

Las semillas de chía eran un alimento preciado para los antiguos mexicas y mayas. *Chía* es la palabra antigua en maya para "fuerza", y las pequeñas semillas se valoraban por sus propiedades energéticas.

Las semillas de chía son una fuente rápida y fácil de utilizar de proteína, grasas omega-3 saludables, fibra dietética, minerales, vitaminas y antioxidantes, todos dentro de un pequeño empaque. Aunque tienen beneficios de salud similares a las semillas de linaza, la chía no tiene que molerse previamente para su consumo, y tampoco se vuelve rancia rápidamente. De hecho, se dice que las semillas de chía pueden durar hasta dos años sin refrigeración, cortesía de los altos niveles de antioxidantes que contienen.

Tal vez su más grande beneficio es la cantidad tan alta de fibra: en sólo una cucharada de semillas de chía hay alrededor de 5 gramos de fibra.

Cómo comerlas: cuando las semillas de chía se remojan en agua o en leche de coco durante la noche, toman una textura parecida a la tapioca; añade un poco de canela o polvo de cacao crudo y un poco de stevia para un postre parecido al pudín que puedes comer en cualquier momento. También puedes esparcir semillas de chía sobre tus licuados o sopas, pero absorben agua y se vuelven gelatinosas, así que, si buscas una textura crujiente, añádelas justo antes de comer. O germina tus semillas de chía y come estas superestrellas nutricionales en ensaladas o solas.

> **Precaución:**
> Si tienes un historial de dificultad para tragar o les estás dando semillas de chía a los niños, cuida que no se coman un puñado e inmediatamente beban agua, pues pueden formar rápidamente una bola gelatinosa que bloquee parcialmente su esófago, y necesitarían tratamiento médico para sacarlo.

Comino negro

El comino negro, también conocido como semilla negra, semilla de cebolla, alcaravea negra y cilantro romano, tiene una larga historia de uso en los sistemas tradicionales de medicina, tales como el ayurveda. El profeta Mahoma incluso describió esta humilde semilla negra como la cura para cada enfermedad excepto la muerte misma. Es importante comprender que las semillas de comino negro no son las mismas que la especia comino. No son tan fáciles de encontrar en los supermercados como las demás semillas, pero pueden comprarse fácilmente por internet.

Más de 650 estudios comentados han observado el potencial de los beneficios de salud de la "semilla negra" y han encontrado que tiene propiedades antimicrobianas, protectoras del hígado, promotoras de la inmunidad, analgésicas, antiespasmódicas y antioxidantes.[2]

El comino negro también tiene efectos contra la obesidad: reducciones en el peso corporal y la circunferencia de la cintura y la cadera.[3]

Cómo comerlo: con un sabor tibio y ligeramente amargo que se parece a una mezcla de tomillo, orégano y nuez moscada, el comino negro es un complemento delicioso para tu dieta. Puedes añadir las semillas a guisados, verduras salteadas y aderezos para ensalada (intenta mezclándolo con limón, cilantro y tahini); espárcelo sobre ensaladas, o incluso añádelo a tu café o té. También puedes hacer té de comino negro vertiendo las semillas (alrededor de una cucharada) en agua caliente y dejando que se remojen alrededor de 10 minutos. Yo añado más o menos una cucharada (u 11 gramos) de semillas de comino negro a mi licuado del desayuno cada mañana.

Semillas de girasol

Aunque se volvieron famosos en las pinturas de Van Gogh y por poblar campos enteros en el sur de Francia, los girasoles en realidad son nativos del Norte de América. Los nativos americanos los cultivaban desde el año 3000 a.C. y los utilizaban como alimento y como fuente de aceite, e incluso molidos como harina.

Las semillas de girasol son ricas en vitamina E, cobre, vitaminas B, manganeso, selenio, fósforo y magnesio. La vitamina E es un antioxidante poderoso que protege las membranas celulares y el colesterol del daño de los radicales libres, dándole propiedades antiinflamatorias poderosas.

Cómo comerlas: creo firmemente que la mejor manera de consumir semillas de girasol es germinarlas. El germinado en general tiene un sistema poderoso para entregar nutrientes vivos, crudos, y el germinado de girasol es el más nutritivo de todos; alrededor de 30 veces más rico en nutrientes que la mayoría de las verduras. Busca incluir algunos gramos con regularidad en tus ensaladas. Pueden ser caras, pero cuestan menos si las cultivas tú mismo. (Ve a www.mercola.com y busca "germinar semillas" para más información sobre cómo hacerlo.)

Las semillas de girasol también son grandiosas solas, como colación. Mézclalas en hamburguesas altas en grasa de libre pastoreo, añádelas a una granola sin granos, espárcelas sobre una ensalada para una textura refrescante o utiliza una licuadora potente para molerlas y hacer mantequilla de girasol. Como las semillas de girasol tienen un contenido alto de aceite de omega-6, se echan a perder fácilmente; consérvalas en el refrigerador o congélalas si es posible, y definitivamente mantenlas lejos de la luz.

Semillas de calabaza

Si tienes ganas de una colación crujiente que también sea un alimento fenomenal para la salud, no busques más y come semillas de calabaza. Con una gran variedad de nutrientes que van desde el magnesio y el manganeso hasta el cobre, la proteína y el zinc, las semillas de calabaza son bombas nutricionales envueltas en un paquete muy pequeño.

El magnesio participa en la creación de ATP, la síntesis del ADN y el ARN, el bombeo de tu corazón, la formación adecuada de huesos y dientes, la relajación de tus vasos sanguíneos y un funcionamiento intestinal adecuado. El magnesio ha demostrado tener beneficios para la presión arterial y para ayudar a prevenir paros cardiacos repentinos, ataques cardiacos e infartos.

Como las semillas de girasol, las semillas de calabaza también contienen altos niveles de fitoesteroles y antioxidantes devoradores de radicales libres. Son igualmente una fuente alta en fibra.

Las semillas de calabaza son una fuente rica de zinc (30 gramos contienen más de 2 mg de este mineral beneficioso). El zinc es importante para tu cuerpo de muchas maneras, ya que tienen un papel en la inmunidad, el crecimiento y la división celulares, el sueño y el estado de ánimo. El zinc también es importante para la salud de la próstata (donde se encuentra en las concentraciones más elevadas en el cuerpo).[4]

Cómo comerlas: las semillas de calabaza crudas son geniales solas. También son un buen complemento para la granola sin granos, las ensaladas y las sopas, o recién molidas en tu licuado.

Cáscaras de semillas de *psyllium*

Si estás buscando una forma saludable de complementar tu consumo de fibra —que es una parte importante de tu Terapia Metabólica Mitocondrial—, el *psyllium* orgánico entero es una forma simple y costeable de hacerlo. El *psyllium* es una fuente de alimento alta en fibra que en realidad son las cáscaras molidas de las semillas de la planta *Plantago ovata*. Contiene tanto fibra soluble como insoluble, lo que tiene una larga lista de atributos importantes que contribuyen a la salud física, como expliqué en el capítulo 5.

Tomar *psyllium* tres veces al día podría añadir hasta 18 gramos de fibra dietética (soluble e insoluble) a tu alimentación, lo que te lleva cerca del mínimo recomendado de 50 gramos por cada 1 000 calorías consumidas; aunque por favor comprende que utilizar *psyllium* no es un remplazo para comer suficiente fibra en la forma de verduras. Este nivel de *psyllium* debe alcanzarse gradualmente y puede no ser necesario para todos.

Precaución: Si sospechas que tienes una obstrucción intestinal o un historial de adherencias intestinales, sólo toma *psyllium* bajo supervisión médica adecuada.

Cómo comerlas: el *psyllium* es perfecto si lo añades a licuados, pues se mezcla bien y cambia su textura, haciéndolo más espeso. También puedes revolver una cucharada en un vaso de agua tres veces al día y tomar después otro vaso de agua para ayudar a que la fibra pase por tu sistema. Por favor ten en mente que el *psyllium* tiene una cosecha muy rociada, lo que significa que muchas fuentes comunes están contaminadas con pesticidas, herbicidas y fertilizantes. Por este motivo, sólo cómelo orgánico, y asegúrate de que sea 100 por ciento puro: muchas marcas de suplementos utilizan ingredientes activos sintéticos o semisintéticos que no contienen *psyllium*, como la metilcelulosa y el policarbofilo de calcio. También recomiendo elegir un polvo que no contenga aditivos ni endulzantes, pues tienden a provocar un efecto dañino en tu microbioma. El azúcar en particular alimenta potencialmente los microorganismos patógenos, lo contrario de lo que intentas lograr. También se suma a tu contenido general de carbohidratos y esto es contraproducente para las metas de la TMM. Asimismo, ten cuidado de los endulzantes artificiales. Las investigaciones están construyendo poco a poco el caso de que estos alimentos extraños pueden disminuir la cantidad de bacterias beneficiosas, lo que conlleva un impacto negativo para tu microbioma.

Nueces de macadamia *

Cuando piensas en las nueces de macadamia, Hawái llega a tu mente, pero esta nuez en realidad es nativa de Australia, lo que explica por qué el fruto también se conoce como la nuez australiana o de Queensland.

Son de las nueces más buscadas en el mundo, así que espera un costo más alto.

Las nueces de macadamia tienen el mayor contenido de grasa y el menor de proteína y carbohidratos que cualquier otra nuez, además de que son de mis favoritas. Las macadamias crudas también contienen cantidades elevadas de vitamina B_1, magnesio y manganeso. Sólo una porción de nueces de macadamia suma 58 por ciento de lo que necesitas de manganeso y 23 por ciento del valor diario recomendado de tiamina.

Alrededor de 80 por ciento de las grasas en las nueces de macadamia son monoinsaturadas y la mayoría de ellas son grasas del ácido oleico omega-9. Ésta es la misma grasa presente en el aceite de oliva, así que las nueces proveen muchos de los mismos beneficios que ese aceite. Por lo general se oxidan menos que el aceite de oliva porque la grasa está intacta, no se extrae (si las consumen frescas, crudas, como se recomienda).

Si tienes mascotas, es importante recalcar que las nueces de macadamia son tóxicas para los perros y pueden provocar debilidad, vómito, pérdida de coordinación, temblores e hipertermia.

Cómo comerlas: estas deliciosas nueces son una colación perfecta por sí solas. Puedes molerlas para hacer mantequilla, picarlas finamente y usarlas para "empanizar" carne o pescado, trocearlas y añadirlas a ensaladas, o mezclarlas en tus sopas para una textura crujiente. Limita tu consumo a 60 gramos o menos al día.

Nueces de nogal

Los árboles de nogal tienen su origen en el Norte de América. A lo largo de milenios, las nueces fueron un elemento importante del abastecimiento alimentario de los nativos americanos, y ellos les enseñaron a los primeros colonos cómo cultivar, utilizar y guardar las nueces como una fuente esencial de nutrimento para comer durante los duros inviernos.

Las nueces de nogal contienen más de 19 vitaminas y minerales, y las investigaciones sugieren que disminuyen el colesterol LDL y promueven una función arterial sana.[5] Las nueces están en segundo lugar después de la macadamia en la escala de grasa y proteína, y también contienen magnesio antiinflamatorio, ácido oleico saludable para el corazón, antioxidantes fenólicos y manganeso para incrementar la inmunidad.

Las nueces se encuentran entre los 15 alimentos identificados por el Departamento de Agricultura (USDA) como altos en actividad antioxidante. Las nueces también están repletas de minerales, como el manganeso, que no es fácil de obtener en tu dieta.

Cómo comerlas: las nueces crudas son deliciosas solas, o picadas y mezcladas con aceite de coco, trozos de cacao molidos, canela y un poco de stevia como postre. Para una colación salada, verdaderamente deliciosa, mezcla algunas nueces crudas con un poco de mantequilla y espolvoréalas con sal de mar; luego hornéalas a fuego bajo.

Nueces de Brasil

Las nueces de Brasil son un tipo delicioso de nuez rica en nutrientes que viene del árbol sudamericano del mismo nombre. Las nueces de Brasil son notables porque son una excelente fuente de selenio, un mineral esencial que puede ser beneficioso para prevenir el cáncer y otras enfermedades crónicas, y es un antagonista del mercurio. También tienen un contenido alto de grasa y bajo de proteína, siguiendo de cerca a las nueces de macadamia y de nogal, y son ricas en zinc.

Hay una larga e impresionante lista de beneficios de salud asociados con las nueces de Brasil, por ejemplo, su capacidad de ayudar a estimular el crecimiento y la reparación, mejorar el proceso digestivo, estimular la salud cardiaca, equilibrar la función hormonal, mejorar el sistema inmunológico, reducir el riesgo de cáncer, estimular la fertilidad masculina, ayudar con la pérdida de peso, ayudar en la salud de la piel y reducir las señales del envejecimiento.

Las nueces de Brasil contienen el aminoácido l-arginina, el cual ofrece múltiples beneficios vasculares para las personas con enfermedad cardiaca o para quienes tienen un mayor riesgo de enfermedad cardiaca por múltiples factores de riesgo.

A pesar de sus múltiples beneficios, comer más de unas cuantas al día tiene sus inconvenientes. En primer lugar, puedes excederte fácilmente de tu consumo ideal de selenio y eso puede tener un impacto negativo en tu salud. Asimismo, dado su extenso sistema de raíces, las nueces de Brasil contienen pequeñas cantidades de radio.[6]

Cómo comerlas: las nueces de Brasil son muy buenas enteras. Es importante comer las nueces sin cáscara rápidamente, pues el alto contenido de grasa hace que estas variedades de nueces se echen a perder pronto. Como todas las nueces mencionadas en esta sección, también puedes picarlas y esparcirlas en otros alimentos incluidos en el protocolo de la TMM.

Almendras

Técnicamente, las almendras no son nueces, sino semillas. El árbol de almendro es de la misma familia que el durazno y el cerezo, y como sus primos, los almendros dan un fruto de semilla dura. La almendra es esa semilla.

Las almendras contienen l-arginina y también son buenas fuentes de potasio, un mineral que ayuda a normalizar la presión sanguínea.

Ten cuidado de no comer demasiadas almendras, pues son altas en proteína: cuatro almendras contienen casi 1 gramo. También son relativamente altas en grasas omega-6 (alrededor de 30 por ciento), así que demasiadas distorsionarán tu margen saludable de omega-6 a omega-3. Tienen alrededor de 60 por ciento de grasas saturadas y sólo 10 por ciento de monoinsaturada.

Puede ser difícil hallar almendras realmente crudas porque muchas se comercializan etiquetadas como "crudas" aun cuando han sido sujetas a alguno de los siguientes métodos de pasteurización:

* Horneadas en aceite, horneadas en seco o blanqueadas
* Procesadas al vapor
* Tratamiento con óxido propileno, un compuesto químico inflamable altamente tóxico, utilizado antes como combustible para carreras hasta que se prohibió por razones de seguridad)

Es posible comprar almendras crudas, pero tienen que ser de vendedores que ofrezcan cantidades pequeñas de almendras genuinamente crudas y hayan obtenido una condonación del requerimiento de pasteurización. La clave es encontrar una compañía con este permiso.

Si eliges consumir almendras, sería mejor que las remojaras primero. Esto ayudará a eliminar el ácido fítico y los inhibidores de enzimas que contienen naturalmente. Los inhibidores de enzimas en las nueces (y las semillas) ayudan a proteger a la nuez cuando está creciendo, disminuyendo la actividad enzimática y previniendo la germinación prematura. Pero en tu cuerpo, estas enzimas pueden interferir con el funcionamiento de tus propias enzimas digestivas y metabólicas. Para hacer más sabrosas las nueces remojadas, puedes utilizar un deshidratador para mejorar su textura.

Cómo comerlas: por supuesto, puedes simplemente comerlas como colación. También puedes molerlas para hacer mantequilla utilizando una licuadora potente y untarla en apio, o mezclarla en tus licuados con cacao molido, para un postre de chocolate y nuez. Guarda las almendras en una alacena oscura, en el refrigerador o en el congelador para conservar su frescura y evitar que se echen a perder.

Personalmente no como almendras porque me gusta mantener mi contenido de omega-6 bajo, pero pueden consumirse en una cantidad limitada, como las semillas. Es mejor dejarlas en 15 gramos al día más o menos.

Niveles nutricionales de nueces y semillas adecuadas para la TMM

Nota:
los valores están basados en la medida de volumen de una cucharada normal, lo que facilita la medición. Hay un amplio rango de pesos, desde 4 gramos con *psyllium* hasta 11 gramos con trozos de cacao.

Semilla/nuez	Grasa	Proteína	G/P	Carbo-hidra-tos	Fibra	C/F
Cacao en trozos	4.7	1.6	2.9	3.9	3.5	1.1
Ajonjolí negro	5.2	1.8	2.9	2.8	1.5	1.9
Linaza	4.2	1.8	2.3	2.9	2.7	1.1
Chía	2.8	1.5	1.9	3.8	3.1	1.2
Cáñamo	2.1	1.5	1.4	1.7	1.7	1.0
Comino negro	1.5	1.2	1.3	3.0	0.8	3.8
Girasol	2.1	1.8	1.2	2.7	0.8	3.4
Calabaza	1.7	1.7	1.0	4.8	1.7	2.8

Semilla/nuez	Grasa	Proteína	G/P	Carbo-hidra-tos	Fibra	C/F
Psyllium	0	0	0	4.0	4.0	1.0
Macadamia	7.6	0.8	9.5	1.4	0.9	1.6
Nogal	7.2	1.4	5.1	1.4	4.0	1.4
Brasil	6.6	1.4	4.7	1.2	0.8	1.5
Almendras	4.0	1.7	2.4	1.7	1.9	0.9

Notas

Introducción

1 K. M. Adams, W. S. Butsch y M. Kohlmeier, "The State of Nutrition Educa-tion at US Medical Schools", *Journal of Biomedical Education*, vol. 2015, enero de 2015, 7 pp. DOI: 10.1155/2015/357627.

2 "Cancer Facts & Figures 2016", Sociedad Americana del Cáncer, Atlanta, Georgia, 2016, http://www.cancer.org/acs/groups/content/@research/docu-ments/document/acspc-047079.pdf. Consultado el 2 de diciembre de 2016.

3 "Global Cancer Facts & Figures, 3rd Edition", Sociedad Americana del Cáncer, Atlanta, Georgia, 2015, http://www.cancer.org/acs/groups/content/@research/documents/document/acspc-044738.pdf. Consultado el 2 de di-ciembre de 2016.

4 N. Howlader *et al.* (eds.), "SEER Cancer Statistics Review, 1975-2013", Instituto Nacional del Cáncer, Bethesda, Maryland, abril de 2016, http://seer.cancer.gov/csr/1975_2013. Consultado el 2 de diciembre de 2016.

5 M. Harper, "David Graham on the Vioxx Verdict", Forbes.com, 19 de agos-to de 2005, http://www.forbes.com/2005/08/19/merck-vioxx-graham_cx_mh_0819graham.html. Consultado el 2 de diciembre de 2016.

Capítulo 1

1 N. Lane, *Power, Sex, Suicide: Mitochondria and the Meaning of Life*, Nueva York, Oxford University Press, 2006, p. 3.

2 *Idem.*

3 *Ibid.* localización 5926.

4 "Our Best Days Are Yours", Kellogg's, https://www.kelloggs.com/en_US/who-we-are/our-history.html. Consultado el 2 de diciembre de 2016.

5 L. B. Wrenn, *Cinderella of the New South*, Knoxville, Tennessee, University of Tennessee Press, 1995, p. 84.

6 T. G. Graham y D. Ramsey, *The Happiness Diet*, Nueva York, Rodale Books, 2012, p. 25.

7 F. G. Mather, "Waste Products: Cotton-Seed Oil", *Popular Science Monthly*, mayo, 1894, p. 104.

8 Graham y Ramsey, *The Happiness Diet*, *op. cit.*

9 "Our Heritage", Crisco, http://www.crisco.com/about_crisco/history.aspx. Consultado el 2 de diciembre de 2016.

10 S. Gokhale, "Marketing Crisco", Fundación Weston A. Price, 25 de junio de 2013, http://www.westonaprice.org/health-topics/marketing-crisco. Consultado el 2 de diciembre de 2016.

11 Graham y Ramsey, *The Happiness Diet*, *op. cit.*

12 T. L. Blasbalg *et al.*, "Changes in Consumption of Omega-3 and Omega-6 Fatty Acids in the United States During the 20th Century", *American Journal of Clinical Nutrition*, vol. 93, núm. 5, mayo de 2011, pp. 950-962. DOI: 10.3945/ajcn.110.006643. *Epub*, 2 de marzo de 2011.

13 S. F. Halabi, *Food and Drug Regulation in an Era of Globalized Markets*, Cambridge, Massachusetts, Academic Press, 2015, p. 148.

14 T. Neltner y M. Maffini, "Generally Recognized as Secret: Chemicals Added to Food in the United States", Consejo Nacional de Recursos de defensa, abril de 2014, https://www.nrdc.org/sites/default/files/safety-loophole-for-chemicals-in-food-report.pdf. Consultado el 2 de diciembre de 2016.

15 R. J. de Souza *et al.*, "Intake of Saturated and Trans Unsaturated Fatty Acids and Risk of All Cause Mortality, Cardiovascular Disease, and Type 2 Diabetes: Systematic Review and Meta-analysis of Observational Studies", *BMJ*, 2015, p. 351. DOI: 10.1136/bmj.h3978.

16 V. T. Samuel, K. F. Petersen y G. I. Shulman, "Lipid-induced Insulin Resistance: Unraveling the Mechanism", *Lancet*, vol. 375, 2010, pp. 2267-2277. DOI: 10.1016/S0140-6736(10)60408-4.

17 K. Kavanagh *et al.*, "Trans Fat Diet Induces Abdominal Obesity and Changes in Insulin Sensitivity in Monkeys", *Obesity*, vol. 15, núm. 7, julio de 2007, pp. 1675-1684. DOI: 10.1038/oby.2007.200.

18 M. C. Morris *et al.*, "Dietary Fats and the Risk of Incident Alzheimer's Disease", *Archives of Neurology*, vol. 60, núm. 2, 2003, pp. 194-200. DOI: 10.1001/archneur.60.2.194.

19 C. M. Benbrook, "Impacts of Genetically Engineered Crops on Pesticide Use in the U.S.—the First Sixteen Years", *Environmental Sciences Europe*, vol. 24, núm. 1, 2012, p. 24. DOI: 10.1186/2190-4715-24-24.

20 N. Defarge *et al.*, "Co-Formulants in Glyphosate-Based Herbicides Disrupt Aromatase Activity in Human Cells below Toxic Levels", *International Journal of Environmental Research and Public Health*, vol. 13, núm. 3, 2016, p. 264. DOI: 10.3390/ijerph13030264.

21 A. Keys, "Mediterranean Diet and Public Health: Personal Reflections", *American Journal of Clinical Nutrition*, vol. 61, núm. 6, suplemento, 1995, pp. 1321S-1323S.

22 A. Keys, "Atherosclerosis: A Problem in Newer Public Health", *Journal of Mt. Sinai Hospital*, Nueva York, vol. 20, núm. 2, julio-agosto de 1953, p. 134.

23 N. Teicholz, *La grasa no es como la pintan*, Nueva York, Simon & Schuster, 2014, pp. 32-33.

24 Comité Central para el Programa Médico y de la Comunidad de la Asociación Americana del Corazón, "Dietary Fat and Its Relation to Heart Attacks and Strokes", *Circulation*, vol. 23, 1961, pp. 133-136. http://circ.ahajour nals.org/content/circulationaha/23/1/133.full.pdf. Consultado el 2 de diciembre de 2016.

25 H. M. Marvin, *1924-1964: The 40 Year War on Heart Disease*, Nueva York, Asociación Americana del Corazón, 1964.

26 A. Keys, "Coronary Heart Disease in Seven Countries", *Circulation*, vol. 41, núm. 1, 1970, pp. 1186-1195.

27 Comité Asesor de Lineamientos Dietéticos, "History of the Dietary Guidelines for Americans", *Nutrition and Health: Dietary Guidelines for Americans, 2005*, Departamento de Salud y Servicios Humanos de Estados Unidos, https://health.gov/dietaryguidelines/dga2005/report/html/G5_Histo ry.htm. Consultado el 2 de diciembre de 2016.

28 Z. Harcombe *et al.*, "Evidence from Randomised Controlled Trials Did Not Support the Introduction of Dietary Fat Guidelines in 1977 and 1983: A Systematic Review and Meta-analysis", *Open Heart*, vol. 2, núm. 1, 2015. DOI: 10.1136/openhrt-2014-000196.

29 Departamento de Salud y Servicios Humanos de Estados Unidos y Departamento de Agricultura de Estados Unidos, "Key Recommendations: Components of Healthy Eating Patterns", *2015-2020 Dietary Guidelines for Americans, 8th Edition*, diciembre de 2015, p. 15, https://health.gov/ dietaryguidelines/2015/guidelines/chapter-1/key-recommendations/#foot note-4. Consultado el 2 de diciembre de 2016.

30 Centros para el Control y la Prevención de Enfermedades, División de Traducción de Diabetes, "Long-term Trends in Diabetes", 2016, https://www. cdc.gov/diabetes/statistics/slides/long_term_trends.pdf.

31 C. D. Fryar, M. Carroll y C. Ogden, División de Encuestas de Salud y Nutrición, "Prevalence of Overweight, Obesity, and Extreme Obesity Among Adults Aged 20 and Over: United States, 1960-1962 Through 2013-2014", tabla 1, Centros para el Control y la Prevención de Enfermedades, http:// www.cdc.gov/nchs/data/hestat/obesity_adult_13_14/obesity_adult_13_14. htm#Figure. Consultado el 2 de diciembre de 2016.

32 N. Howlader *et al.* (eds.), "SEER Cancer Statistics Review, 1975-2013".

33 Instituto Nacional del Cáncer, "SEER Stat Fact Sheets: Cancer of Any Site", http://seer.cancer.gov/statfacts/html/all.html. Consultado el 28 de noviembre de 2016.

34 P. A. Heidenreich *et al.*, "Forecasting the Future of Cardiovascular Disease in the United States", *Circulation*, vol. 123, núm. 8, 2011, pp. 933-944. DOI: 10.1161/CIR.0b013e31820a55f5.

35 P. Leren, "The Effect of Plasma-Cholesterol-Lowering Diet in Male Survivors of Myocardial Infarction: A Controlled Clinical Trial", *Bulletin of the New York Academy of Medicine*, vol. 44, núm. 8, 1968, pp. 1012-1020.

36 S. Dayton *et al.*, "A Controlled Clinical Trial of a Diet High in Unsaturated Fat in Preventing Complications of Atherosclerosis", *Circulation*, vol. 40, 1969, pp. II/1-II/63. DOI: 10.1161/01.CIR.40.1S2.II-1.

37 I. D. Frantz *et al.*, "Test of Effect of Lipid Lowering by Diet on Cardiovascular Risk. The Minnesota Coronary Survey", *Arteriosclerosis*, vol. 9, núm. 1, enero-febrero de 1989, pp. 129-135. DOI: 10.1161/01.ATV.9.1.129.

38 O. Turpeinen *et al.*, "Dietary Prevention of Coronary Heart Disease: The Finnish Mental Hospital Study", *International Journal of Epidemiology*, vol. 9, núm. 2, 1979, pp. 99-118. DOI: 10.1093/ije/8.2.99.

39 "Controlled Trial of Soya-Bean Oil in Myocardial Infarction", *The Lancet*, vol. 292, núm. 7570, 1968, pp. 693-700. DOI: 10.1016/S0140-6736(68)90746-0.

40 "Multiple Risk Factor Intervention Trial Group: Public Annual Report, Multiple Risk Factor Intervention Trial, June 30, 1975 to July 1, 1976", *Journal of the American Medical Association*, vol. 248, núm. 12, 1982, pp. 1465-1477, https://clinicaltrials.gov/ct2/show/NCT00000487. Consultado el 2 de diciembre de 2016.

41 P. W. Siri-Tarino *et al.*, "Meta-analysis of Prospective Cohort Studies Evaluating the Association of Saturated Fat with Cardiovascular Disease", *American Journal of Clinical Nutrition*, vol. 91, núm. 3, 2010, pp. 535-546. DOI: 10.3945/ajcn.2009.27725.

42 R. Chowdhury *et al.*, "Association of Dietary, Circulating, and Supplement Fatty Acids With Coronary Risk: A Systematic Review and Meta-analysis", *Annals of Internal Medicine*, vol. 160, 2014, pp. 398-406. DOI: 10.7326/M13-1788.

43 De Souza *et al.*, "Intake of Saturated and Trans Unsaturated Fatty Acids and Risk of All Cause Mortality, Cardiovascular Disease, and Type 2 Diabetes".

44 C. E. Ramsden *et al.*, "Use of Dietary Linoleic Acid for Secondary Prevention of Coronary Heart Disease and Death: Evaluation of Recovered Data From the Sydney Diet Heart Study and Updated Meta-analysis", *BMJ*, vol. 346, 2013. DOI: 0.1136/bmj.e8707.

45 *Idem.*

46 M. A. Austin *et al.*, "Low-Density Lipoprotein Subclass Patterns and Risk of Myocardial Infarction", *Journal of the American Medical Association*, vol. 260, núm. 13, 1988, pp. 1917-1921. DOI: 10.1001/jama.1988.03410130125037.

47 D. M. Dreon *et al.*, "Change in Dietary Saturated Fat Intake Is Correlated with Change in Mass of Large Low-Density-Lipoprotein Particles in Men", *American Journal of Clinical Nutrition*, vol. 67, núm. 5, 1998, pp. 828-836. Consultado el 2 de diciembre de 2016.

48 K. Gunnars, "Saturated Fat, Good or Bad?", Authority Nutrition, https://authoritynutrition.com/saturated-fat-good-or-bad. Consultado el 2 de diciembre de 2016.

49 P. W. Siri-Tarino *et al.*, "Saturated Fat, Carbohydrate, and Cardiovascular Disease", *American Journal of Clinical Nutrition*, vol. 91, núm. 3, 2010, pp. 502-509. DOI: 10.3945/ajcn.2008.26285.

Capítulo 2

1 L. Cordain, "The Nutritional Characteristics of a Contemporary Diet Based Upon Paleolithic Food Groups", *Journal of the American Nutraceutical Association*, vol. 5, núm. 5, 2002, pp. 15-24.

2 J. J. Meidenbauer, P. Mukherjee y T. N. Seyfried, "The Glucose Ketone Index Calculator: A Simple Tool to Monitor Therapeutic Efficacy for Metabolic Management of Brain Cancer", *Nutrition & Metabolism*, vol. 12, 2015, p. 12. DOI: 10.1186/s12986-015-0009-2.

3 R. Agrawal y F. Gómez-Pinilla, "'Metabolic Syndrome' in the Brain: Deficiency in Omega-3 Fatty Acid Exacerbates Dysfunctions in Insulin Receptor Signalling and Cognition", *The Journal of Physiology*, vol. 590, núm. 10, 2012, p. 2485. DOI: 10.1113/jphysiol.2012.230078.

4 J. R. Ifland *et al.*, "Refined Food Addiction: A Classic Substance Use Disorder", *Medical Hypotheses*, vol. 72, núm. 5, mayo de 2009, pp. 518-526. DOI: 10.1016/j.mehy.2008.11.035.

5 T. R. Nansel *et al.*, "Greater Food Reward Sensitivity Is Associated with More Frequent Intake of Discretionary Foods in a Nationally Representative Sample of Young Adults", *Frontiers in Nutrition*, vol. 3, núm. 33, 18 de agosto de 2016. DOI: 10.3389/fnut.2016.00033.

6 S. D. Phinney y J. S. Volek, *The Art and Science of Low-Carbohydrate Living*, Miami, Florida, Beyond Obesity LLC, 2011, p. 10.

7 G. D. Maurer *et al.*, "Differential Utilization of Ketone Bodies by Neurons and Glioma Cell Lines: a Rationale for Ketogenic Diet as Experimental Glioma Therapy", *BMC Cancer*, vol. 11, 2011, p. 315. DOI: 10.1186/1471-2407-11-315.

8 R. Sender, S. Fuchs y R. Milo, "Revised Estimates for the Number of Human and Bacteria Cells in the Body", *PLoS Biology*, vol. 14, núm. 8, 2016, p. e1002533. DOI: 10.1371/journal.pbio.1002533.

9 R. Rosedale, "Life, Death, Food and the Disease of Aging", presentado en la Academia Americana de Antienvejecimiento, Orlando, Florida, 2011.

10 C. E. Forsythe *et al.*, "Comparison of Low Fat and Low Carbohydrate Diets on Circulation Fatty Acid Composition and Markers of Inflammation", *Lipids*, vol. 43, núm. 1, 2008, pp. 65-77. DOI: 10.1007/s11745-007-3132-7.

11 S. McKenzie, "Yoshinori Ohsumi Wins Nobel Prize for Medical Research on Cells", CNN.com, 3 de octubre de 2016, http://www.cnn.com/2016/10/03/health/nobel-prize-2016-physiology-medicine-yoshinori-ohsumi/. Consultado el 2 de diciembre de 2016.

12 K. J. Bough *et al.*, "Mitochondrial Biogenesis in the Anticonvulsant Mechanism of the Ketogenic Diet", *Annals of Neurology*, vol. 60, 2006, pp. 223-235. DOI: 10.1002/ana.20899.

13 P. J. Cox y K. Clarke, "Acute Nutritional Ketosis: Implications for Exercise Performance and Metabolism", *Extreme Physiology & Medicine*, vol. 3, 2014, p. 1. DOI: 10.1186/2046-7648-3-17.

14 O. E. Owen *et al.*, "Liver and Kidney Metabolism During Prolonged Starvation", *Journal of Clinical Investigation*, vol. 48, núm. 3, 1969, pp. 574-583.

15 M. Akram, "A Focused Review of the Role of Ketone Bodies in Health and Disease", *Journal of Medicinal Food*, vol. 16, núm. 11, noviembre de 2013, pp. 965-967. DOI: 10.1089/jmf.2012.2592.

16 *Idem.*

17 Phinney y Volek, *The Art and Science of Low-Carbohydrate Living*, p. 10.

18 Entrevista con el doctor Jeff Volek, http://articles.mercola.com/sites/articles/archive/2016/01/31/high-fat-low-carb-diet-benefits.aspx. Consultado el 2 de diciembre de 2016.

19 J. C. Newman y E. Verdin, "β-hydroxybutyrate: Much More Than a Metabolite", *Diabetes Research and Clinical Practice*, vol. 106, núm. 2, 2014, pp. 173-181. DOI: 10.1016/j.diabres.2014.08.009.

20 A. Paoli *et al.*, "Ketogenic Diet in Neuromuscular and Neurodegenerative Diseases", *BioMed Research International*, vol. 2014. DOI: 10.1155/2014/474296.

21 M. A. McNally y A. L. Hartman, "Ketone Bodies in Epilepsy", *Journal of Neurochemistry*, vol. 121, núm. 1, 2012, pp. 28-35. DOI: 10.1111/ j.1471-4159.2012.07670.x.

22 J. Moore, *Keto Clarity*, Victory Belt Publishing, 2014, p. 58.

23 A. J. Brown, "Low-Carb Diets, Fasting and Euphoria: Is There a Link between Ketosis and Gamma-hydroxybutyrate (GHB)?", *Medical Hypotheses*, vol. 68, núm. 2, 2007, pp. 268-271. DOI: 10.1016/j.mehy.2006.07.043.

Capítulo 3

1 E. L. Knight *et al.*, "The Impact of Protein Intake on Renal Function Decline in Women with Normal Renal Function or Mild Renal Insufficiency", *Annals of Internal Medicine*, vol. 138, núm. 6, 2003, pp. 460-467. DOI: 10.7326/0003-4819-138-6-200303180-00009.

2 M. I. Frisard *et al.*, "Effect of 6-Month Calorie Restriction on Biomarkers of Longevity, Metabolic Adaptation, and Oxidative Stress in Overweight

Individuals: A Randomized Controlled Trial", http://jamanetwork.com/journals/jama/fullarticle/1108368.

3   M. E. Levine *et al.*, "Low Protein Intake Is Associated with a Major Reduction in IGF-1, Cancer, and Overall Mortality in the 65 and Younger but Not Older Population", *Cell Metabolism*, vol. 19, núm. 3, 2014, pp. 407-417. DOI: 10.1016/j.cmet.2014.02.006.

4   J. Guevara-Aguirre *et al.*, "Growth Hormone Receptor Deficiency Is Associated With a Major Reduction in Pro-aging Signaling, Cancer and Diabetes in Humans", *Science Translational Medicine*, vol. 3, núm. 70, 2011, p. 70. DOI: 10.1126/scitranslmed.3001845.

5   S. I. A. Apelo y D. W. Lamming, "Rapamycin: An InhibiTOR of Aging Emerges From the Soil of Easter Island", *Journal of Gerontology*, vol. 71, núm. 7, 2016, pp. 841-849. DOI: 10.1093/gerona/glw090.

6   S. M. Solon-Biet *et al.*, "The Ratio of Macronutrients, Not Caloric Intake, Dictates Cardiometabolic Health, Aging, and Longevity in Ad Libitum-Fed Mice", *Cell Metabolism*, vol. 19, núm. 3, 2014, pp. 418-430. DOI: 10.1016/j.cmet.2014.02.009.

Capítulo 4

1   "Ferritin: The Test", Asociación Americana de Química Clínica, https://labtestsonline.org/understanding/analytes/ferritin/tab/test. Consultado el 9 de mayo de 2016.

2   E. D. Weinberg, "The Hazards of Iron Loading", *Metallomics*, vol. 2, núm. 11, noviembre de 2010, pp. 732-740. DOI: 10.1039/c0mt00023j.

3   M. D. Beaton y P. C. Adams, "Treatment of Hyperferritinemia", *Annals of Hepatology*, vol. 11, núm. 3, 2012, pp. 294-300. PMID: 22481446.

4   G. Ortiz-Estrada *et al.*, "Iron-Saturated Lactoferrin and Pathogenic Protozoa: Could This Protein Be an Iron Source for Their Parasitic Style of Life?", *Future Microbiology*, vol. 7, núm. 1, 2012, pp. 149-164. DOI: 10.2217/fmb.11.140.

5   D. J. Fleming *et al.*, "Dietary Factors Associated with the Risk of High Iron Stores in the Elderly Framingham Heart Study Cohort", *American Journal of Clinical Nutrition*, vol. 76, núm. 6, 2002, pp. 1375-1384. PMID: 12450906.

6   T. Iwasaki *et al.*, "Serum Ferritin Is Associated with Visceral Fat Area and Subcutaneous Fat Area", *Diabetes Care*, vol. 28, núm. 10, 2005, pp. 2486-2491. PMID: 16186284.

7   S. K. Park *et al.*, "Association between Serum Ferritin Levels and the Incidence of Obesity in Korean Men: A Prospective Cohort Study", *Endocrine Journal*, vol. 61, núm. 3, 2014, pp. 215-224. DOI: 10.1507/endocrj.EJ13-0173.

8   *Idem.*

9 J. M. Fernández-Real *et al.*, "Serum Ferritin as a Component of the Insulin Resistance Syndrome", *Diabetes Care*, vol. 21, núm. 1, 1998, pp. 62-68. DOI: 10.2337/diacare.21.1.62.

10 J. Montonen *et al.*, "Body Iron Stores and Risk of Type 2 Diabetes: Results from the European Prospective Investigation into Cancer and Nutrition (EPIC)-Potsdam Study", *Diabetologia*, vol. 55, núm. 10, 2012, pp. 2613-2621. DOI: 10.1007/s00125-012-2633-y.

11 J. M. Fernández-Real, A. López-Bermejo y W. Ricart, "Iron Stores, Blood Donation, and Insulin Sensitivity and Secretion", *Clinical Chemistry*, vol. 51, núm. 7, junio de 2005, pp. 1201-1205. DOI: 10.1373/clinchem.2004. 046847.

12 B. J. Van Lenten *et al.*, "Lipid-Induced Changes in Intracellular Iron Homeostasis in Vitro and in Vivo", *Journal of Clinical Investigation*, vol. 95, núm. 5, 1995, pp. 2104-2110. DOI: 10.1172/JCI117898.

13 N. Stadler, R. A. Lindner y M. J. Davies, "Direct Detection and Quantification of Transition Metal Ions in Human Atherosclerotic Plaques: Evidence for the Presence of Elevated Levels of Iron and Copper", *Arteriosclerosis, Thrombosis, and Vascular Biology*, vol. 24, 2004, pp. 949-954. DOI: 10. 1161/01.ATV.0000124892.90999.cb.

14 W. B. Kannel *et al.*, "Menopause and Risk of Cardiovascular Disease: The Framingham Study", *Annals of Internal Medicine*, vol. 85, 1976, pp. 447-452. DOI: 10.7326/0003-4819-85-4-447.

15 M. A. Lovell *et al.*, "Copper, Iron and Zinc in Alzheimer's Disease Senile Plaques", *Journal of the Neurological Sciences*, vol. 158, núm. 1, 11 de junio de 1998, pp. 47-52. DOI: 10.1016/S0022-510X(98)00092-6.

16 K. Jellinger *et al.*, "Brain Iron and Ferritin in Parkinson's and Alzheimer's diseases", *Journal of Neural Transmission*, vol. 2, 1990, p. 327. DOI: 10.10 07/BF02252926.

17 G. Bartzokis *et al.*, "Brain Ferritin Iron as a Risk Factor for Age at Onset in Neurodegenerative Diseases", *Annals of the New York Academy of Sciences*, vol. 1012, 2004, pp. 224-236. DOI: 10.1196/annals.1306.019.

18 S. Ayton *et al.*, "Ferritin Levels in the Cerebrospinal Fluid Predict Alzheimer's Disease Outcomes and Are Regulated by APOE", *Nature Communications*, vol. 6, 2015, p. 6760. DOI: 10.1038/ncomms7760.

19 W. Z. Zhu *et al.*, "Quantitative MR Phase-Corrected Imaging to Investigate Increased Brain Iron Deposition of Patients with Alzheimer's Disease", *Radiology*, vol. 253, 2009, pp. 497-504. DOI: 10.1148/radiol.2532082324.

20 A. A. Alkhateeb y J. R. Connor, "The Significance of Ferritin in Cancer: Anti-Oxidation, Inflammation and Tumorigenesis", *Biochimica et Biophysica Acta*, vol. 1836, núm. 2, diciembre de 2013, pp. 245-254. DOI: 10.1016/j. bbcan.2013.07.002.

21 J. I. Wurzelmann *et al.*, "Iron Intake and the Risk of Colorectal Cancer", *Cancer Epidemiology, Biomarkers and Prevention*, vol. 5, núm. 7, 1 de julio de 1996, pp. 503-507. PMID: 8827353.

22 Y. Deugnier, "Iron and Liver Cancer", *Alcohol*, vol. 30, núm. 2, 2003, pp. 145-150.

23 L. R. Zacharski *et al.*, "Decreased Cancer Risk after Iron Reduction in Patients with Peripheral Arterial Disease: Results from a Randomized Trial", *JNCI: Journal of National Cancer Institute*, vol. 100, núm. 14, 2008, pp. 996-1002. DOI: 10.1093/jnci/djn209.

24 L. Valenti *et al.*, "Association between Iron Overload and Osteoporosis in Patients with Hereditary Hemochromatosis", *Osteoporosis International*, vol. 20, núm. 4, abril de 2009, pp. 549-555. DOI: 10.1007/s00198-008-0701-4.

25 "Hemochromatosis", Instituto Nacional de la Diabetes y las Enfermedades Digestivas y Renales, 2016, http://www.niddk.nih.gov/health-information/health-topics/liver-disease/hemochromatosis/Pages/facts.aspx. Consultado el 9 de mayo de 2016.

26 "Welcome", Instituto de Desórdenes de Hierro, 2016, http://www.hemo chromatosis.org/#symptoms. Consultado el 9 de mayo de 2016.

27 "Serum Iron Test", MedlinePlus Medical Encyclopedia, 2016, https://www.nlm.nih.gov/medlineplus/ency/article/003488.htm. Consultado el 9 de mayo de 2016.

28 "TIBC, UIBC, and Transferrin Test: Iron Binding Capacity; IBC; Serum Iron-Binding Capacity; Siderophilin; Total Iron Binding Capacity; Unsaturated Iron Binding Capacity", Lab Tests Online, 2016, https://labtestsonli ne.org/understanding/analytes/tibc/tab/test. Consultado el 9 de mayo de 2016.

29 L. Zacharski, "Ferrotoxic Disease: The Next Great Public Health Challenge", *Clinical Chemistry*, vol. 60, núm. 11, noviembre de 2014, pp. 1362-1364. DOI: 10.1373/clinchem.2014.231266.

30 P. Mangan, *Dumping Iron: How to Ditch This Secret Killer and Reclaim Your Health*, Phalanx Press, 2016, locaciones 308-312.

31 *Ibid.*, locaciones 1353-1356.

32 *Ibid.*, locaciones 1609-1612.

33 *Ibid.*, locaciones 416-418.

34 *Ibid.*, locaciones 428-431.

35 *Ibid.*, locaciones 582-595.

Capítulo 5

1 C. Manisha Chandalia *et al.*, "Beneficial Effects of High Dietary Fiber Intake in Patients with Type 2 Diabetes Mellitus", *New England Journal of Medicine*, vol. 342, 2000, pp. 1392-1398. DOI: 10.1056/NEJM20000511 3421903.

2 M. Wien *et al.*, "A Randomized 3x3 Crossover Study to Evaluate the Effect of Hass Avocado Intake on Post-ingestive Satiety, Glucose and Insulin

Levels, and Subsequent Energy Intake in Overweight Adults", *Nutrition Journal*, vol. 12, 2013, p. 155. DOI: 10.1186/1475-2891-12-155.

3 "Potassium", Centro Médico de la Universidad de Maryland, http://umm. edu/health/medical/altmed/supplement/potassium. Consultado el 28 de noviembre de 2016.

4 M. E. Cogswell *et al.*, "Sodium and Potassium Intakes among U.S. Adults: NHANES 2003-2008", *The American Journal of Clinical Nutrition*, vol. 96, núm. 3, 2012, pp. 647-657. DOI: 10.3945/ajcn.112.034413.

5 M. L. Dreher y A. J. Davenport, "Hass Avocado Composition and Potential Health Effects", *Critical Reviews in Food Science and Nutrition*, vol. 53, núm. 7, 2013, pp. 738-750. DOI: 10.1080/10408398.2011.556759.

6 R. E. Kopec *et al.*, "Avocado Consumption Enhances Human Postprandial Provitamin A Absorption and Conversion from a Novel High–β-Carotene Tomato Sauce and from Carrots", *Journal of Nutrition*, vol. 8, 2014. DOI: 10.3945/jn.113.187674.

7 N. Z. Unlu *et al.*, "Carotenoid Absorption from Salad and Salsa by Humans Is Enhanced by the Addition of Avocado or Avocado Oil", *Journal of Nutrition*, vol. 135, núm. 3, 2005, pp. 431-436.

8 E. A. Lee *et al.*, "Targeting Mitochondria with Avocatin B Induces Selective Leukemia Cell Death", *Cancer Research*, vol. 75, núm. 12, 15 de junio de 2015, pp. 2478-2488. DOI: 10.1158/0008-5472.CAN-14-2676.

9 M. Notarnicola *et al.*, "Effects of Olive Oil Polyphenols on Fatty Acid Synthase Gene Expression and Activity in Human Colorectal Cancer Cells", *Genes & Nutrition*, vol. 6, núm. 1, 2011, pp. 63-69. DOI: 10.1007/s12263-010-0177-7.

10 A. Cañuelo *et al.*, "Tyrosol, a Main Phenol Present in Extra Virgin Olive Oil, Increases Lifespan and Stress Resistance in Caenorhabditis Elegans", *Mechanisms of Ageing and Development*, vol. 133, núm. 8, 2012, pp. 563-574. DOI: 10.1016/j.mad.2012.07.004.

11 A. H. Rahmani, A. S. Albutti y S. M. Aly, "Therapeutics Role of Olive Fruits/ Oil in the Prevention of Diseases via Modulation of Anti-Oxidant, Anti-Tumour and Genetic Activity", *International Journal of Clinical and Experimental Medicine*, vol. 7, núm. 4, 2014, pp. 799-808. PMID: 24955148.

12 J. M. Fernández-Real *et al.*, "A Mediterranean Diet Enriched with Olive Oil Is Associated with Higher Serum Total Osteocalcin Levels in Elderly Men at High Cardiovascular Risk", *The Journal of Clinical Endocrinology and Metabolism*, vol. 97, núm. 10, 2012, pp. 3792-3798. DOI: 10.1210/jc.2012-2221.

13 O. García-Martínez *et al.*, "Phenolic Compounds in Extra Virgin Olive Oil Stimulate Human Osteoblastic Cell Proliferation", *PLoS One*, vol. 11, núm. 3, 2016, p. e0150045. DOI: 10.1371/journal.pone.0150045.

14 "Food Fraud Database", Convención Farmacopea de Estados Unidos, http://www.foodfraud.org. Consultado el 6 de diciembre de 2016.

15 "Sardines", Fundación George Mateljan, http://www.whfoods.com/genpage.php?tname=foodspice&dbid=147. Consultado el 28 de noviembre de 2016.

16 K. Warner, W. Timme, B. Lowell y M. Hirshfield, "Oceana Study Reveals Seafood Fraud Nationwide", febrero de 2013, http://usa.oceana.org/sites/default/files/National_Seafood_Fraud_Testing_Results_Highlights_FINAL.pdf. Consultado el 8 de diciembre de 2016.

17 http://articles.mercola.com/sites/articles/archive/2015/05/13/seafood-shrimp-industry-fraud.aspx#_edn1.

18 http://articles.mercola.com/sites/articles/archive/2015/05/13/seafood-shrimp-industry-fraud.aspx#_edn2.

19 http://articles.mercola.com/sites/articles/archive/2015/05/13/seafood-shrimp-industry-fraud.aspx#_edn3.

20 N. Greenfield, "The Smart Seafood Buying Guide", https://www.nrdc.org/stories/smart-seafood-buying-guide. Consultado el 28 de noviembre de 2016.

21 M. Neuhouser et al., "Food and Nutrient Intakes, and Health: Current Status and Trends", Comité Asesor de Lineamientos Dietéticos, https://health.gov/dietaryguidelines/2015-BINDER/meeting7/docs/DGAC-Meeting-7-SC-1.pdf. Consultado el 8 de diciembre de 2016.

22 B. S. Luh, W. S. Wong y N. E. El-Shimi, "Effect of Processing on Some Chemical Constituents of Pistachio Nuts", Journal of Food Quality, vol. 5, 1982, pp. 33-41. DOI: 10.1111/j.1745-4557.1982.tb00954.x.

23 S. M. Solon-Biet et al., "The Ratio of Macronutrients, Not Caloric Intake, Dictates Cardiometabolic Health, Aging, and Longevity in Ad Libitum-Fed Mice", Cell Metabolism, vol. 19, núm. 3, pp. 418-430. DOI: 10.1016/j.cmet.2014.02.009.

24 A. Villalvilla et al., "Lipid Transport and Metabolism in Healthy and Osteoarthritic Cartilage", International Journal of Molecular Sciences, vol. 14, núm. 10, 2013, pp. 20793-20808. DOI: 10.3390/ijms141020793.

Capítulo 6

1 J. A. Vásquez y J. E. Janosky, "Validity of Bioelectrical-Impedance Analysis in Measuring Changes in Body Mass During Weight Reduction", American Journal of Clinical Nutrition, vol. 54, núm. 6, 1991, pp. 970-975. PMID: 1957829.

Capítulo 7

1 A. G. Bergqvist et al., "Fasting Versus Gradual Initiation of the Ketogenic Diet: A Prospective, Randomized Clinical Trial of Efficacy", Epilepsia, vol.

46, núm. 11, noviembre de 2005, pp. 1810-1819. DOI: 10.1111/j.15 28-1167.2005.00282.x.

Capítulo 8

1 "A Daily Walk Can Add Seven Years to Your Life", *The Independent*, http://www.independent.co.uk/life-style/health-and-families/health-news/a-daily-walk-can-add-seven-year-to-your-life-10478821.html. Consultado el 28 de noviembre de 2016.

Capítulo 9

1 C. Newell *et al.*, "Ketogenic Diet Modifies the Gut Microbiota in a Murine Model of Autism Spectrum Disorder", *Molecular Autism*, vol. 7, núm. 1, 2016, p. 37. DOI: 10.1186/s13229-016-0099-3.

2 S. B. Eaton y M. Konner, "Paleolithic Nutrition—A Consideration of Its Nature and Current Implications", *New England Journal of Medicine*, vol. 312, 1985, pp. 283-289. DOI: 10.1056/NEJM198501313120505.

3 D. Piovesan *et al.*, "The Human 'Magnesome': Detecting Magnesium Binding Sites on Human Proteins", *BMC Bioinformatics*, vol. 13, núm. 14, suplemento, 2012, p. S10. DOI: 10.1186/1471-2105-13-S14-S10.

4 "Magnesium: Fact Sheet for Health Professionals", Departamento de Salud y Servicios Humanos de Estados Unidos, https://ods.od.nih.gov/factsheets/Magnesium-HealthProfessional. Consultado el 28 de noviembre de 2016.

Capítulo 10

1 "Overweight and Obesity Statistics", Departamento de Salud y Servicios Humanos de Estados Unidos, https://www.niddk.nih.gov/health-information/health-statistics/Pages/overweight-obesity-statistics.aspx. Consultado el 28 de noviembre de 2016.

2 S. Gill y S. Panda, "A Smartphone App Reveals Erratic Diurnal Eating Patterns in Humans that Can Be Modulated for Health Benefits", *Cell Metabolism*, vol. 22, núm. 5, 3 de noviembre de 2015, pp. 789-798. DOI: 10.1016/j.cmet.2015.09.005.

3 "Autophagy Key to Restoring Function in Old Muscle Stem Cells", Fundación de Investigación Sens, https://www.fightaging.org/archives/2016/01/autophagy-key-to-restoring-function-in-old-muscle-stem-cells. Consultado el 28 de noviembre de 2016.

4 A. M. Johnstone *et al.*, "Effect of an Acute Fast on Energy Compensation and Feeding Behaviour in Lean Men and Women", *International Journal of Obesity*, vol. 26, núm. 12, 2002, pp. 1623-1628. DOI: 10.1038/sj.ijo.080 2151.

5 Gill y Panda, "A Smartphone App Reveals Erratic Diurnal Eating Patterns in Humans", *op. cit.*

6 V. K. M. Halagappa *et al.*, "Intermittent Fasting and Caloric Restriction Ameliorate Age-Related Behavioral Deficits in the Triple-Transgenic Mouse Model of Alzheimer's Disease", *Neurobiology of Disease*, vol. 26, núm. 1, 2007, pp. 212-220. DOI: 10.1016/j.nbd.2006.12.019.

7 A. M. Stranahan y M. P. Mattson, "Recruiting Adaptive Cellular Stress Responses for Successful Brain Ageing", *Nature Reviews Neuroscience*, vol. 13, núm. 3, marzo de 2012, pp. 209-216. DOI: 10.1038/nrn3151.

8 S. Brandhorst *et al.*, "A Periodic Diet That Mimics Fasting Promotes Multi-System Regeneration, Enhanced Cognitive Performance, and Healthspan", *Cell Metabolism*, vol. 22, núm. 1, 7 de julio de 2015, pp. 86-99. DOI: 10.1016/j.cmet.2015.05.012.

9 K. Varady *et al.*, "Alternate Day Fasting for Weight Loss in Normal Weight and Overweight Subjects: A Randomized Controlled Trial", *Nutrition Journal*, vol. 12, 2013, p. 146. DOI: 10.1186/1475-2891-12-146.

10 I. Ahmet *et al.*, "Chronic Alternate Day Fasting Results in Reduced Diastolic Compliance and Diminished Systolic Reserve in Rats", *Journal of Cardiac Failure*, vol. 16, núm. 10, 2010, pp. 843-853. DOI: 10.1016/j.cardfail.2010.05.007.

11 C. R. Marinac *et al.*, "Prolonged Nightly Fasting and Breast Cancer Prognosis", *Journal of the American Medical Association Oncology*, vol. 2, núm. 8, 2016, pp. 1049-1055. DOI: 10.1001/jamaoncol.2016.0164.

12 R. Pamplona, "Mitochondrial DNA Damage and Animal Longevity: Insights from Comparative Studies", *Journal of Aging Research*, vol. 2011. DOI: 10.4061/2011/807108.

13 P. Sonksen y J. Sonksen, "Insulin: Understanding Its Action in Health and Disease", *British Journal of Anaesthesia*, vol. 85, núm. 1, 2000, pp. 69-79. DOI: 10.1093 /bja/85.1.69.

14 M. J. Wargovich y J. E. Cunningham, "Diet, Individual Responsiveness and Cancer Prevention", *The Journal of Nutrition*, vol. 133, julio de 2003, pp. 2400S-2403S. PMID: 12840215.

15 M. V. Chakravarthy y F. W. Booth, "Eating, Exercise, and 'Thrifty' Genotypes: Connecting the Dots toward an Evolutionary Understanding of Modern Chronic Diseases", *Journal of Applied Physiology*, vol. 96, núm. 1, 2004, pp. 3-10. DOI: 10.1152/japplphysiol.00757.2003.

16 V. D. Longo y M. P. Mattson, "Fasting: Molecular Mechanisms and Clinical Applications", *Cell Metabolism*, vol. 19, núm. 2, 2014, pp. 181-192. DOI: 10.1016/j.cmet.2013.12.008.

Capítulo 11

1 G. Chevalier *et al.*, "Earthing: Health Implications of Reconnecting the Human Body to the Earth's Surface Electrons", *Journal of Environmental and Public Health*, vol. 2012. DOI: 10.1155/2012/291541.

2 J. L. Oschman, G. Chevalier y R. Brown, "The Effects of Grounding (Earthing) on Inflammation, the Immune Response, Wound Healing, and Prevention and Treatment of Chronic Inflammatory and Autoimmune Diseases", *Journal of Inflammation Research*, vol. 8, 2015, pp. 83-96. DOI: 10.2147/JIR.S69656.

3 D. Z. Kochan *et al.*, "Circadian Disruption and Breast Cancer: An Epigenetic Link?", *Oncotarget*, vol. 6, núm. 19, 2015, pp. 16866-16682. DOI: 10.18632/oncotarget.4343.

4 M. Dunbar y R. Melton, "The Lowdown on Light: Good vs. Bad, and Its Connection to AMD", *Review of Optometry*, https://www.reviewofoptome try.com/ce/the-lowdown-on-blue-light-good-vs-bad-and-its-connection-toamd-109744. Consultado el 28 de noviembre de 2016.

5 D. Peretti *et al.*, "RBM3 Mediates Structural Plasticity and Protective Effects of Cooling in Neurodegeneration", *Nature*, vol. 518, núm. 7538, 2015, pp. 236-239. DOI: 10.1038/nature14142.

Apéndice A

1 H. H. Kwon *et al.*, "Clinical and Histological Effect of a Low Glycaemic Load Diet in Treatment of Acne Vulgaris in Korean Patients: A Randomized, Controlled Trial", *Acta Dermato Venereologica*, vol. 92, núm. 3, mayo de 2012, pp. 241-246. DOI: 10.2340/00015555-1346.

2 L. Knott *et al.*, "Regulation of Osteoarthritis by Omega-3 (n-3) Polyunsaturated Fatty Acids in a Naturally Occurring Model of Disease", *Osteoarthritis Cartilage*, vol. 19, núm. 9, septiembre de 2011, pp. 1150-1157. DOI: 10.1016/j.joca.2011.06.005.

3 L. Cordain *et al.*, "Acne Vulgaris: A Disease of Western Civilization", *Archives of Dermatology*, vol. 138, núm. 12, diciembre de 2002, pp. 1584-1590. DOI: 10.1001/archderm.138.12.1584.

4 R. N. Smith *et al.*, "A Low-Glycemic-Load Diet Improves Symptoms in Acne Vulgaris Patients: A Randomized Controlled Trial", *American Journal of Clinical Nutrition*, vol. 86, núm. 1, julio de 2007, pp. 107-115.

5 Kwon *et al.*, "Clinical and Histological Effect of a Low Glycaemic Load Diet in Treatment of Acne Vulgaris in Korean Patients".

6 S. N. Mahmood y W.P. Bowe, "Diet and Acne Update: Carbohydrates Emerge as the Main Culprit", *Journal of Drugs in Dermatology*, vol. 13, núm. 4, abril de 2014, pp. 428-435.

7 "2015 Alzheimer's Disease Facts and Figures", Asociación de Alzheimer, https://www.alz.org/facts/downloads/facts_figures_2015.pdf. Consultado el 28 de noviembre de 2016.

8 Organización Mundial de la Salud, "Dementia: a Public Health Priority", Génova, Suiza, 2012. PMID: 19712582.

9 B. D. James *et al.*, "Contribution of Alzheimer Disease to Mortality in the United States", *Neurology*, publicado en línea antes de su impresión, 5 de marzo de 2014. DOI: 10.1212/WNL.0000000000000240.

10 V. R. Bitra, D. Rapaka y A. Akula, "Prediabetes and Alzheimer's Disease", *Indian Journal of Pharmaceutical Sciences*, vol. 77, núm. 5, 2015, pp. 511-514.

11 S. M. de la Monte, "Insulin Resistance and Alzheimer's Disease", *BMB Reports*, vol. 42, núm. 8, 2009, pp. 475-481.

12 R. O. Roberts *et al.*, "Relative Intake of Macronutrients Impacts Risk of Mild Cognitive Impairment or Dementia", *Journal of Alzheimer's Disease*, vol. 32, núm. 2, 2012, pp. 329-339. DOI: 10.3233/JAD-2012-120862.

13 S. T. Henderson *et al.*, "Study of the Ketogenic Agent AC-1202 in Mild to Moderate Alzheimer's Disease: A Randomized, Double-Blind, Placebo-Controlled, Multicenter Trial", *Nutrition & Metabolism*, vol. 6, 2009, p. 31. DOI: 10.1186/1743-7075-6-31, PMID: 19664276.

14 J. Yao y R. D. Brinton, "Targeting Mitochondrial Bioenergetics for Alzheimer's Prevention and Treatment", *Current Pharmaceutical Design*, vol. 17, núm. 31, 2011, pp. 3474-3479. PMID: 21902662.

15 J. M. Hootman *et al.*, "Updated Projected Prevalence of Self-Reported Doctor-Diagnosed Arthritis and Arthritis-Attributable Activity Limitation Among US Adults, 2015-2040", *Arthritis & Rheumatololgy*, vol. 68, núm. 7, julio de 2016, pp. 1582-1587. DOI: 10.1002/art.39692.

16 Knott *et al.*, "Regulation of Osteoarthritis by Omega-3 (n-3) Polyunsaturated Fatty Acids in a Naturally Occurring Model of Disease".

17 Y. M. Bastiaansen-Jenniskens *et al.*, "Monounsaturated and Saturated, but Not n-6 Polyunsaturated Fatty Acids Decrease Cartilage Destruction under Inflammatory Conditions: A Preliminary Study", *Cartilage*, vol. 4, núm. 4, 2013, pp. 321-328. DOI: 10.1177/1947603513494401.

18 D. N. Ruskin, M. Kawamura y S. A. Masino, "Reduced Pain and Inflammation in Juvenile and Adult Rats Fed a Ketogenic Diet", *PLoS One*, vol. 4, núm. 12, 2009, p. e8349. DOI: 10.1371/journal.pone.0008349.

19 S. A. Masino y D. N. Ruskin, "Ketogenic Diets and Pain", *Journal of Child Neurology*, vol. 28, núm. 8, 2013, pp. 993-1001. DOI: 10.1177/0883073813487595.

20 "Vital Signs: Preventable Deaths from Heart Disease & Stroke", Centros para el Control y la Prevención de Enfermedades, http://www.cdc.gov/dhdsp/vital_signs.htm. Consultado el 28 de noviembre de 2016.

21 B. Hoogwerf *et al.*, "Blood Glucose Concentrations ≤125 mg/dl and Coronary Heart Disease Risk", *American Journal of Cardiology*, vol. 89, núm. 5, 2002, pp. 596-599. DOI: 10.1016/S0002-9149(01)02302-5.

22 N. V. Dhurandhar y D. Thomas, "The Link between Dietary Sugar Intake and Cardiovascular Disease Mortality: An Unresolved Question", *Journal of the American Medical Association*, vol. 313, núm. 9, 2015, pp. 959-960. DOI: 10.1001/jama.2014.18267. Consultado el 2 de diciembre de 2016.

23 Q. Yang *et al.*, "Added Sugar Intake and Cardiovascular Diseases Mortality Among US Adults", *JAMA Internal Medicine*, vol. 174, núm. 4, 2014, pp. 516-524. DOI: 10.1001/jamainternmed.2013.13563.

24 L. Schwingshackl *et al.*, "Comparison of Effects of Long-Term Low-Fat vs High-Fat Diets on Blood Lipid Levels in Overweight or Obese Patients: A Systematic Review and Meta-Analysis", *Journal of the Academy of Nutrition and Dietetics*, vol. 113, núm. 12, 2013, pp. 1640-1661. DOI: 10.1016/j.jand.2013.07.010.

25 C. L. Gibson, A. N. Murphy y S. P. Murphy, "Stroke Outcome in the Ketogenic State: A Systematic Review of the Animal Data", *Journal of Neurochemistry*, vol. 123, núm. 2, 2012, pp. 52-57. DOI: 10.1111/j.1471-4159.2012.07943.x.

26 "Epilepsy Fast Facts", Centros para el Control y la Prevención de Enfermedades, http://www.cdc.gov/epilepsy/basics/fast-facts.htm. Consultado el 28 de noviembre de 2016.

27 J. W. Wheless, "History of the Ketogenic Diet", *Epilepsia*, vol. 49, suplemento 8, noviembre de 2008, pp. 3-5. DOI: 10.1111/j.1528-1167.2008.01821.x.

28 K. Martin *et al.*, "Ketogenic Diet and Other Dietary Treatments for Epilepsy", *Cochrane Database of Systematic Reviews*, vol. 2, 2016. DOI: 10.1002/14651858.CD001903.pub3.

29 "What Is Fibromyalgia?", noviembre de 2014, http://www.niams.nih.gov.

30 Clínica Mayo, "Diseases and Conditions: Fibromyalgia", http://www.mayoclinic.org/diseases-conditions/fibromyalgia/basics/causes/con-20019243. Consultado el 28 de noviembre de 2016.

31 Texto presentado en la Reunión Anual del Colegio Americano de Nutrición, en Orlando, Florida, octubre de 2001.

32 M. Meeus *et al.*, "The Role of Mitochondrial Dysfunctions Due to Oxidative and Nitrosative Stress in the Chronic Pain or Chronic Fatigue Syndromes and Fibromyalgia Patients: Peripheral and Central Mechanisms as Therapeutic Targets?", *Expert Opinion on Therapeutic Target*, vol. 17, núm. 9, 2013, pp. 1081-1089. DOI: 10.1517/14728222.2013.818657.

33 A. Ernst y J. Shelley-Tremblay, "Non-Ketogenic, Low Carbohydrate Diet Predicts Lower Affective Distress, Higher Energy Levels and Decreased Fibromyalgia Symptoms in Middle-Aged Females with Fibromyalgia Syndrome as Compared to the Western Pattern Diet", *Journal of Musculoskeletal Pain*, vol. 21, núm. 4, 2013, pp. 365-370. DOI: 10.3109/10582452.2013.852649.

34 "GERD", Asociación Americana de Gastroenterología, http://www.gastro.org/patient-care/conditions-diseases/gerd. Consultado el 28 de noviembre de 2016.

35 "A Sunny Day in Pharmaland: The 2015 Pharma Report", Medical Marketing & Media, http://media.mmm-online.com/documents/119/pharma_report_2015_29732.pdf. Consultado el 28 de noviembre de 2016.

36 Singh *et al.*, "Weight Loss Can Lead to Resolution of Gastroesophageal Reflux Disease Symptoms: A Prospective Intervention Trial", *Obesity*, vol. 21, núm. 2, 2013. DOI: 10.1002/oby.20279.

37 G. L. Austin *et al.*, "A Very Low-Carbohydrate Diet Improves Gastroesophageal Reflux and Its Symptoms", *Digestive Diseases and Sciences*, vol. 51, núm. 8, agosto de 2006, pp. 1307-1312. DOI: 10.1007/s10620-005-9027-7.

38 Singh *et al.*, "Weight Loss Can Lead to Resolution of Gastroesophageal Reflux Disease Symptoms", *op. cit.*

39 G. L. Austin *et al.*, "A Very Low-Carbohydrate Diet Improves Symptoms and Quality of Life in Diarrhea-Predominant Irritable Bowel Syndrome", *Clinical Gastroenterology and Hepatology: The Official Clinical Practice Journal of the American Gastroenterological Association*, vol. 7, núm. 6, 2009, pp. 706-708.e1. DOI: 10.1016/j.cgh.2009.02.023.

40 Z. Zheng *et al.*, "Staple Foods Consumption and Irritable Bowel Syndrome in Japanese Adults: A Cross-Sectional Study", *PLoS One*, vol. 10, núm. 3, 2015, p. e0119097. DOI: 10.1371/journal.pone.0119097.

41 "Migraine Statistics", Migraine.com, https://migraine.com/migraine-statistics. Consultado el 28 de noviembre de 2016.

42 PubMed.gov, https://www.ncbi.nlm.nih.gov/pubmed/?term=migraine+food+allergy. Consultado el 28 de noviembre de 2016.

43 K. Alpay *et al.*, "Diet Restriction in Migraine, Based on IgG Against Foods: A Clinical Double-blind, Randomised, Cross-over Trial", *Cephalalgia*, vol. 30, núm. 7, 2010, pp. 829-837. DOI: 10.1177/0333102410361404.

44 C. Di Lorenzo *et al.*, "Migraine Improvement During Short Lasting Ketogenesis: A Proof-of-Concept Study", *European Journal of Neurology*, vol. 22, núm. 1, 2015, pp. 170-177. DOI: 10.1111/ene.12550.

45 C. Di Lorenzo *et al.*, "Diet Transiently Improves Migraine in Two Twin Sisters: Possible Role of Ketogenesis?", *Functional Neurology*, vol. 28, núm. 4, 2013, pp. 305-308.

46 K. L. Munger *et al.*, "Vitamin D Intake and Incidence of Multiple Sclerosis", *Neurology*, vol. 62, núm. 1, 2004, pp. 60-65. PMID: 14718698.

47 D. Y. Kim *et al.*, "Inflammation-Mediated Memory Dysfunction and Effects of a Ketogenic Diet in a Murine Model of Multiple Sclerosis", *PLoS One*, vol. 7, núm. 5, 2012, p. e35476. DOI: 10.1371/journal.pone.0035476.

48 M. Storoni y G. T. Plant, "The Therapeutic Potential of the Ketogenic Diet in Treating Progressive Multiple Sclerosis", *Multiple Sclerosis International*, vol. 2015, p. 681289. DOI: 10.1155/2015/681289.

49 *Idem.*

50 "Non-Alcoholic Fatty Liver Disease", Fundación Americana del Hígado, http://www.liverfoundation.org/abouttheliver/info/nafld. Consultado el 28 de noviembre de 2016.

51 S. S. Sundaram, "Pediatric Non-Alcoholic Fatty Liver Disease", Asociación Americana del Hígado, http://www.liverfoundation.org/chapters/rocky mountain/doctorsnotes/pediatricnafld. Consultado el 28 de noviembre de 2016.

52 J. Ma *et al.*, "Sugar-sweetened Beverage, Diet Soda, and Fatty Liver Disease in the Framingham Heart Study Cohorts", *Journal of Hepatology*, vol. 63, núm. 2, 2015, pp. 462-469. DOI: 10.1016/j.jhep.2015.03.032.

53 J. D. Browning *et al.*, "Short-term Weight Loss and Hepatic Triglyceride Reduction: Evidence of a Metabolic Advantage with Dietary Carbohydrate Restriction", *The American Journal of Clinical Nutrition*, vol. 93, núm. 5, 2011, pp. 1048-1052. DOI: 10.3945/ajcn.110.007674.

54 J. Pérez-Guisado y A. Muñoz-Serrano, "The Effect of the Spanish Ketogenic Mediterranean Diet on Nonalcoholic Fatty Liver Disease: A Pilot Study", *Journal of Medicinal Food*, vol. 14, núms. 7-8, julio-agosto de 2011, pp. 677-680. DOI: 10.1089/jmf.2011.0075.

55 D. Tendler *et al.*, "The Effect of a Low-Carbohydrate, Ketogenic Diet on Nonalcoholic Fatty Liver Disease: A Pilot Study", *Digestive Diseases and Sciences*, vol. 52, núm. 2, febrero de 2007, pp. 589-593. DOI: 10.1007/s10620-006-9433-5.

56 P. Kennedy, "The Fat Drug", *The New York Times*, 8 de marzo de 2014, http://www.nytimes.com/2014/03/09/opinion/sunday/the-fat-drug.html?_r=0. Consultado el 2 de diciembre de 2016.

57 H. Y. Kim *et al.*, "Phosphatidylserine-dependent Neuroprotective Signaling Promoted by Docosahexaenoic Acid", *Prostaglandins, Leukotrienes, and Essential Fatty Acids*, vol. 82, núms. 4-6, 2010, pp. 165-172. DOI: 10.1016/j.plefa.2010.02.025.

58 H. Y. Kim *et al.*, "N-Docosahexaenoylethanolamide Promotes Development of Hippocampal Neurons", *The Biochemical Journal*, vol. 435, núm. 2, 2011, pp. 327-336. DOI: 10.1042/BJ20102118.

59 R. Palacios-Peláez, W. J. Lukiw y N. G. Bazán, "Omega-3 Essential Fatty Acids Modulate Initiation and Progression of Neurodegenerative Disease", *Molecular Neurobiology*, vol. 41, núms. 2-3, junio de 2010, pp. 367-374. DOI: 10.1007/s12035-010-8139-z.

60 Entrevista con J. J. Virgin, http://articles.mercola.com/sites/articles/archive/2014/02/09/fish-oil-brain-health.aspx. Consultado el 2 de diciembre de 2016.

61 S. Smith, "Fish Oil Helped Save Our Son", CNN, http://www.cnn.com/2012/10/19/health/fish-oil-brain-injuries/index.html. Consultado el 2 de diciembre de 2016.

62 M. L. Prins y J. H. Matsumoto, "The Collective Therapeutic Potential of Cerebral Ketone Metabolism in Traumatic Brain Injury", *Journal of Lipid Research*, vol. 55, núm. 12, 2014, pp. 2450-2457. DOI: 10.1194/jlr. R046706.

63 H. Algattas y J. H. Huang, "Traumatic Brain Injury Pathophysiology and Treatments: Early, Intermediate, and Late Phases Post-Injury", *International Journal of Molecular Sciences*, vol. 15, núm. 1, 2014, pp. 309-341. DOI: 10.3390/ijms15010309.

64 *Idem.*

65 M. L. Prins, L. S. Fujima y D. A. Hovda, "Age-dependent Reduction of Cortical Contusion Volume by Ketones After Traumatic Brain Injury", *Journal of Neuroscience Research*, vol. 82, núm. 3, 1 de noviembre de 2005, pp. 413-420. DOI: 10.1002/jnr.20633.

66 Z. G. Hu *et al.*, "The Protective Effect of the Ketogenic Diet on Traumatic Brain Injury-Induced Cell Death in Juvenile Rats", *Brain Injury*, vol. 23, núm. 5, 2009, pp. 459-465. DOI: 10.1080/02699050902788469.

67 "National Diabetes Statistics Report, 2014", Centro Nacional para la Prevención de Enfermedades Crónicas y la Promoción de la Salud, http://www.cdc.gov/diabetes/pubs/statsreport14/national-diabetes-report-web.pdf. Consultado el 2 de diciembre de 2016.

68 "Diabetes Facts and Figures", Fundación Internacional de la Diabetes, http://www.idf.org/about-diabetes/facts-figures. Consultado el 28 de noviembre de 2016.

69 D. Dabelea *et al.*, "Prevalence of Type 1 and Type 2 Diabetes Among Children and Adolescents From 2001 to 2009", *Journal of the American Medical Association*, vol. 311, núm. 17, 2014, pp. 1778-1786. DOI: 10.1001/jama.2014.3201.

70 S. Vijan *et al.*, "Effect of Patients' Risks and Preferences on Health Gains with Glucose Lowering in Type 2 Diabetes", *JAMA Internal Medicine*, vol. 174, núm. 8, 2014, pp. 1227-1234. DOI: 10.1001/jamainternmed.2014.2894.

71 M. M. Poplawski *et al.*, "Reversal of Diabetic Nephropathy by a Ketogenic Diet", *PLoS One*, vol. 6, núm. 4, 2011, p. e18604. DOI: 10.1371/journal.pone.0018604.

72 R. D. Feinman *et al.*, "Dietary Carbohydrate Restriction as the First Approach in Diabetes Management: Critical Review and Evidence Base", *Nutrition*, vol. 31, núm. 1, 2015, pp. 1-13. DOI: 10.1016/j.nut.2014.06.01.1.

73 "Making Healthy Food Choices: Grains and Starchy Vegetables", Asociación Americana de la Diabetes, http://www.diabetes.org/food-and-fitness/food/what-can-i-eat/making-healthy-food-choices/grains-and-starchy-vegetables.html. Consultado el 28 de noviembre de 2016.

Apéndice B

1 M. S. Touillaud *et al.*, "Dietary Lignan Intake and Postmenopausal Breast Cancer Risk by Estrogen and Progesterone Receptor Status", *Journal of the National Cancer Institute*, vol. 99, núm. 6, 2007, pp. 475-486. DOI: 10.1093/jnci/djk096.

2 A. Ahmad *et al.*, "A Review on Therapeutic Potential of *Nigella Sativa*: A Miracle Herb", *Asian Pacific Journal of Tropical Biomedicine*, vol. 3, núm. 5, 2013, pp. 337-352. DOI: 1016/S2221-1691(13)60075-1.

3 S. Hasani-Ranjbar, Z. Jouyandeh y M. A. Abdollahi, "A Systematic Review of Anti-Obesity Medicinal Plants—An Update", *Journal of Diabetes and Metabolic Disorders*, vol. 12, núm. 28, 2013. DOI: 10.1186/2251-6581-12-28.

4 M. Yadav *et al.*, "Medicinal and Biological Potential of Pumpkin: An Updated Review", *Nutrition Research Reviews*, vol. 23, núm. 2, 2010, pp. 184-190. DOI: 10.1017/S0954422410000107.

5 W. A. Morgan y B. J. Clayshulte, "Pecans Lower Low Density Lipoprotein Cholesterol in People with Normal Lipid Levels", *Journal of the American Dietetic Association*, vol. 100, núm. 3, marzo de 2000, pp. 312-318. DOI: 10.1016/S0002-8223(00)00097-3.

6 Oakridge Associated Universities, "Brazil Nuts", http://www.orau.org/PTP/collection/consumer%20products/brazilnuts.htm.

Agradecimientos

Mi intención en este libro es catalizar una revolución sobre cómo se tratan las enfermedades crónicas como el cáncer, las enfermedades cardiacas y neurodegenerativas, la diabetes y la obesidad.

En lugar de apoyarse en acercamientos farmacológicos sintomáticos caros, espero empoderar a los pacientes y a los médicos con herramientas prácticas para atender la disfunción mitocondrial, causa metabólica de la mayoría de las enfermedades.

Espero cambiar el mundo al minimizar el dolor y el sufrimiento innecesarios, y ayudar a restaurar la función mitocondrial a través de la optimización metabólica.

Aunque este libro no es un texto científico, creo firmemente en el beneficio de una revisión para confirmar la veracidad de la información que presento. Por tanto, invité a más de 30 expertos en este tema para que revisaran el texto antes de someterlo a mi editor. Estoy en deuda con quienes se tomaron el tiempo para hacerlo.

Listé algunos de estos apreciados profesionales más adelante. Revisaron el texto y proveyeron muchas sugerencias útiles que se integraron en el libro.

Dado que los hombres y mujeres mencionados a continuación contribuyeron tanto a este libro, públicamente reconozco su invaluable conocimiento y ayuda.

Profesionales de la salud

Doctor Ron Rosedale. Fundador del Centro Rosedale, cofundador del Centro para la Medicina Metabólica de Colorado (Boulder, Colorado) y fundador del Centro para la Medicina Metabólica de Carolina (Asheville, Carolina del Norte). A través de estos centros ha ayudado a que miles de personas que sufren de enfermedades supuestamente incurables recuperen su salud. También creó la Dieta Rosedale, detallando la primera dieta "que imita el ayuno" y sus métodos comprobados para tratar la diabetes, la enfermedad cardiovascular, la artritis, la osteoporosis y otras enfermedades crónicas y el envejecimiento.

En 1995, el doctor Rosedale fue fundamental para ayudarme a comprender la importancia de la insulina, y 20 años después la importancia de limitar la proteína por su impacto en la secuencia de señalización mTOR.

DOCTOR JASON FUNG. Es un nefrólogo que radica en Toronto. Estudió medicina y el internado en la Universidad de Toronto antes de concluir su beca de nefrología en la Universidad de California, Los Ángeles, en el hospital Cedars-Sinai. Se unió al Hospital General de Scarborough en 2001, donde sigue ejerciendo. *The Complete Guide to Fasting*, del que es coautor, es para mí el mejor libro escrito sobre el uso del ayuno en la práctica clínica. Esto es importante, pues ayunar es una de las intervenciones más profundas para encender tu metabolismo hacia la quema de grasa como combustible principal.

ROBERT LUSTIG DOCTOR Y MAESTRO EN LEYES. El doctor Lustig es un profesor de pediatría en la división de endocrinología de la Universidad de California, San Francisco, y antiguo director del Programa de Análisis de Peso para la Salud de Adolescentes y Niños (WATCH) en la misma universidad. Dio una cátedra en 2009 llamada "Sugar: The Bitter Truth", que ha sido visualizada 7 millones de veces y atrajo una enorme atención al problema del exceso de fructosa como toxina metabólica. También es autor de *Fat Chance*, y su trabajo sobre el azúcar ha sido comentado en *60 Minutos*.

DOCTOR DAVID PERLMUTTER. Es un neurólogo certificado, recibió su grado de la Escuela de Medicina de la Universidad de Miami. Recibió el premio Linus Pauling y ha escrito bestsellers del *New York Times*, tales como *Cerebro de pan: la devastadora verdad sobre los efectos del trigo, el azúcar y los carbohidratos en el cerebro (y un plan de 30 días para remediarlo)*, que vendió un millón de copias impresas. Otros títulos son *Alimenta tu cerebro*, *Cerebro de pan: las recetas* y su más reciente libro, *Más allá de tu cerebro*.

DOCTOR MALCOM KENDRICK. Como yo, es un médico familiar. Actualmente vive en Macclesfield, Inglaterra, y ha escrito dos libros excelentes, *The Great Cholesterol Con* y *Doctoring Data*. También tiene un blog, drmalcolmkendrick.org, donde explora una serie de problemas de salud, enfocándose principalmente en la enfermedad cardiovascular.

DOCTOR THOMAS SEYFRIED. Profesor de biología del Boston College y pionero en el campo de visibilizar el cáncer como enfermedad metabólica. Escribió el libro de texto que es un clásico del tema, *Cancer as a Metabolic Disease*. Fue un gran privilegio tener acceso a su experiencia para desenredar parte de la compleja ciencia en esta área.

DOCTORA JEANNE A. DRISKO. Recibió su título del Centro Médico de la Universidad de Kansas, donde actualmente es profesora emérita Rioridan de medicina ortomolecular e investigación, y directora del Departamento de Medicina Integrativa de la Universidad de Kansas desde 1988.

DOCTOR WILLIAM LAVALLEY. Obtuvo su grado médico del Colegio de Medicina Baylor, en Houston, Texas, y es un médico con licencia en Austin, Texas, y Nueva Escocia, Canadá, desde 1988. Integra suplementos de productos naturales anticancerígenos enfocados en las moléculas y basados en evidencias, y medicamentos anticancerígenos reprogramados para tratamientos moleculares avanzados de oncología integrativa, además del (no en lugar del) cuidado convencional para el cáncer. Durante más de 10 años, el doctor LaValley ha desarrollado una base de datos relacionada, extensa y actualizada con la biología molecular del cáncer. Fue fundamental al enviarme el estudio que revela el verdadero mecanismo de acción de la insulina, el cual llevó al desarrollo del ciclo de alimentación y hambre que describí en el capítulo 10.

DOCTORA STEPHANIE SENEFF. Investigadora científica senior en el Laboratorio de Inteligencia Artificial y Ciencia Computacional de MIT, y una pensadora increíblemente brillante e innovadora que, entre muchas otras cosas, ha realizado mucho trabajo para describir cómo el glifosato, el ingrediente activo en el herbicida Roundup, daña a los humanos.

MIRIAM KALAMIAN. Maestra en educación, maestra en ciencias y enfermera clínica especializada. Es una de las principales nutriólogas en el mundo sobre la aplicación práctica de la cetosis nutricional para el cáncer.

Ha dado consulta a cientos de pacientes referidos por el doctor Thomas Seyfried y el doctor Dominic D'Agostino, así como una cantidad de otras figuras destacadas en el mundo de las cetonas, como Jimmy Moore. También está creando un curso para certificar profesionales de la salud en cetosis nutricional a través de Especialistas de Nutrición Certificados. Trabajé con Miriam muy de cerca en el libro para confirmar su precisión, y fue invaluable en el proceso de edición.

DAN POMPA. Doctor en quiropráctica. Recibió su título de la Universidad Life, en las afueras de Atlanta. Fue un ciclista de élite, pero desarrolló síndrome de fatiga crónica, lo que provocó que se convirtiera en un experto en desintoxicación celular. No atiende pacientes, pero enseña a cientos de profesionales cómo implementar este proceso que integra con la cetosis nutricional. Dado que tantos clínicos siguen sus protocolos, tiene una de las colecciones de información más extensas sobre el uso de la cetosis nutricional. Mientras estábamos en una conferencia en Orlando, en septiembre de 2016, el doctor Pompa y yo salimos a caminar y desarrollamos el ciclo de alimentación y hambre, componente del programa que detallo en este libro. Esta parte del programa se basa enormemente en su extensa experiencia clínica, y es un componente clave de la adopción de la terapia metabólica a largo plazo.

PATRICIA DALY. Maestra en terapia de nutrición avanzada, enfermera asesora regional de salud infantil. Es una sobreviviente de cáncer y una terapeuta nutricional experimentada y especializada en el apoyo a pacientes con cáncer y en la dieta cetogénica en particular. Ha trabajado con cientos de pacientes de cáncer en Irlanda y el extranjero, da cátedras en el Instituto Irlandés de Nutrición y Salud, y es una conferencista de renombre. *The Ketogenic Kitchen*, en coautoría con Domini Kemp, es un excelente libro suyo con sugerencias prácticas para incorporar la cetosis nutricional.

DOCTOR ANDREW SAUL. Tiene 40 años de experiencia en la educación de salud natural. Es autor de los populares libros *Cúrate tú mismo* y *¡Despide a tu médico!*, y es coautor de una docena de libros más. Su página web, www.doctoryourself.com, es una fuente completa de información revisada sobre salud natural. El doctor Saul se encuentra en el consejo editorial del *Journal of Orthomolecular Medicine*, es editor en jefe del Servicio de Noticias Médicas Ortomoleculares y fue elegido para entrar en el Salón de la Fama de la Medicina Ortomolecular en 2013.

Michael Stroka. Doctor en leyes, maestro en administración de empresas, maestro en ciencias, especialista en enfermería clínica y licenciado en nutrición. Es abogado, y es el único experto en esta lista que fue paciente mío. Después de ayudarlo a recuperarse de una enfermedad crónica debilitante, cambió de carrera y ahora es director ejecutivo en el Consejo de Certificación de Especialistas en Nutrición, la organización que provee el marco para la certificación de profesionales en el uso clínico de la cetosis nutricional.

Doctor Steve Haltiwanger. Nutricionista clínico certificado. Tiene más de 25 años de experiencia. Es conocido por su investigación sobre electroterapia y es el director de salud y ciencia de LifeWave. El doctor Haltiwanger también ha estudiado extensamente los efectos de la terapia de luz, la terapia de campo magnético y la terapia nutricional para la regeneración celular del tejido biológico.

Doctor William Wilson. Es un médico familiar y graduado de la escuela de medicina de la Universidad de Minnesota. Desarrolló un modelo de enfermedad conectando los alimentos con la función cerebral que acuna como síndrome cerebral reversible asociado con carbohidratos, o síndrome CARB (por sus siglas en inglés). Es un participante activo en mi página web y es un apasionado de los beneficios de las dietas bajas en carbohidratos, así que lo invité a revisar este manuscrito.

Otros profesionales

Kate Hanley. Es una periodista de salud experimentada y una colaboradora del libro, y fue la editora principal de esta obra. Fui muy afortunado al tener la oportunidad de trabajar con ella, pues es mucho más que talentosa para convertir los temas médicos complejos en textos fáciles de comprender.

Barbara Loe Fisher. Barb es una amiga querida y campeona de la seguridad de las vacunas y de la ética del consentimiento informado. Es presidenta del Centro Nacional de Información sobre Vacunas (NVIC), una institución sin fines de lucro que cofundó con padres de niños lastimados por la vacuna DPT en 1982. Es una de las mejores editoras que conozco y sus sugerencias me ayudaron a hacer más digeribles los tópicos complejos.

CHARLIE BROWN. Doctor en jurisprudencia. Charlie es otro querido amigo que es antiguo procurador general de West Virginia y actual e incansable defensor de la odontología libre de mercurio. Su organización, Consumidores para una Elección Dental, lidera la campaña para abolir las amalgamas dentales, un material que es 50 por ciento mercurio. Como presidente de la Alianza Mundial para la Odontología Libre de Mercurio, es un comunicador excelente y fue de gran ayuda para hacer que este libro fuera fácil de leer.

TRAVIS CHRISTOFFERSON. Travis es un escritor dotado, autor del libro *Tripping over the Truth*, el cual tuvo un papel importante en la motivación para escribir este libro. Estaba familiarizado con la mayoría de la información que cubría, pero nunca formé una narrativa cohesiva en mi mente hasta que leí su libro. *Tripping over the Truth* es un texto importante que todos lo que tienen cáncer y consideran implementar la terapia metabólica deben leer, pues provee la información básica y la perspectiva para ayudarte a comprender la futilidad del modelo de tratamiento actual del cáncer, así como la esperanza que ofrece la terapia metabólica.

AARON DAVIDSON. Aaron es el programador que creó el software de Cronometer que considero una herramienta esencial para la implementación del programa metabólico que detallo en las páginas de este libro. Este recurso gratuito también ayuda a recabar información que me ayudará a mí y a otros investigadores a mejorar el acercamiento.

Contra el cáncer de Joseph Mercola
se terminó de imprimir en febrero de 2018
en los talleres de
Litográfica Ingramex, S.A. de C.V.
Centeno 162-1, Col. Granjas Esmeralda, C.P. 09810,
Ciudad de México.